Akutmedicinens historie i Danmark

– fortalt af udvalgte nøglepersoner

Udgivet af Dansk Selskab for Akutmedicin

Sammensat og redigeret af Lars Oberländer

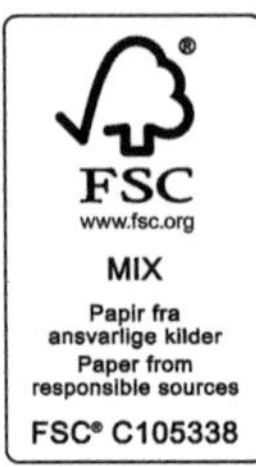

Redaktion: Lars Oberländer
Udgiver: Dansk Selskab for Akutmedicin
Forsidebillede: Line Bloch Klostergaard
Forlag: BoD – Books on Demand, Hellerup, Danmark
Tryk: BoD – Books on Demand, Norderstedt, Tyskland

ISBN: 978-87-430-5521-1

INDHOLDSFORTEGNELSE

Forord v. Henrik Ømark Petersen

I Ugeskrift for Læger kunne man i november 2005 læse en kronik med titlen: "Akutbehandling skal ikke være et speciale i Danmark". Den var skrevet af daværende centerchef ved Medicinsk Center på Amager Hospital og senere formand for Dansk Medicinsk Selskab, Thomas Gjørup.

Den nye specialestruktur havde erstattet det brede intern medicinske speciale med 9 selvstændige medicinske specialer, og der var en ret seriøs debat i gang om, at det akutte beredskab i sundhedsvæsenet generelt skulle have et kraftigt kvalitetsløft. Herunder skulle der være et større fokus på den lægelige bemanding af landets skadestuer og akutmodtagelser. Nogle havde spekuleret i, om ikke en af løsningerne kunne være at indføre et akutspeciale, som man kendte det fra udlandet. Men Thomas Gjørup frygtede, at et akutspeciale ville forringe kvaliteten ved at fragmentere patientbehandlingen fagligt, ledelsesmæssigt og organisatorisk. I stedet burde man udvikle skadestuer og akutmodtagelser, for at gøre dem til attraktive arbejdspladser, så de medicinske speciallæger ville se et fagligt, uddannelsesmæssigt og ressourcemæssigt perspektiv i at arbejde der.

Med den nye regionsdannelse ville der være mulighed for at samle den akutte behandling i stærke faglige miljøer, mindske vagtbelastningen for den enkelte medicinske speciallæge og skabe attraktive arbejdsvilkår for de lægefaglige teams i akutmodtagelserne. Samtidig måtte man også gøre op med den pædagogiske tradition med at lade afdelingens yngste læger arbejde alene med dårlige akutte patienter, for at lære dem at tage ansvar. Ved teambaseret undervisning og supervision ville nye pædagogiske metoder kunne vokse frem til gavn for de yngre lægers uddannelse. Kort efter kom der et modsvar til kronikken af to yngre reservelæger - Peter Hallas og Jens Møller Pedersen. De ville ikke godtage argumentet om, at et nyt akutspeciale skulle forringe kvaliteten, og man måtte forstå, at det var en påstand, der ikke var støttet af evidens på området. Derimod viste flere udenlandske studier, at kvaliteten af behandlingen øges, når specialister i akutmedicin tager sig af de akutte patienter. Begge parter var dog enige om, at der var brug for en forbedring af kvaliteten af den akutte patientbehandling og en organisatorisk udvikling på området, men Hallas og Pedersen mente at netop, fordi akut indlagte patienter stiller krav til flere specialers specifikke fagområder, var det et godt argument for at have specialister i akutmedicin med bred erfaring fra medicin, kirurgi og anæstesi.

Et år senere - i september 2006 - blev Dansk Selskab for Akutmedicin (DASEM) så stiftet med det formål at udbrede kendskabet til akutmedicin. Selskabet udsprang fra en gruppe dedikerede yngre læger, der selv havde oplevet, hvor stedmoderligt de akutte patienter blev behandlet på skadestuer og i akutmodtagelser, hvor yngste uerfarne læge med en sygeplejerske som sin nærmeste rådgiver, måtte forsøge at få patienten igennem den akutte tilstand med liv og førlighed i behold.

Man var inspireret af det internationale selvstændige speciale Emergency Medicine, der havde eksisteret i op mod 50 år med en veludviklet faglighed på højt niveau. Det måtte være på høje tid, at vi også i Danmark fulgte med trenden og på hospitalerne sikrede døgntilstedeværelse af akutgeneralister med speciale i modtagelse og med interesse for akutområdet. Ellers ville den efterspurgte kvalitet ikke reelt blive løftet i Danmark.

Så kom Sundhedsstyrelsens akutplan i 2007, der markant ændrede den eksisterende struktur på akutområdet. Den præhospitale organisering og bemanding blev væsentligt styrket og ca. 40 sygehuse med akut modtagefunktion, blev centraliseret til 21 akuthospitaler, hvor visiterede akutte patienter - på nær enkelte patientgrupper - skulle ind gennem én fælles akutmodtagelse. Herudover blev der stillet krav om, at alle akutspecialer skulle stille med speciallæger i tilstedeværelse - døgnet rundt. Så hørte detailplanlægningen også op. Man havde fra Sundhedsstyrelsens side godt nok beskrevet behovet for bredere og mere veldefinerede lægelige kompetencer i den akutte patientbehandling, men det var ikke specifikt nævnt, hvor den brede kompetence skulle komme fra, udtrykt nogen holdning til hvilket organisatorisk design, der kunne anbefales, eller hvordan specialeansvaret skulle fordeles.

Det var op til de enkelte regioner og akuthospitaler, hvordan de ville organisere deres akutmodtagelser, hvilket fra starten resulterede i, at der ikke var to, som var ens opbygget. Enkelte regioner tog imidlertid selvstændige tiltag for implementering af akutmedicin som tillægsspeciale og DASEM havde taget en række initiativer for at påvirke den sundhedspolitiske agenda gennem høringssvar og afholdelse af et symposium omkring et akutmedicinsk fagområde i Danmark. Samtlige lægefaglige specialer var inviteret og hovedlinjerne var en enighed om behovet for et fagområde, men ingen umiddelbar enighed om afgrænsningen i forhold til tilgrænsende specialer. På opfordring fra Det Nationale Råd for Lægers Videreuddannelse tog Dansk Medicinsk Selskab i 2008 initiativ til udarbejdelsen af en fagområdebeskrivelse i akutmedicin i samarbejde med de Lægevidenskabelige Selskaber og Lægeforeningen. Akutmedicin var nu noget, man kunne blive uddannet i. Siden gik debatten frem og tilbage, om man skulle tage det sidste skridt og gøre akutmedicin til det 39. lægelige speciale i Danmark. En arbejdsgruppe blev nedsat i Sundhedsstyrelsen og der var ganske stor modstand fra nogle af de andre akutspecialer. Parallelt hermed tildelte TRYG Fonden DASEM en sum puljemidler til udarbejdelse af en hvidbog om "Det faglige grundlag for et lægeligt speciale i akutmedicin i Danmark". Den udkom i 2016.

Den 12. juni 2017 godkendte daværende sundhedsminister Ellen Thrane Nørby, Sundhedsstyrelsens indstilling om oprettelse af et nyt lægefagligt speciale i akutmedicin. Det var ikke sket siden almen medicin blev anerkendt i 1993. DASEM udarbejdede efterfølgende en målbeskrivelse for den akutmedicinske specialuddannelse inspireret efter international standard og i 2018 kunne de første yngre læger søge uddannelsesstillinger i akutmedicin.

Historien om etableringen af dansk akutmedicin er spændende og farverig. Hvor kom ideen fra? Hvem var idealisterne, der dannede DASEM og hvorfor kastede de sig ud i den politiske kamp for specialet? Og ikke mindst - hvorfor var modstanden så relativt stor? Inden tidens sand fyger væk, er det vigtigt at kende sit ophav og DASEMs bestyrelse har længe haft et ønske om at få dokumenteret vidnesberetninger fra dem, der kan fortælle om, hvad det var der skete, inden hukommelsen svigter.

Denne bog indeholder interviews og indlæg fra en række aktører, der var med, mens historien blev skrevet. Men det er også beretninger fra dem, der har skiftet speciale for at lave akutmedicin. Fra dem, der arbejdede for at bygge akutforskningen op og ikke mindst fra de første uddannelseslæger, der turde satse deres lægekarriere på et speciale med høj puls, selvom specialet endnu ikke er organisatorisk og fagligt fuldt implementeret i Danmark.

Først og fremmest tak til antropolog Lars Oberländer, der har stillet sig til rådighed ved at indsamle og redigere bidragene til denne bog. Uden Lars' indsats var den næppe blevet skrevet. Tak til tidligere formand i DASEM, Christian Skjærbæk for sparring, og ikke mindst en stor tak til alle, der har været med til at sikre dokumentationen af dansk akutmedicins historie.

God fornøjelse med bogen.

Henrik Ømark

Formand DASEM

Indledning v. Lars Oberländer

DASEMs nuværende formand (2023) Henrik Ømark sad på vores fælles kontor og selvkonfererede højtlydt om det akutmedicinske selskabs udvikling med et afsluttende udbrud om, at det kunne være spændende at få nedskrevet historien, inden det var for sent. Sådan fødtes ideen til denne bog.

Bogen er en samling af historier fra nogle af de mange hovedpersoner, der har haft en rolle i akutspecialets fødsel og hidtidige udvikling i Danmark. Den er ikke ment som en udtømmende gennemgang eller en objektiv redegørelse over et historisk forløb, men er en række personlige fortællinger, som de blev oplevet af bidragsyderne.

Bestyrelsen for DASEM har udvalgt de nøglepersoner, som er inviteret til at deltage. Udvalget er ikke udtømmende, men et forsøg på at få dækket de forskellige perspektiver, som tilsammen gør at akutmedicinen står, hvor den står i dagens Danmark. Bestyrelsen har gentagne gange påpeget, at de påskønner og anerkender mange andres bidrag til specialets udvikling samt at mange flere end bidragsyderne fortjener en lige så høj grad af anerkendelse som de, der endte i bogen.

Bogen består af en blanding af skriftlige fremstillinger og interviews foretaget af redaktøren. Bidragsyderne har selv besluttet, hvorvidt de ønskede at bidrage med en egen skriftlig fremstilling eller gennem et interview. Redaktionelt er bidragsydernes historier delvist bearbejdet grammatisk med konsistente tider, længdemæssigt, for kronologi osv. Den sproglige del er i en vis udstrækning bibeholdt i sin oprindelige form, så personen fremtræder som sådan i fremstillingen af sin egen fortælling.

Bogen udgives som et samarbejde mellem bestyrelsen i DASEM og redaktøren. Alt arbejde med bogen er ulønnet og der udbetales ikke forfatterhonorar eller royalties. Eventuelt overskud doneres ubeskåret til Læger uden Grænser gennem DASEM.

Overordnet tidslinje for akutmedicin i Danmark

2005   Sundhedsstyrelsen udgiver rapporten: *"Vurdering af den akut medicinske indsats i Danmark 2005"*, som har til formål at tilvejebringe et grundlag for de kommende regioners planlægning af den akut medicinske indsats.

Rapporten kan findes her:
https://sst.dk/-/media/Viden/Sundhedsv%C3%A6sen/Sygehusplanl%C3%A6gning/Specialeplanl%C3%A6gning/Regionale-baggrundsgruppe/bilag-9-vurdering_akut_medicinske-indsats.ashx?sc_lang=da&hash=6ECE2FA6B1619F8B18D42E949CA60555

2006   Dannelse af Dansk Selskab for Akutmedicin (DASEM). Stiftende generalforsamling den 28. september på Domus Medica i København.

2007   Sundhedsstyrelsen udgiver rapporten: *"Styrket akutberedskab. Planlægningsgrundlag for det regionale sundhedsvæsen"* med en anbefaling om, at alle akutte patienter modtages i en fælles akutmodtagelse med speciallæger i front døgnet rundt.

Rapporten kan findes her:
https://www.sst.dk/da/udgivelser/2007/styrket-akutberedskab---planlaegningsgrundlag-for-det-regionale-sundhedsvaesen

2008   De Lægevidenskabelige Selskaber (LVS) beskriver for første gang fagområdet akutmedicin med godkendt uddannelsesprogram og et udvalg til godkendelse af individuelle uddannelsesforløb. Fagområde forstås som et særligt interesse- og kompetenceområde, der ikke er dækket af et godkendt speciale.

2012 De Lægevidenskabelige Selskaber reviderer beskrivelsen af fagområdet for akutmedicin blandt andet med en præcisering af grænsefladerne til andre specialer.

Den reviderede beskrivelse kan findes her: https://selskaberne.dk/files/media/document/LVS%20fagomr%C3%A5de%20akutmedicin%20april%202012.pdf

2014 Ministeriet for Sundhed og Forebyggelse, Sundhedsstyrelsen og Danske Regioner udgiver i juni måned: *Faglig gennemgang af akutmodtagelserne*". Denne er en faglig gennemgang af regionernes arbejde med at etablere akutmodtagelser, som skal komme med bidrag og anbefalinger til det fremtidige arbejde samt at udbrede de bedste løsninger på tværs.

Den faglige gennemgang kan findes her: https://sum.dk/publikationer/2014/juni/faglig-gennemgang-af-akutmodtagelserne

2016 DASEM udarbejder med støtte fra Trygfonden rapporten: *Det faglige grundlag for et lægeligt speciale i akutmedicin i Danmark*". Rapporten udkommer den 8. februar og skaber en del debat om fordele og ulemper ved at etablere akutmedicin som et selvstændigt speciale.

Rapporten kan findes her: https://dasem.dk/wp-content/uploads/2022/07/DASEM_TrygRapport_2016.pdf

2017 Specialet akutmedicin oprettes efter politisk beslutning på baggrund af Sundhedsstyrelsens rapport: *Vurdering af et speciale i akutmedicin i Danmark*". Heraf fremgår: "Den overordnede målsætning for akutmodtagelserne er at sikre høj kvalitet og effektivitet i udredning og behandling af akut syge eller tilskadekomne patienter. Den akutte patient skal altid møde et sundhedsvæsen, hvor de rette specialistkompetencer og faciliteter er til stede uanset tid og sted, og hvor udredningen og den relevante behandling sættes i gang hurtigst muligt. Udfordringen ift. varetagelsen af opgaverne i akutafdelingerne har udløst en diskussion af, om et lægeligt speciale i akutmedicin i Danmark vil kunne højne kvaliteten og sikre høj kvalitet og effektivitet i udredning og behandling af akut syge eller tilskadekomne patienter". Det fremgår, at der på 15 af de 21 akutsygehuse ikke er døgndækkende tilstedeværelsesvagt af et eller flere af de specialer, som Sundhedsstyrelsen anbefaler. Flere sygehuse har valgt at basere speciallægedækningen i akutmodtagelsen på fastansatte speciallæger med en efteruddannelse i akutmedicin kombineret med speciallægedækning fra hospitalets øvrige afdelinger i det omfang, det er klinisk relevant.

Rapporten kan findes her:
https://www.sst.dk/da/nyheder/2017/~/media/AD83986039594D47A2 80AA6E2C3993A1.ashx

2017   DASEM opretter Dansk Tidsskrift for Akutmedicin med støtte fra Trygfonden. Formålet med tidsskriftet er at være online open-access platform for vidensdeling på akutområdet, samt understøtte den faglige, kulturelle og organisatoriske udvikling på akutområdet.

2018   Sundhedsstyrelsen udarbejder i februar: *"Målbeskrivelse for speciallæge-uddannelsen i Akutmedicin"*. "Akutmedicin er karakteriseret ved en stor faglig bredde, idet specialet har berøring med de fleste øvrige lægefaglige specialer. En af akutmedicinerens kernekompetencer er således den initiale vurdering af behov for behandling og diagnostik samt samarbejde med øvrige speciallæger i andre specialer og andre faggrupper, herunder sikre rettidig involvering af tilgængelig specialistviden. Den akutmedicinske specialist besidder en bred faglig kompetence med fokus på indledende behandling og visitation til mere fagspecialiseret behandling, når dette er relevant".

Målbeskrivelsen kan findes her:
https://www.sst.dk/-/media/Viden/Uddannelse/Uddannelse-af-speciall%C3%A6ger/Maalbeskrivelser/Akutmedicin/Maalbeskrivelse-for-Akutmedicin-maj-

2019.ashx?la=da&hash=BB1239C45EE6F08AAC58C8E98A4E866D2C8
497A1

2018   Danske Regioner kommer med det nationale udspil: *"Når du har brug for os. 24 indsatser, når du bliver akut syg eller kommer til skade"*. Udspillet handler blandt andet om, at regionerne vil sikre kortere ventetid i akutmodtagelserne, bedre sammenhæng i patientforløbene, flere patienter skal behandles hjemme, de rigtige kompetencer på akuthospitalet døgnet rundt ved tilstedeværelse af det rette team med speciallæger i front, sikring af et systematisk ledelsesfokus på et godt og lærende arbejdsmiljø med rum for faglig udvikling samt bedre anvendelse af data til forbedring af den kliniske praksis.

Det nationale udspil kan findes her:
https://www.regioner.dk/sundhed/behandling-paa-hospitaler/akut-og-praehospital

2020   Sundhedsstyrelsen udsender *"Anbefalinger for organisering af den akutte sundhedsindsats - Planlægningsgrundlag for de kommende 10 år"*. Blandt anbefalingerne nævnes den akutmedicinske speciallæge specifikt: "Bemandingen har ændret sig markant på akutmodtagelserne, men det kan samtidig konstateres, at der ikke alle steder er samme tilrettelæggelse af fremmødekravet i forhold til de forskellige speciallæger. Principppet med "speciallægen i front" er kun lykkedes delvist og er blandt andet en udfordring på flere af de psykiatriske akutmodtagelser. Samtidig kommer der i de kommende år en speciallæge i akutmedicin, og dermed en ny speciallæge i akutmodtagelsen der med en generalistbaggrund kommer til at varetage en væsentlig rolle…".

Sundhedsstyrelsens anbefalinger kan findes her:
https://www.sst.dk/da/udgivelser/2020/anbefalinger-for-organisering-af-den-akutte-sundhedsindsats

Akutmedicin blev et lægeligt speciale

Interview med Christian Skjærbæk, formand for DASEM 2016-2020, cheflæge i Akutafdelingen, Regionshospitalet Randers

C: Christian Skjærbæk
I: Interviewer Lars Oberländer

I: Prøv som indledning at fortælle mig lidt om dit lægeliv?

C: Jeg blev læge i 1995. Jeg havde som studerende været involveret i forskning og fortsatte som klinisk assistent og Ph.d. studerende fire år efter jeg blev læge. Jeg var den gang meget overbevist om, at min fremtid lå i laboratoriemedicinen. Alene på grund af den daværende regel om at turnus skulle være påbegyndt senest 4 år efter kandidateksamen og fordi jeg allerede havde trukket det så langt, som jeg kunne, startede jeg så min turnusuddannelse på Farsø sygehus i april 1999. Som udgangspunkt var det egentlig bare noget, der skulle overstås, så jeg kunne komme tilbage til mit laboratorium og en forskerkarriere.

Det jeg kom ud til, var på mange måder et kæmpe kulturchok. Jeg startede på den kirurgiske afdeling, som var en blandet kirurgisk afdeling, hvor der kom både gynækologiske patienter, rumperede aortaaneurismer og traumer. Det var derude på landet og vi havde ikke CT scanner, så patienterne skulle køres til Aalborg og det satte bare en begrænsning for, hvilke muligheder patienterne fik. Hvis det ikke var noget åbenlyst akut, så blev de liggende. Tilsvarende på den medicinske afdeling, hvor vi også modtog patienter med hjertestop og hjerneblødninger. Det var jo før, man havde præhospitale læger. Det stod man så alene med. Det var jo ikke trygt for nogen, hverken patienter, personale eller yngre læger. Den nærmeste hjælp var et telefonopkald til en ældre kollega, som måske bare var et år mere erfaren end en selv og ikke speciallæge eller noget som helst. Til gengæld var de yngste bagvagter måske nemmere at få hjælp fra. Nogle boede lige ved siden af hospitalet, men andre boede på den anden side af amtsgrænsen.

Blandt de gamle kirurger var der en holdning om, at en velgennemført vagt var den, hvor man ikke havde forstyrret dem og klaret det selv. En gang i mellem gik det jo så ikke så godt, fordi jeg pga. manglende erfaring ikke vidste, at jeg burde have haft hjælp. Men man fik aldrig skæld ud for ikke at have ringet. Det, man fik af vide, hvis noget ikke var gået så godt, var, at det kunne nok ikke have været anderledes. Du gjorde dit bedste!

Det kunne måske ikke altid været gået anderledes med den organisering, der nu var, men jeg var jo alligevel ofte lidt i tvivl, om det ikke alligevel godt kunne være gået bedre for patienten med den rette hjælp og de rette kompetencer. Det var i hvert fald der, hvor jeg for første gang fik øjnene op for, at der var noget helt galt den måde, behandlingen af akutte patienter var organiseret på. De sygeste patienter blev set af de mest uerfarne læger på de farligste tidspunkter. Og det på steder, hvor der ikke altid var det nødvendige udstyr og kompetencer til akut diagnostik og opbakning i form af speciallæger til stede.

Farsø var på den måde ikke et særligt dårligt sted at være turnuslæge. Eller patient. Sådan var det jo alle steder og det var også det, der gjorde, at Sundhedsstyrelsen i 2007 anbefalede en reduktion i antallet af akutmodtagelser og stillede helt nye krav til tilstedeværelse af diagnostiske muligheder og speciallæger døgnet rundet. Og det var jo virkelig en revolution.

Min tid som turnuslæge er stadig en kilde til anekdoter, som jeg gerne underholder de unge læger med og som de (måske!) synes er lidt morsomme at høre. På en måde tror jeg, at jeg lige akkurat nåede at få et indblik i den gamle verden, som allerede var under afvikling. Det var jo også en oplevelse, men jeg er også taknemmelig for, at de unge læger ikke skal opleve det samme. Der var virkelig nogle ting, som var noget rigtig skidt for de unge læger. Plejepersonalet stod jo nærmest alene med svært syge patienter. Det var jo forfærdeligt for alle, og mest af alt selvfølgelig for patienterne.

Efter turnus havde jeg nogle år, hvor jeg skiftede lidt frem og tilbage. Jeg troede jo, at jeg skulle tilbage til laboratoriemedicin. Det gjorde jeg så et år, hvor jeg var på et laboratorie i Aalborg. Det var så bare slet ikke mig og jeg skulle tilbage i noget, der var klinisk. Jeg havde en studiekammerat, der arbejdede som reservelæge i Skive, som sagde, at her er godt. Så tog jeg derud og var et år på medicinsk afdeling. Det kunne jeg godt lide og jeg søgte så en hoveduddannelsesstilling i almen medicin i Skive og blev uddannet som speciallæge i almen medicin med nogle afstikkere til Thisted og Viborg.

Men jeg havde jo stadigvæk undervejs den fornemmelse, at jeg også gerne ville noget andet. Jeg var jo glad for at gå på hospitalet og have vagter og stå med det akutte. Når jeg så en gang imellem blev sat i et ambulatorie, så var jeg ved at dø af det. Og jeg havde stadig den her tanke med, om man ikke kunne gøre det bedre med akutområdet. På det tidspunkt blev jeg involveret i fagpolitisk arbejde i Foreningen af Yngre Læger og sad også i repræsentantskabet der og i Lægeforeningen og var formand for amtsreservelægerådet i Viborg Amt. I de år blev der talt meget om en ny akutpolitik i Lægeforeningen og om man ikke kunne organisere det på en anden måde. Og det gjorde man også i Sundhedsstyrelsen. Der var på samme tid en diskussion om det kirurgiske område, hvor man sagde, at man havde simpelthen for små kirurgisk enheder til, at man kunne opnå den fornødne kvalitet og have nok uddannelse. Så der var en lignende drøftelse af, at man skulle samle tingene fra nogle mindre enheder, til nogle større, for at give mere volumen.

Man begyndte også der i nullerne at tale om, at måske skulle man uddanne nogen, der kunne tage sig specifikt af de akutte patienter. Da jeg hørte om det, så tænkte jeg, at så er det jo det, jeg skal. Så kommer vi til 2007. Sundhedsstyrelsen kommer det nye planlægningsgrundlag for fælles akutmodtagelserne, der bliver startskuddet til, at man skal have de 21 akutenheder, der blev etableret efterfølgende.

På det tidspunkt var jeg blevet færdig som speciallæge, men havde ikke rigtigt kunnet slippe hospitalsverdenen. Så jeg var blevet 1. reservelæge i Viborg og havde det bedst, når jeg fik lov at gå som bagvagt og supervisere nogle yngre læger. Det brød jo lidt med den traditionelle intern medicinske tankegang, hvor det gælder om at komme væk fra vagterne. Det var jo noget, som man skulle sætte de unge mennesker til. Man var ganske vidst begyndte at tale om, at man skulle sætte speciallæger i vagt, men det var ikke ligefrem noget, der sådan rigtigt vakte glæde og begejstring i intern medicinske kredse. Jeg syntes, at det var spændende.

På et tidspunkt hørte jeg, at de i Aalborg måske ville til at lave en uddannelse til det akutmedicinske. Jeg tog op til dem og snakkede med dem og sagde, at hvis I skal i gang med det, så er jeg den første, som I skal have fat i. Det trak ud, men jeg holdt ved, men kunne jo heller ikke blive ved med at gå i sådan en uklassificeret 1. reservelægestilling. Så jeg tænkte, at jeg var nødt til at have et hospitalsspeciale og tog derfor en hoveduddannelsesstilling i endokrinologi i Viborg/Aalborg for at bruge tiden fornuftigt, mens jeg ventede på den ansættelse og akutte uddannelse i Aalborg, der bare aldrig kom.

Nu er vi fremme ved 2009, hvor jeg havde et halvt års barsel med mine tvillinger. Det gav jo god tid til at tænke over fremtiden. Der kom jeg så frem til, at det der med akutlæger bliver vist ikke til noget, så jeg må hellere købe mig en praksis og vende fokus mod at forsørge familien. Stort set i samme øjeblik ringede de så nede fra Viborg om, at de skulle starte en akutafdeling op fra efteråret 2009. De skulle have nogle speciallæger ansat og kendte min interesse. Om det ikke var noget for mig? Der blev jeg så ansat som afdelingslæge.

Vi var på det tidspunkt tre speciallæger i akutafsnittet, som på dette tidspunkt lå under medicinsk afdeling. Det var sammen med Poul Pedersen, som var gastroenterolog og blev specialeansvarlig for det akutte. Og så Thomas Nielsen, der var nyuddannet kardiolog og afdelingslæge som jeg. Vi kom alle tre på det første hold med fagområdeuddannelsen. Det føltes helt rigtigt. Undervejs i min fagområdeuddannelse var jeg et halvt år på akutafdelingen i Herning og mødte der en afdeling, som var langt længere fremme på mange områder, end vi var i Viborg og med en meget engageret leder i form af Tommy Andersson. Han havde mange visioner for akutmedicin, der rakte meget længere end andre ledende overlæger, jeg kendte til på det tidspunkt.

Det var også i Herning, at jeg første gang mødte Ulf Hørlyck og Jesper Weile og mange andre kollegaer, som har betydet meget for mig siden hen.

En anden erfaring, som jeg fik med fra Herning, var den meget åbent udtalte modstand, der var fra de andre specialer. Det var første gang, jeg oplevede det og slet ikke noget, jeg var vant til fra Viborg, hvor akutafsnittet var en del af medicinsk afdeling og dermed en del af noget velkendt og accepteret. Den meget udtalte modstand var måske bagsiden af de store visioner, og siden hen mødte jeg den mange gange igen, da diskussionerne begyndte om et speciale. Men det var her, det gik op for mig for mig første gang, hvor meget modvilje, der var derude og at det var vilkår, vi skulle slås med. Og det krævede, at man skulle tro rigtig meget på det for at holde fanen højt.

Samtidig lærte det mig også, at vi var nødt til at blive meget dygtigere for at få omgivelsernes respekt. Det er noget, man skal gøre sig fortjent til. For det var jo rigtigt, at vi ikke altid var dygtige nok. Men vores manglende dygtighed var jo i virkeligheden så også det bedste argument for, at vi manglede en formaliseret uddannelse.

Efter opholdet i Herning kom jeg tilbage til Viborg som overlæge og senere uddannelsesansvarlig overlæge, da afdelingen var blevet udskilt fra medicinsk afdeling og skulle varetage uddannelse af KBU læger. Noget af det, der plagede mig meget i disse år, før vi fik specialet, var, at mange ledere efter min mening manglede visioner for fagligheden akutmedicinen. Selv blandt de ledende overlæger i akutafdelingerne var der mange, der ikke så behovet for et speciale i akutmedicin.

Så da jeg i 2017 fik tilbuddet om at blive konstitueret som ledende overlæge i Randers, tog jeg uden betænkning i mod det. Senere fik jeg stillingen fast og her har jeg været siden. Jeg følte, at det var det næste trin, jeg skulle tage, hvis jeg også ville være med til at udvikle akutmedicinen i hverdagen. På det tidspunkt havde jeg været formand for selskabet i et år og arbejdet med at fremme specialet, men der skulle også være ledere, der troede på sagen. Min gode ven og kollega Ulf Hørlyck var et halvt år tidligere blevet ledende overlæge i akutafdelingen i Horsens og vi hjalp hinanden meget i begyndelsen. Jeg plejer at kalde Ulf og jeg de første 2. generationsledere, som kom fra akutafdelingens egne rækker og ikke udefra.

I: Du var formand for akutmedicinsk selskab fra 2016 til 2020. Prøv at fortælle mig lidt om, hvordan du var som formand?

C. Jeg var fra starten optaget af at få os professionaliseret. Vi skulle have styr på tingene for at fremstå troværdige. Formalia skulle på plads. Budgetter og regnskab og udvalgsstrukturer og gennemskuelige beslutningsgange. Det var nok lidt omvæltning fra Dans (Brun Petersen, red.) tid, hvor tingene var mere improviserede og budgetudkastet for eksempel godt kunne blive lavet en ½ time før generalforsamlingen og måske var på 5 poster og i øvrigt ikke var noget, vi i praksis styrede efter. Sådan var Dan og det fungerede jo fremragende for ham, men det havde det ikke gjort for mig. Jeg syntes også det var vigtigt, hvis vi skulle gå fra en interesseorganisation, til måske at være et specialebærende selskab. Så min strategi var også, at vi fra starten af, skulle arbejde med alt det, som kendetegner et specialeselskab. Jeg kaldte det, "mens vi venter på et speciale". Forskning, uddannelse, kurser, målbeskrivelse, netværksdannelse, national behandlingsvejledning. I virkeligheden var det nok for ambitiøst og det blev heller ikke alt sammen til noget. Senere kom også ideen om et tidsskrift, som blev realiseret som Dansk Tidsskrift for Akutmedicin med Julie Mackenhauer og Mare Jessen som foregangsmænd.

Julie var næstformand de første 2 år og jeg kan ikke slet ikke overdrive hendes betydning. Hun er et kæmpe organisatorisk talent og får bare ting til at ske. Anh-Nhi Huynh var også en kæmpe bidragsyder som sekretær og fik sat struktur på bestyrelsesarbejdet med udarbejdelse af en gennemdetaljeret forretningsorden og en bestyrelseshåndbog, som vi stadig bruger. En del af strategien var også melde os til alle tænkelige arbejdsgrupper, møde op til alle de invitationer, vi fik og tage alle henvendelser seriøst. Det har for mig været en ledetråd, at anerkendelse får man ved at gøre sig fortjent til det. Og muligheder får man ved at tage dem, ikke kræve dem.

I de sidste 2 år af min formandstid - som blev 2½ år, fordi COVID forhindrede os i at holde generalforsamling i foråret 2020, havde vi oprettet et forretningsudvalg bestående af mig som formand, Henrik Ømark som næstformand og Mathias Giebner som sekretær. Forretningsudvalget tog sig af alle de mere husholdningsagtige ting og forberedte bestyrelsesmøderne og det fungerede vanvittigt godt og var en kæmpe lettelse for mig som formand.

Jeg efterfulgte jo Dan Brun Petersen, der var formand i 4 ½ år og efter mig kom Henrik Ømark. Jeg kom ind i selskabet, fordi jeg var meget optaget af, hvem der ellers interesserer sig for det her og hvem kan man alliere sig med. Jeg husker ganske tydeligt, hvordan jeg første gang opdagede, at der var en forening. Det var på en vagt nede i Viborg, hvor jeg kom ind på en hjemmeside med noget, der kaldte sig Dansk Selskab for Akutmedicin med en beskrivelse af, at der var en gruppe læger, som interesserede sig for at øge kvaliteten i det akutte arbejde. Alt det, som de skrev, var lige det, som jeg havde gået og tænkt, at vi havde brug for. Øget faglighed, flere kompetencer og uddannelse. Så det meldte jeg mig ind i. Det var omkring 2008 eller 2009. Det var jo en lille forening dengang og faktisk var det gratis. Selskabet havde jo rigtig mange medlemmer en overgang, men der var også medlemmer, som ikke var særligt engagerede, men som bare var med af interesse, når det nu også var gratis.

Selv blev jeg også først rigtig engageret efter at have siddet ved siden af Dan til afslutningssymposiet for det første hold på Region Midt og Nords akutuddannelse i 2011. Han fortalte om selskabets planer omkring fagområdet, om deres ambitioner og hvad fremtiden ville bringe. Så gav han også klart udtryk for, at de godt kunne bruge nogle flere folk i deres arbejde. De var jo ganske få og nærmest kun dem, som havde været med til stifte selskabet. Så jeg tilbød at gå ind i bestyrelsen og blev valgt ind ved næste generalforsamling i foråret 2012. Generalforsamlingen blev afholdt i Patologisk auditorium i Odense og der var et foredrag ved en traumelæge fra det norske rigshospital om Utøya-tragedien og hvordan beredskabet havde virket.

Inden generalforsamlingen havde vi mødtes til bestyrelsesmøde i Lars Folkestads spisestue. Mødelokale 1, som det blev kaldt. Han havde en embedsbolig ved siden af sygehuset og det var bestyrelsens faste mødelokale. Jeg var kun med til det ene møde hos ham, da Lars trak sig ud samtidig med, at jeg blev valgt.

Bestyrelsesarbejdet var i starten noget løst organiseret og bestyrelsesmøderne var ikke altid med en egentlig dagsorden. Det var tit noget med, at Dan havde fået en ide, som han kom og præsenterede, uden at vi andre nødvendigvis havde hørt om den på forhånd. En dag var det så en ide om, at vi skulle have et uddannelsesudvalg. Og om det ikke var noget for mig at være formand og organisere det? Jeg var også uddannelsesansvarlig overlæge i Viborg på det tidspunkt, så jo. Og faktisk så var det et rigtigt spændende opdrag, fordi vi jo på det tidspunkt var begyndt at tale om, at vi skulle være et speciale.

Strategien var, at vi skulle forberede os så meget som muligt, inden vi fik specialet. Og vores strategi var så også, at vi skulle opføre os som et speciale. Vi skulle argumentere for at få specialeråd, egne inspektorer til inspektorordningen og uddannelsesråd i regionerne, som de andre specialer. Og der blev en af mine opgaver at skrive en målbeskrivelse, fordi vi tænkte, at sådan skulle vi jo alligevel have, hvis vi en dag fik mulighed for at få et speciale.

I: Var det der, at tingene også gik forskellige veje i målbeskrivelsen med diskussionen om, at hvor snævert det skulle være eller om I skulle gå efter den brede amerikanske eller hvad?

C: På det tidspunkt var det faktisk ikke det centrale. Det blev først rigtig kritisk, da vi havde fået specialet og skulle have en målbeskrivelse, som talte. Men på det her tidspunkt havde vi den fordel, at der jo faktisk allerede forelå en målbeskrivelse for fagområdet akutmedicin. Den var lavet af en arbejdsgruppe under De Lægevidenskabelige Selskaber (LVS) under formandskab af Hans Kirkegaard. Han var professor fra Aarhus og anæstesiolog. Fagbeskrivelsen var lavet med udgangspunkt i målbeskrivelsen fra det europæiske akutmedicinske selskab. Den kopierede de stort set en til en og skrev den om til dansk. Der var nogle ting, der var lidt anderledes, for eksempel noget med intubation. Det var taget ud, fordi det var for kontroversielt. Beskrivelsen fik senere stor betydning, fordi jeg brugte den som argumentation for, hvad vi skulle, da vi havde fået specialet.

Fagområdebeskrivelsen var blevet til i enighed mellem en lang række specialer, men de samme specialer havde desværre svært ved at tilslutte sig, at de samme kompetencer og procedurer skulle med ind i målbeskrivelse for specialet. Det var jo ulogisk, at man efter en 6-årig speciallægeuddannelse skulle kunne mindre end efter end 2-årig fagområdeuddannelse.

På et tidspunkt besluttede regionerne, at de ville lave deres egen målbeskrivelse til en national fagområdeuddannelse udenom LVS' beskrivelse. Den kom imidlertid aldrig i anvendelse, men findes stadigvæk på papir, ligesom Midt og Nords fagområdeuddannelse heller ikke blev national. Den målbeskrivelse, som vi så nu skulle lave i selskabet, skulle ligesom Hans Kirkegaards, lægge sig tæt op af den europæiske. Det har hele tiden været en klar linje i selskabet for at få det samme speciale på tværs af Europa.

I: Kan vi tage den nu. Da I får jeres egen specialuddannelse under dit formandskab, der er der jo kræfter, som er imod, da Sundhedsstyrelsen siger, at nu skal det være. Hvad skete der?

C: Vi havde i mange år forsøgt at argumentere i alle mulige sammenhænge om behovet for et speciale. Og det havde været for døve øren ved beslutningstagere, politikere og embedsmænd i regionerne og Sundhedsstyrelsen. Man var måske nok interesseret i at høre vores ideer, men det var bare aldrig aktuelt at tage diskussionen eller beslutningen lige nu. Dåsen blev bare sparket ned ad vejen, som man siger. Jeg husker specielt et stort statusmøde om de danske akutafdelinger i Danske Regioner på Dampfærgevej. Jeg tror det var i 2016, da vi lige var kommet med Tryg-rapporten. Hver eneste gang vi fik muligheden, så talte vi jo om behovet for specialet. Og Dan holdt et oplæg om, hvor akutmodtagelserne var efter selskabets opfattelse og nævnte det igen. Så blev han afbrudt af Svend Hartling, der var moderator, som sagde, at nu skulle vi jo ikke tale om et eventuelt speciale i dag. Men, som Dan så sagde – og det har virkelig indprentet sig hos mig – "hvornår skal vi så tale om det?" Det blev der ikke svaret på, selv om det var elefanten i rummet. Det var simpelthen vores strategi at blive ved med at tale om det, for at fremtvinge en stillingtagen. Vi ville presse beslutningstagerne op i et hjørne for at få en beslutning. Så måtte det blive et ja eller et nej.

Personligt var jeg nået dertil i 2017, da jeg var blevet formand og vi havde siddet i arbejdsgruppen i Sundhedsstyrelsen og nu afventede en indstilling, at hvis det ikke bliver et speciale og de dermed giver os den faglighed, der gør, at vi kan løfte opgaven, så tror jeg ikke, at det er noget for mig. Så skal jeg finde noget andet. Der var mange, der havde det sådan i de år. Nu måtte det briste eller bære. Men det endte jo altså med, at jeg i stedet blev formand for et specialebærende selskab den 8. februar 2018.

I: Hvad var strategien så, for at fremtvinge den beslutning?

C: Det var at tale om det hele tiden og ikke at acceptere, at der ikke måtte tales om det. Det helt afgørende og store blev jo, at vi skrev Trygrapporten. Der lykkedes vi med at få så megen omtale, at nu kunne det ikke bare ignoreres længere.

Det var oprindeligt Dan, der havde fået ideen til rapporten. Vi havde forsøgt nogle gange, men havde ikke tiden og projektet lettede ikke. Faktisk var jeg selv ret skeptisk på det tidspunkt og mente, at projektet var for ambitiøst for os. Så havde jeg fået min vilje, var det aldrig lykkedes. Det har jeg også erkendt over for de andre mange gange siden. Heldigvis var Dan vedholdende og så var det jo helt afgørende, at fik vi penge fra Trygfonden til at lave den lidt mere professionelt og kunne frikøbe Jakob Juul og Julie Mackenhauer til at skrive. Det var de to sammen med Dan. Og så endte jeg jo også med selv at blive en del af den endelige forfattergruppe.

Da Tryg-rapporten var klar havde vi – med Julie som trækkraft – lavet en mediestrategi med presse i radio og TV. Der var arrangeret møder med de faglige selskaber og LVS. Lige pludselig blev det bare så påtrængende, at det ikke kunne ignoreres længere.

Jeg blev jo formand i april 2016 umiddelbart efter vi havde udgivet rapporten og en af mine første gerninger var at skrive til Søren Brostrøm i Sundhedsstyrelsen og spørge om vi ikke kunne få foretræde i det nationale råd for lægelig videreuddannelse. Tilbagemeldingen blev at Sundhedsstyrelsen fulgte området og faktisk arbejdede på en temadiskussion om akutmedicin. Det blev ligesom startskuddet på, at processen kørte inde i Sundhedsstyrelsen.

Jeg blev inviteret over for at fortælle om, hvorfor vi mente at der skulle være et speciale i akutmedicin, og hvad det i givet fald skulle indeholde. Argumentationen på det tidspunkt var, at vi havde jo ikke fået den faglighed, som vi havde håbet på med fagområdet. Gerhard Tiwald og jeg havde året før i regi af DASEMs uddannelsesudvalg lavet en enquete til de speciallæger, der arbejdede i akutafdelingerne. Vi spurgte blandt andet speciallægerne i akutafdelingen om de selv syntes, at de levede op til de faglige krav i målbeskrivelsen. Det var foruroligende tal, der kom tilbage. Undersøgelsen viste, at under en tredjedel af de fastansatte speciallæger havde gennemført en fagområdeuddannelse i akutmedicin og en tredjedel var ikke begyndt. Samtidig viste den også meget store mangler i forhold til vejledning, kompetencevurdering og reel opnåelse af fagområdets kompetencer hos de læger, der havde gennemgået fagområdeuddannelsen. Jeg medbragte også tal fra en undersøgelse, der var lavet som afslutningsopgave af Mille Morberg på akutkurset i 2015. Den viste, at 45% af de læger, der havde gennemgået Region Midt og Nords fagområdekursus, ikke længere arbejdede i en akutafdeling.

Argumentationskæden i Sundhedsstyrelsen blev derfor følgende: Man har besluttet, at der skal være fælles akutmodtagelser. Det behøver jo ikke betyde, at der skal være fastansatte speciallæger. Tanken var jo, at der skulle komme speciallæger ned fra huset. Men alle regioner havde jo fundet ud af, at de blev nødt til at have nogle fastansatte speciallæger. Det var der konsensus omkring. Skal de så også være uddannet til opgaven? Svaret måtte naturligvis være et ja, og både specialerne i regi af LVS og alle regioner havde jo bakket op om en fagområdeuddannelse. Spørgsmålet var så, om det var godt nok? Der kunne vores resultater af undersøgelserne så vise. Nej, det er ikke godt nok og der var mange, som faldt fra. Så vi havde et kæmpe kvalitetsbrist. Derfor kunne den logiske konsekvens kun være, at der må komme et speciale. Jeg synes, at det var indlysende.

Der var selvfølgelig alle mulige indvendinger fra de forskellige specialer. På det tidspunkt var Sundhedsstyrelsen den store ubekendte. Søren Brostrøm var i hele processen umulig at læse i forhold til, hvad vej han hældte. Jeg har spekuleret over det senere, om det hele måske bare var en slags skueproces og det måske allerede lå i kortene, hvor vi skulle ende, før vi gik i gang. Jeg ved det ikke og det får vi nok heller aldrig at vide.

Jeg havde på det her første møde også vist et kort over udbredelsen af det akutmedicinske speciale i Europa, hvor man for 50 år siden kun havde det i Storbritannien, og nogle år senere i Island, Så havde det bare bredt sig til stort set hele Europa i dag. Sørens kommentar var, at enten så gjorde vi i Danmark det helt forkert, når så mange andre gjorde på en anden måde. Eller også gjorde vi det bare helt exceptionelt bedre end alle de andre. Det sidste var jo bare ikke vores oplevelse. Det var jo også et paradoks, når repræsentanter for andre specialer sagde, at vi som akutlæger ikke var dygtige nok – og det syntes vi jo heller ikke selv – men samtidig ikke syntes, at vi skulle have en rigtig uddannelse.

I: Det er noget, som jeg også har hørt fra andre. Må jeg gå videre og prøve at spørge dig om noget andet i forhold til udviklingen af det faglige speciale. Hvor er alle ledelserne henne i det?

C: Mange sad på hænderne og bakkede ikke selskabet op. Selskabet var jo oprindeligt meget båret af unge, engagerede yngre læger. Jeg var den første formand, som var speciallæge. Og det havde vi talt om. Hvis der ikke kom nogle speciallæger ind i selskabet, så blev vi ikke taget alvorligt. Rigtig mange af de speciallæger, som i de tidlige år var ansat ude i akutafdelingerne, var barc ikke interesserede. De så det som et job. Der var mange, der ikke havde nogen kærlighed for det her. Og førstegenerationsledelserne med undtagelse af Inger Søndergaard, som var uddannet i USA og Tommy Andersson, der var uddannet i Sverige, var jo ikke selv akutmedicinere, men kommet ind for at oprette akutmodtagelserne, fordi man havde brug for noget ledelse. Det er ingen kritik af dem, der tog opgaven, for der var jo ikke nogle akutmedicinere at tage af. De kom som ledere og mange så det nok mere som deres opgave at bygge akutmodtagelserne op end at udvikle specialet. Udgangspunktet var jo, at det skulle være fælles akutmodtagelser, hvor speciallæger fra andre afdelinger skulle komme og behandle deres patienter. Fagligheden blev jo i reglen leveret af de gamle specialer.

Først senere kom der andre ledere ind, som havde været i akutmodtagelserne fra bunden og også var engageret i specialet. Dan og Jakob Forberg var nogle af dem, sammen med Ulf og mig selv, senere Gerhard Tiwald. Men mange steder var der modstand mod at lave en speciallægeuddannelse. Når vi var til fælles møder – for eksempel i Danske Regioner – ville der sidde nogle ledende overlæger og være imod et speciale. Det, syntes jeg, var mærkeligt. De talte måske endda med større stemme end selskabet, fordi vi jo ikke var et speciale. Og det sammenholdt med, at der ude i akutafdelingerne var mange speciallæger, som heller ikke var specielt interesserede i det her. Det gjorde det jo svært. Modstanderne kunne jo også med fuld ret pege på, at der ikke var enighed om et speciale i vores egne rækker.

For akutmodtagelserne var det jo også en reel problemstilling, at man i starten skulle have fyldt rækkerne ud og nogle gange måtte ansætte dem, som man kunne få. Og det var i nogle tilfælde læger, der ikke kunne være andre steder. Det gav nogle kvalitetsmæssige udfordringer. Det var en fejltagelse og bidrog til, at der var nogen sandhed i det, når de andre talte om, hvor umulige de her akutlæger var; det var ikke godt nok og ville være en katastrofe, hvis vi fik behandlingsansvaret. Det var der nogen sandhed i. Hvis man ansætter for mange med tvivlsom faglighed, så går det ud over anseelse og prestige og så kan man jo heller ikke rekruttere de dygtigste. De vil jo ikke arbejde i en afdeling med alt for utilstrækkelig faglighed. Det var godt nok svært, fordi man jo også godt vidste at ham og ham, ville man heller ikke selv behandles af. Det var svært.

Den strategiske fejltagelse i starten betød også senere, da vi fik specialet, at vores ry var, at vi var ikke ret dygtige. Og mange yngre læger gik derfor uden om os. De gad jo ikke arbejde i akutmodtagelserne og blive uddannet hos nogen, som de ikke syntes selv var ret dygtige. Til en vis grad havde de jo ret.

I: Har man stadigvæk det ry?

C: Man kan miste sit ry på en eftermiddag og det kan tage årevis at bygge op. Jeg tror, at der stadigvæk er lommer af det, men at vi er på den anden side nu. Det er jeg ret sikker på. Det, jeg hører, er, at der er ret stor respekt om det arbejde, som udføres i akutafdelingerne. Det har hele Covid-tiden også bidraget til. Det var jo i høj grad i akutafdelingerne, at vi løftede den største del af opgaven og med høj faglighed. Og vi er også nået dertil, at vi er blevet så dygtige, at der slet ikke er plads til de her folk mere. Det kan vi også se i, at det bliver sværere og sværere for speciallæger fra andre specialer at gå ind og få merituddannelse. Du kan ikke længere bare komme ind fra siden, som jeg gjorde for 15 år siden, og få arbejde i en akutmodtagelse. Det faglige ansvar er vokset ud over flowmaster-rollen. Det går fremad med vores unge læger og vi er nu godt på vej med at få uddannet rigtige akutmedicinere helt fra bunden. Jeg er meget fortrøstningsfuld og de unge bliver meget bedre akutmedicinere end alle os gamle halvstuderede røvere nogen sinde har været.

I: Er du selv blevet speciallæge i akutmedicin?

C: Ja, jeg var på den overgangsordning, der blev lavet ved specialets fødsel, hvor man efter at have arbejdet fem år i en akutafdeling, så kunne man få det nærmest per automatik. Jeg var ikke den første, som Dagens Medicin ellers forudsagde, men jeg var en af dem. Den første var Ayham Al-Masri, som fik godkendt sin engelske speciallægeuddannelse og i dag arbejder på Sygehus Sønderjylland.

I: Et sidste emne, som jeg gerne vil vende med dig, er det her med konflikten, i citationstegn, om, hvor skal akutmedicin hen?

C: Min oplevelse havde været, at vi sad i Sundhedsstyrelsen møde efter møde. Vi sad i stampe og jeg ved som sagt ikke, om beslutningen reelt allerede var taget. Fronterne var trukket hårdt op og alle kendte alles positioner. I det halve år, hvor vi sad i det forløb, der hørte jeg ingen nye argumenter. Det tror jeg heller ikke, at andre gjorde, så det førte os jo ingen vegne. Vi hørte, at Sundhedsstyrelsen havde haft et ønske om, at specialerne kunne tale sig frem til en konsensus. Det var jo åbenlyst fra dag et, i det første minut, på det første møde, at det aldrig nogensinde ville komme på tale. Så der skulle ske noget andet og det foregik parallelt med forløbet i Sundhedsstyrelsen. Det foregik udenfor og skulle blive afgørende i min optik.

Regionerne var indledningsvis ikke enige. Nordjylland var lidt fodslæbende. Midt og Region Sjælland var fortalere for et speciale og tydelige omkring det. Region Syd var decideret modstander. Og Hovedstaden kunne slet ikke samle sig om en holdning til det. Men arbejdet mellem regionerne uden om Sundhedsstyrelsen blev afgørende, da de endelig nåede frem til, at der ikke var nogen, som længere var decideret modstandere af et speciale. Det var især Syd, der flyttede sig, da de gik fra at være imod, til at sige okay: "Vi kan ikke se behovet for det og får nok aldrig brug for dem, men det må I da gerne. Vi skal ikke stå i vejen". Og da det blev bragt ind i Sundhedsstyrelsen på vores sidste møde, der tror jeg, at det var det, som banede vejen.

Så var der jo hele indholdet i specialet. Den modstand, som vi mødte fra de andre specialer var, at vi tog nogle opgaver på os, som andre specialer ejede. Det var især pædiaterne, intern medicinerne og anæstesiologerne, der havde bekymringer. Så da målbeskrivelsen skulle skrives mødtes vi så i Sundhedsstyrelsen med delegationer fra de respektive specialer for at tale indhold, hvor Sundhedsstyrelsen så sad som sådan nogle opmænd. Der skulle vi så tale uddannelsesindhold i specialet. Anæstesiologerne støttede os jo, så længe vi slet ikke kom ind og rørte ved noget omkring critical care. Det gjaldt sådan set også de andre. Der ud fra skulle vi så tale om kompetencerne i akutmedicin. Hvad blev der tilbage? Dan havde engang talt om risikoen for at få et speciale i restmedicin. Altså de opgaver, der var til overs, det som de andre gerne ville af med.

Fronterne var derfor igen trukket ret hårdt op. Noget af det var vores egen skyld. I Trygrapporten havde vi nok begået en strategisk fejltagelse ved at sætte et appendiks ind, som viste en række procedurer og kompetencer, som man skulle beherske som Emergency Physician i Australien inklusiv en masse critical care og intubation og hvad ved jeg. Det er jo læger, som skal agere helt ude i bushen uden support og med 500 km. til nærmeste hospital. Vi havde i selskabet haft lidt diskussion, om det skulle med i rapporten. Det skulle det nok ikke have været. Det var faktisk lige ved at afspore hele diskussionen om akutmedicin, fordi det komme til at handle om intubation og helikopterflyvning. Det var konfliktfyldt.

Jeg vurderede, at anæstesiologerne var vigtige at have med. Hvis vi stod meget stejlt over for dem, ville vi miste dem og noget goodwill fra Sundhedsstyrelsens side. Jeg var sikker på, at hvis vi stod hårdt på at have de critical care elementer med, så ville vi ende med at blive helt udvandet, fordi det ville vi ikke få. Så der blev indgået nogle kompromisser, som ikke faldt i god jord i hele selskabets bestyrelse. Det er lidt følsomt og nok det vanskeligste øjeblik i selskabets historie og helt sikkert i den tid, hvor jeg var formand. Nogle mente, at jeg solgte ud. Det endte med, at jeg måtte sætte foden hårdt ned og at vi lavede de kompromisser, som vi står med i dag. Der var nogen, som mente - og mener - at vi ikke havde fået det fulde speciale. Vi havde fået de 95%, men ikke de 5%, som nogle mente var kernen i specialet. Det var hårdt for mig, fordi nogle ikke syntes, at jeg som formand havde leveret det, som de drømte om. Siden har det forfulgt mig lidt og jeg tænker stadig over, om vi skulle have haft de ting med. Er det rigtig akutmedicin, når vi ikke har centrale dele af critical care med? Min holdning har imidlertid hele tiden været, at specialet ikke bliver defineret ud fra målbeskrivelserne, men ud fra det, som vi arbejder med i vores afdelinger i hverdagen.

I: Men afholder det dig så ikke fra at lave noget, som ikke står i målbeskrivelserne?

C: Nej, fordi der kommer den faglige udvikling ind. Kunne man kun lave det, som står i målbeskrivelsen, så ville udviklingen gå i stå. Målbeskrivelsen er 5 til 10 år forsinket. Den justeres på baggrund af teknologisk udvikling og faglig udvikling af procedurer, forskning og så videre. Og så når man til at sige, at det her er noget, som alle skal kunne. Så kommer det ind i målbeskrivelsen. Tag anæstesiologi og ultralyd som eksempel. Det startede jo med, at det var noget, som nogle entusiaster arbejdede med. Det blev efterhånden så udbredt, at det så blev noget, som alle skulle kunne arbejde med, for at kunne fungere i specialet, og så kom det ind i hoveduddannelsen. Vi skal vise, at en ting er godt for vores patienter eller vores organisation. Så skal det skal ind i vores målbeskrivelse. Så i takt med, at vi bliver dygtigere og tager flere og flere opgaver på os, skal de også skrives ind i målbeskrivelsen, så man ved, at alle nyuddannede speciallæger behersker dem. Det er ikke den anden vej rundt. Se nu også med det præhospitale, som ikke står i vores målbeskrivelse. Det er ved at komme ind, fordi der er brug for det. Lige så stille kommer flere og flere til at se, at det er en god ide, og så kommer det med.

I: Så de 5%, som du ikke fik med i første hug. Dem tænker du, at de kommer med nu?

C: Det kommer de, hvis det viser sig, at vi skal arbejde med de ting og det er til gavn for patienterne og systemet. Ikke kun, fordi vi også synes, at det kunne være sjovt. Jeg spørger også uddannelseslægerne og tager det op i bestyrelsen, hvor de yngre akutmedicinske læger også er repræsenteret. Hvad vi skal? Jeg hører fra dem, at vi først og fremmest skal være virkelig dygtige til det basale først. Der var en af dem, som sagde, "jeg ser dagligt læger, som har svært ved at tolke et EKG. Så jeg tror ikke, at vi lige nu skal i gang med noget meget højtspecialiseret, som der er andre, der gør godt i dag". Det er kernen.

Anerkendelsen og respekten for specialet kommer ikke ved, at vi kommer og kræver noget mere. Det skal komme ved, at vi gør os fortjent til det i dagligdagen. Man skal vise, at man kan levere en høj faglighed. Vi kan ikke komme og kræve det. Hvis det er noget, som jeg har været med til at præge selskabet og specialet i den retning, så er jeg taknemmelig for det. Vi vinder meget mere ad den vej, frem for at stå hårdt på, at vi også vil det og det.

I: En sidste ting fra mig. Se du nogle trusler for specialet. Kan I miste det igen?

C: Så vil vi være det første land i verden, som har indført og afviklet det igen! Der er for mig at se to trusler. En indre og en ydre.

Den indre trussel er, at vi ikke kan få opbygget den kritiske masse. At vi simpelthen ikke kan trække nok uddannelseslæger til. Ikke bare for at få det til at hænge sammen som i dag. Men nok til, at der også kan ske tilstrækkelig faglig udvikling til, at vi kan blive attraktive og bæredygtige, ligesom de gamle specialer.

Den ydre trussel er, hvis nogen ser et behov for at transformere os et sted hen, hvor de ser et større behov for at bruge os, end der, hvor vi selv synes, at vi skal hen. Det er helt konkret, da vi sad i Sundhedsstyrelsen og regionerne bød ind på, hvad indholdet kunne være, for det akutmedicinske speciale. Der var i første omgang stærke fortalere for, at vi blev ligesom det gamle brede intern medicinske speciale. Det var jo forsvundet med de 9 grenspecialer. Og måske skulle man genopfinde det, da man jo kunne se, at der er en patientgruppe, som kommer til at fylde mere og mere. Det var den ældre kroniske, skrøbelige medicinske patient – man manglede derfor måske mest af alt en akutgeriater. Der kunne man måske bruge os. Dengang havde vi en drøftelse af det i selskabet. Der tog vi en beslutning, som alle i selskabet var helt enige om. Det ville vi ikke. Det var en alt eller intet beslutning. Hvis man mente, at der var brug for et 10. intern medicinsk speciale, så må man jo finde nogen, som vil tage det på sig og lave et fagligt selskab for det. Men det var så ikke med os. Det ville vi simpelthen ikke og der stod vi fast. Og heldigvis endte det ikke sådan dengang.

Sundhedsstyrelsen er nu i gang med at lave en speciallægereform. Der skriver de i udkastet, at de anbefaler, at man ikke nedlægger akutmedicin som speciale. Det er jo glædeligt, da det trods alt kun er 5 år siden, at det blev oprettet. Så jeg er begejstret over, at vi får i hvert fald nogle år mere til at vise vores værdi. Men der lægges også op til, at vi skal lægge os tættere op ad almen medicin og geriatri. Djævlen ligger i detaljen og mange af os kigger os omkring og tænker, hvem er det nu, der skal tage sig af den store gruppe af ældre og hvad med de lægevagtsordninger, som lige nu smuldrer og de praktiserende læger giver fra sig. Det er vi noget bekymrede for. Bliver vores faglighed defineret udefra og bliver det til noget, hvor vi har svært ved at se os selv?

I: Så risikoen er, at I bliver skubbet væk fra den kerne, som I selv ønsker?

C: Ja, og væk fra den faglighed, som vi sætter højest. Det kan så igen gøre det sværere for os at rekruttere, så vi ikke når den nødvendige kritiske masse. Tingene hænger sammen og det bliver spændende at se, hvor det ender.

Akutmedicinen blev mit lægelivs vision

Interview med Henrik Ømark Petersen, formand for DASEM (2020-) og ledende overlæge i Fælles Akutmodtagelsen, OUH

H: Henrik Ømark Petersen
I: Interviewer Lars Oberländer

I: Jeg kunne egentlig godt tænke mig, at du prøver at fortælle mig, hvornår du første gang hørte om akutmedicin?

H: Det kan jeg faktisk sige dig næsten på dato. Fordi, jeg var et sted, hvor jeg havde brugt rigtig mange år af mit lægeliv på at stå ved et operationsbord og trænet hjertekirurgi og lungekirurgi. Bare helt nørdet pillet i de der småting, og på et tidspunkt, så fandt jeg ud af, at jeg måtte noget andet. Det var ikke det, jeg ville resten af mit faglige liv. Samtidig havde jeg fået mulighed for at få penge til en masteruddannelse i offentlig ledelse, men det var ikke, fordi jeg skulle være leder eller noget som helst. Der skulle bare ske noget andet. Og i de 2 år jeg gik på universitetet og tog den, der skete et eller andet med mig. Jeg kom op i en helikopter, hvor jeg begyndte at kunne se nogle større sammenhænge, og særligt sundhedsvæsenet er jo i den forbindelse meget interessant. Og mens jeg gik dér, skulle jeg så finde ud af, hvad jeg nu skulle bruge resten af mit lægeliv på.

Så var jeg lidt i Vejle et par år, mens jeg lavede noget mamma kirurgi. Det var heller ikke sådan lige det, jeg drømte om. Og så sad jeg i toget på vej hjem fra Vejle en dag og læste i Dagens Medicin. Der faldt jeg helt tilfældigt over en annonce, hvor der stod, at de søgte en overlæge til akutafdelingen i Slagelse. Det var jo, før akutmedicin var blevet et speciale. Der stod noget med, at man skulle arbejde med akutmedicin. Jeg kan bare huske, at jeg tænkte: Akutmedicin? Det lyder meget spændende! Jeg kunne bare mærke det med det samme. Der var noget. Det var simpelthen så intuitivt meningsfyldt for mig, fordi jeg, udover at have stået og nørdet med operationer, også har haft meget akut i det arbejde, jeg har lavet som brystkassekirurg. Og jeg har også altid interesseret mig meget for den brede lægegerning, og kørte rigtig meget lægevagt på det tidspunkt. Så jeg har haft sådan en dobbelt interesse kan man sige. Og så havde jeg jo også fået den tredje interesse. Det omkring organisation og politik og de store samfundsstrukturer. Så det er vel ikke forkert at sige, at akutmedicinen kom til mig.

Jeg tænkte tilbage på, da jeg var ung læge. Det var jo ganske forfærdeligt, at de yngste, mindst erfarne læger, var tvunget til at være alene på vagt om natten. Vi stod helt alene med de dårligste patienter. De sværeste patienter, som man ikke anede, hvad fejlede. Og samtidig havde man en dårlig fornemmelse af, om de var ved at tage billetten eller ej. Vi havde jo ikke nogen erfaring og det var ofte sygeplejerskerne, der reddede patienternes liv og fik fortalt den unge læge, hvad han skulle gøre og hvad han ikke skulle gøre. Det tænkte jeg tilbage på. Holdningen var dengang, at det var måden de unge læger skulle lære at tage ansvar. Stakkels patienter siger jeg bare. Og stakkels læger.

Så gik jeg direkte hjem og skrev en ansøgning til den stilling i Slagelse og kom også ret hurtigt til samtale og fik den. Det var kærlighed ved første blik. Jeg havde helt klart fået et mål i mit lægeliv. Det kunne jeg bare mærke. Det var ligesom, at alting faldt i hak for mig. Det akutte og det at være med til at udvikle et nyt område, der var meningsfuldt. Som i virkeligheden havde været et felt, der har været så underprioriteret i det danske sundhedsvæsen, at det var skammeligt. Nu havde jeg ligesom fået en vision i mit faglige liv, kan man sige. Så i 2013 bliver jeg ansat som overlæge, i min første overlægestilling i øvrigt. Det var nemt at blive overlæge på det tidspunkt, fordi der var så meget brug for at få ansat nogle speciallæger i landets akutafdelinger.

Så vi gik i gang med noget akutuddannelse som Region Sjælland gjorde rigtig meget ud af på daværende tidspunkt. Den ros skal de have. De var ellers beskyldt for megen sognerådspolitik og jeg ved ikke hvad, men det virkede, som om at de havde fanget det med akutområdet. Der fik vi mulighed for at være frontrunners, hvor de blandt andet havde betalt mange penge for et samarbejde med et amerikansk akuthospital i Boston. Og de var indstillet på at bruge rigtig mange penge på os, der var en smule interesserede i det her.

Så jeg blev i 2013 sendt over i sådan et pakkeforløb på en Emergency Department i Boston sammen med en anden læge fra Nykøbing Falster. Der kom så min anden vækkelse. Der så jeg pludselig en faglighed, som jeg aldrig havde set før – på et ekstremt højt niveau. Altså, det var fuldstændig det modsatte af, hvad vi havde gået og fjumret med som unge læger i akutmodtagelserne. Der så jeg speciallæger, som virkelig havde styr på de akutte patienter. Der tænkte jeg, at nu er jeg stensikker på det her. Det er fremtiden i Danmark.

Så begynder jeg for alvor at arbejde med akutmedicin, som jeg skulle lære helt fra bunden af. Jeg kom jo fra thoraxkirurgien, der er noget meget prestigefyldt og meget fint. Så man kan sige, at jeg gik fra at være rockstjerne, til at blive en dompap i løbet af ingen tid. Fordi, jeg kom ud i akutmodtagelsen og mødte en masse dårlige medicinske patienter, som jeg må være ærlig og sige, at jeg ikke havde ret meget forstand på. Samtidig var jeg jo sammen med unge kolleger, der kunne være 10 eller 20 år yngre end mig selv, som stod med himmelvendte øjne og bare syntes, at jeg var fuldstændig håbløs og inkompetent. Så jeg måtte også finde mig selv i den nye rolle og ydmygt begynde at kravle op ad stigen, når jeg nu var så fagligt svag. Og det er jo svært, fordi læger måler hinanden på faglighed. Så jeg havde en indre kamp med, at nu skulle jeg fandeme vise dem. Jeg prøvede jo på alle måder at blive dygtig med selvstudier og meget klinisk arbejde. Og så havde jeg jo selvfølgelig også en masse anden erfaring fra kirurgien, som jeg kunne bruge. Altså, der var jeg jo overlegen. Men der var en masse, jeg manglede at lære.

Herefter gik det stærkt, fordi jeg lige når at være et års tid i klinikken og prøver at lære akutmedicin. Så beslutter min chef sig sgu for at sige op og tage en anden stilling inde i København. Og så kiggede de på mig og sagde: ”Jamen Henrik, du har jo en master i offentlig ledelse. Du må da være selvskrevet som konstitueret leder her”. Den havde jeg aldrig overvejet før. Men det var de sikre på, at jeg kunne. Så tænkte jeg alligevel lidt over det og sagde så okay, så må jeg give det et skud. Jeg fik en utrolig stor opbakning fra mine kolleger, hvilket jeg var utroligt glad for, og det var helt afgørende.

Der gik en måned og stillingen som ledende overlæge blev slået op. Så tænkte jeg, at nu prøver jeg fanden gale mig at gå hele vejen. Jeg søgte den, og fik den. Så knoklede jeg med ledelse 70 timer om ugen og fik blandt andet fat i nogle af mine gamle kolleger fra brystkassekirurgien, som heller ikke gad at være brystkasselæger længere. Jeg brugte hele mit netværk og sådan fik vi bygget noget op, som gav et meget stort håb. Det var en meget spændende og optimistisk tid. Det knoklede jeg med i en opadgående kurve i 2 år.

Så sker der det, at Region Sjælland skal finde 400 millioner kr. pga. ekstraudgifter til medicin, og min egen sygehusdirektør foreslår gudhjælpemig helt nidkært selv regionen, at de vil kunne finde nogen af pengene, ved at fremskynde lukningen af akutfunktionen i Næstved og flytte den til Slagelse. Jo tak - det var en fremskyndelse på 2 år, og det store nye medicinerhus de var ved at bygge i Slagelse for at rumme alle de ekstra patienter, stod på ingen måde klar endnu. Så i løbet af no time flytter det hele til Slagelse. Jeg får pludselig 50% flere patienter i min afdeling med uændret lægebemanding, og samtidig mangler jeg 28 sygeplejersker. Det var jo decideret patientfarligt. Vi er i 2016 og jeg vågner midt om natten med hjertebanken. Der kunne jeg mærke, at jeg ikke kunne mere. Jeg var nødt til at smide håndklædet i ringen for at passe på mig selv og sagde op, selvom afdelingen absolut var mit hjertens barn. Jeg følte, at jeg fik lagt snubletråde ud hele tiden. På trods af, at vi syntes, vi havde fundet et godt koncept, der kunne understøtte hele akuthospitalet. Så er der en direktion, der ikke støtter os, men bare kører os over med strukturelle ændringer uden konsekvensberegninger. Men hold da op, hvor jeg følte, at jeg svigtede mit personale. Jeg efterlod dem jo, mens de stadig kæmpede for at holde driften forsvarligt i gang. Jeg har så stor respekt for dem. De er sande helte.

Næste skridt var, at jeg måtte finde et sted, hvor vi kunne komme videre med det her projekt. Jeg vidste, at i Region Syd – jeg bor i Odense - der havde man faktisk ret tydeligt markeret, at man ikke var interesseret i akutmedicin. Man mente, at man godt kunne drive FAM'erne uden. Det måtte være med tilstedeværelse af specialernes læger og så videre. Der tænker jeg, okay, det er ikke der, at jeg kan trives. Her kan jeg ikke komme videre med det akutmedicinske projekt.

Jeg kiggede på den radius, det var muligt for mig at pendle. Der havde jeg hørt, at de oppe i Horsens havde en ret dygtig lægefaglig sygehusdirektør, der hed Jørgen Schøler Kristensen. Han virkede ret begavet og synes at have forstået, hvad akutkonceptet gik ud på. Jeg vidste også, at Ove Gaardbo havde været ledende overlæge på akutafdelingen deroppe, og han havde også været synlig omkring de her tanker. Nu havde de så tilfældigvis slået en overlægestilling op, som jeg fik.

Der kom jeg så op på en afdeling, hvor akutlægerne kun så akutte medicinske patienter, men ikke de kirurgiske eller i skadestuen. Det var ikke lige det koncept, jeg havde forestillet mig, men vi skulle have ny ledende overlæge. Hende, der var konstitueret og i øvrigt var ganske udmærket, var egentlig bare udlånt fra lungemedicinsk afdeling og skulle holde skansen, til der blev fastansat en ny. Det sjove er, at da jeg var ledende overlæge i Slagelse, havde jeg som en af mine sidste handlinger været ekstern bedømmer på den opslåede stilling som ledende overlæge i Horsens. Og så nåede jeg faktisk at anbefale ham, som det så endte med at blive. Det var Ulf Hørlyk. Det var hans første lederjob og han var lige så tosset, som jeg var. Så vi spillede fantastisk godt sammen. Han gjorde mig til specialeansvarlig overlæge og det var bare heldigt med Ulf, for det viste sig, at han kunne det der med at bygge organisationer op. Han er endnu bedre til det, end jeg er. Jeg vil også hellere være bagved. Så det passede mig rigtig godt, at han tog ledelsen - så skulle jeg nok supportere ham. Det var selvfølgelig en kollektiv proces med de øvrige ansatte i afdelingen, og fra start var vi meget bevidste om, at det, vi gjorde, det gjorde vi tværfagligt.

Så vi fik faktisk bygget en afdeling op og markeret os som gruppe. Ulf var ekstrovert på sociale medier og gik blandt andet ud og talte om ledelse og uddannelse af yngre læger. Han fik lavet noget rigtig godt i Horsens, hvor vi alle var meget stolte af vores arbejdsplads. Det var på mange måder en fantastisk tid.

Nu snakker vi bare min faglige karriere, fordi der jo også er den fagpolitiske, men for lige at gøre den til ende - min faglige karriere. Jeg har det rigtig godt i Horsens og vi er i fuld gang med Corona-pandemien. Det er hårdt arbejde, men der er også noget entreprenørskab omkring det, som bygger op omkring kunsten at drive beredskab, hvor vi får omstruktureret og løst opgaver sammen på tværs af fagsøjler og afdelinger. Så vi trivedes faktisk ret godt i krisen og havde kampgejst. Det var hårdt, men det var jo os - gulvfolket - der udviklede de praktiske løsninger i fællesskab. Det var en succesfuld bottom-up proces - og vi var stolte af det. Men så møder jeg Michael Hansen-Nord (daværende lægelige leder af FAM på OUH i Odense, red.) helt tilfældigt i Silvan. Michael siger så: "Vi slår stillingen op som specialeansvarlig overlæge på OUH. Jeg kunne godt tænke mig, at du søger den". "Ej, jeg skal ikke til OUH", sagde jeg så. "Jeg har det fint i Horsens". Det er sådan typisk mig, at jeg siger sådan noget på en venlig forespørgsel. Så går der lige 12 timer - det er også typisk mig - så ringer jeg til Michael og siger, hvad var det egentlig, at du sagde der? Så kørte den derefter. Jeg blev ansat i Odense som specialeansvarlig overlæge i 2020.

Så går der ikke lang tid, før jeg spotter at Ulf siger op og smækker med døren i Horsens. Han synes ikke, at han får opbakning fra sin sygehusledelse, men finder også ret hurtigt ud af, at Esbjerg er ude efter ham. Allerede der snakker vi om, at det kunne være sjovt, hvis vi gentog vores makkerskab. Vi tænker meget det samme og ville noget mere end det, vi havde fået lov til indtil nu. Tænk, hvis vi fik muligheden for at bygge et rigtigt akutmedicinsk koncept op. Så sker der jo det, at Ulf godt kan se sig selv i Esbjerg med en sygehusledelse, der forstår ham. Han går i medierne og kalder det TOP GUN akutmedicin - sådan virkelig typisk Ulf. Og det er jo så vidunderligt skingrende vanvittigt at blæse i megafonen på den måde. Og ja - så spørger jeg min chef, Poul Henning (Madsen, lægelig leder af FAM på OUH i Odense fra 2021, red.), om jeg må søge orlov i et år? Altså, at jeg virkelig godt kunne tænke mig at prøve at få det her koncept op at køre sammen med Ulf, fordi det simpelthen lyder, som om der kan ske noget meget spændende her. Poul Henning har altid bakket mig op, og er et meget ordentligt menneske synes jeg, så han siger: "Selvfølgelig skal du det". Jeg får fuld opbakning og der er vi så nu. Jeg får orlov fra september 2022 og et år frem. Så det er fire måneder nu. Det er sådan den faglige, akutmedicinske udvikling, indtil videre.

I: Jeg må lige forstå noget omkring akutmodtagelsernes udvikling. Du siger, at de ikke helt forstod det i Slagelse. Hvordan forstod de det ikke?

H: Jamen, jeg tror såmænd ikke det var specielt for Slagelse. Jeg tror det gjorde sig gældende overalt på de nye akuthospitaler, at de var rådvilde i forhold til hvordan de skulle drifte de nye store akutmodtagelser. Der var ikke lavet en specifik analyse af, hvordan opgaven skulle løses og der var ingen anbefalinger af bestemte organisationsmodeller eller hvilke læger, der skulle se de akutte patienter, når de kørte ind ad døren. Det var sådan op til de enkelte akutsygehuse at finde ud af, og fantasien rakte vel ikke længere end at man bare fortsatte med den traditionelle model, hvor man tror man har gættet hvad patienterne fejler, før de ankommer og allerede dér visiterer dem til den specialesøjle, man tror er den rigtige. Godt nok var der tilkommet et krav om tilstedeværelse af en masse speciallæger fra alle akutspecialerne, men i princippet var det gammel vin på nye flasker.

Hvad de ikke forstod, synes jeg er svært at komme med et simpelt svar på, fordi det er så komplekst. Der er jo ingen, der er ubegavede, men vi har nok her et eksempel på en stor organisationsforandring, hvor der var væsentlige dele, der ikke var taget stilling til, før det var besluttet at kvaliteten skulle løftes generelt på akutområdet. Der var meget, der blev overladt til ukoordinerede individuelle løsninger regionalt og lokalt.

Min erfaring kommer jo kun fra Slagelse, men jeg skal prøve at se, om jeg kan lave analysen. Slagelse har af en eller anden grund altid haft rekrutteringsproblemer, og jeg tror, at det hovedsagligt er af geografiske årsager. Der er knaldgode dedikerede sygeplejersker, men når det kommer til læger, har rekruttering, fastholdelse og stabilitet været en udfordring. Til gengæld var der ingen smalhals, når det kom til hardware. Da jeg kom var der bygget en helt ny og meget flot akutafdeling. Rammer og teknologi var i top. Men det var også en tid, hvor akutplanen fra 2007 skulle implementeres over hele Danmark. Der viser det sig jo, at der er betydelige udfordringer og flowproblemer ved at fortsætte med de gamle siloopdelte arbejdsgange i de store produktionshaller, som de nye akutmodtagelser jo var blevet til. Det præhospitale havde fået et vældig løft, men som vi plejer at sige: Man bliver afleveret på akutmodtagelsen i en Mercedes og lagt over i en Lada. Der var mange læger, der ikke havde lyst til at arbejde der, og gjorde det mod deres vilje. Det må også have været et problem for afdelingsledelserne, at de både skulle bemande akutmodtagelsen døgnet rundt, og samtidig sikre læger til ambulatorierne, elektive operationer og stuegange. Jeg tænker at direktionen i Slagelse har haft en frygt for, om man kunne fastholde de læger, de havde og ikke skræmte dem væk.

Så opstår nok den ide, at man jo så kan ansætte læger til alene at arbejde i akutmodtagelserne, fortsat uden at gøre sig klart, hvad opgaveporteføljen er, og hvilke kompetencer de skal have. Samtidigt er der så nogle i Danmark, der er begyndt at tale om det her akutmedicin, som enkelte regioner og sygehuse tager til sig, men fortsat ikke er helt klar over, hvad betyder. Jeg savnede en forståelse af, at der naturligvis skal sikres ro og stabilitet omkring implementering af en ny organisation, hvor sundhedspersonalet samtidig skulle have mulighed for at lære specifikke akutkompetencer. Vi var jo i en situation, hvor vi lagde asfalten, mens vi kørte, så at sige. Og den forandring burde direktionen gøre alt for at beskytte, indtil der var sikker drift og klarhed om struktur for rolle- og arbejdsfordeling, på hele akutsygehuset, som alle kunne være i. Omorganisering af en fælles akutmodtagelse til en selvstændig akutafdeling og implementering af akutmedicin, er jo et decideret udviklings-projekt.

I det private havde man afsat puljemidler og regnet med underskud i et par år, før man forventede at skumme fløden. I vores situation skulle alt udvikles for de eksisterende driftsmidler, uden plads til afvigelse. Det siger jo sig selv - det er næsten umuligt. Og jo, jeg ved også godt, at direktionen har samme stramme økonomikrav fra regionen. Men der er noget forkert i den måde, vi planlægger at implementere forandrings-processer på. I nogle dele af kæden kan der bruges mange penge, i andre dele er der ikke råd. Og så er der altså noget med den kløft, der er i forståelsen af, hvad det kliniske arbejde består af og kræver, og så den overordnede strategiske og økonomiske planlægning. Jeg vil sige, at i Slagelse, der kom jeg jo for første gang op på direktionsgangene og mødte det spil deroppe. Jeg overtog en afdeling, hvor min daværende chef nok brugte mere magt end charme, men hun havde skabt sig et terræn. Helt sikkert også, fordi det var nødvendigt på det tidspunkt. Der var mange dengang, som ikke ønskede en selvstændig akutafdeling med eget lægeligt personale.

Så vi gik som afdelingsledelse i gang med den store opgave at få skabt et tillidsrum blandt de andre specialer. Det gik faktisk meget godt. Jeg synes også, at sygehusdirektionen bakkede op på det tidspunkt. Mit håb var at få dem til at forstå det hensigtsmæssige i, at vi fik oprettet et tæt samarbejde mellem akutafdelingen og de enkelte specialer, med en kollektiv opfattelse af et sammenhængende akuthospital. Vi var som sagt flyttet ind i en nybygget akutafdeling. Det var rigtig fint. Rammerne var gode, men vi manglede erfaren faglighed. Man klappede i sine små hænder, da jeg fik hentet vennerne ind. Altså, om ikke andet, så var det speciallæger - ligesom mig - der også skulle lære noget nyt, men de havde jo alligevel noget erfaring. Det var under alle omstændigheder nu muligt for os at overtage mere og mere af akutdriften fra de andre specialer, og også at kunne være tilstede om natten.

Der var nogen anerkendelse af, hvad vi gik og lavede, men også en skepsis i forhold til, hvad er I for nogen med det der akutmedicin? Og på det tidspunkt var fagligheden jo ikke sådan fantastisk høj. Det må jeg jo nok indrømme. Så jeg tror også, at det handlede om en bekymring fra de andre for, om vi kunne tage forsvarligt vare på de akutte patienter. En slags patientomsorg, hvis jeg skal vælge den positive udgave. Men vores udmelding til dem var, at de måtte give os en chance, mens vi byggede fagligheden op, og så hjælpe os, så godt de kunne imens. Vi skulle nok blive bedre, men de måtte lige give os noget tid.

Når jeg tænker over det, synes jeg egentlig det var en tid med masser af medvind og klap på skulderen til at fortsætte. Så det gik sådan set meget godt. Så lige pludselig fra den ene dag til den anden blev min makker fjernet fra sin stilling uden varsel. Og jeg forstod overhovedet ikke, hvad der skete. Det var min oversygeplejerske, som fra starten havde været der for mig, hjulpet mig igennem og givet mig blod på tanden. Som loyalt, konsekvent havde støttet mig, brændte for det akutmedicinske og som jeg havde et supergodt samarbejde med. Pludselig, så bliver der lavet en rokade, og jeg ved i dag stadig ikke hvorfor. Det er jo sådan første gang, at jeg begynder at opleve lidt af de spil, der foregår på direktionsgangen.

Så stod jeg uden makker. De havde ikke inddraget mig eller forberedt mig på nogen måde. Jeg stod som en skoledreng der fik at vide, at fra i dag får du ny klasselærer. Og min makker var knust. Meget mærkeligt og meget formynderisk. Så jeg fik skiftet makker. Altså. Det blev så okay, fordi hun også var rigtig god. Vi fik et virkelig godt forhold til hinanden, byggede en fælles vision op og bakkede hinanden op i tykt og tyndt. Jeg havde nogle skænderier med direktionen undervejs, fordi de ikke forstod, hvad det kræver at levere den kvalitet, de gerne ville have. De ville simpelthen ikke forstå, at jeg blev nødt til at betale et ortopædkirurgisk vikarhold til at køre skadestuen, fordi jeg bare ikke havde nok speciallæger og endnu ikke havde fået opbygget ortopædkirurgisk kompetence i afdelingen, til at kunne passe den fagligt forsvarligt. For ortopædkirurgerne var lykkelige for at slippe af med skadestuen. Vi kunne ikke se deres bagdel for bare skosåler, da vi overtog den. Der var ikke nogen hjælp at hente der.

Og direktionen kunne ikke forstå, at man ikke bare kan arbejde, som en gal i en akutafdeling. Det er et ret hårdt arbejde, fordi man bare er på hele tiden uden pauser. Så det der med at arbejde 37 timer i en højpulszone hele tiden, det er altså mega hårdt. Man kan ikke bare bede folk om at arbejde mere eller tage flere patienter. Det har været enormt svært at forklare direktionen. Vi var jo underbemandede fra starten. Jeg synes sgu, at det var noget mærkeligt noget. Jeg ser mig selv som et rimeligt og ansvarligt menneske, der prøver at finde løsninger. Jeg forsøgte alt, hvad jeg kunne, på at forklare dem om konceptet. Vi brændte jo så meget for det. Det var sjovt at følge, hvordan min nye makker løbende begyndte at forstå den akutmedicinske tankegang, ligesom jeg blev dybt engageret i projektet.

I: Hvad skete der så videre?

H: Jamen, så kommer vi til en besparelse på 400 millioner kr. Direktionen forstod bare ikke, at de simpelthen selv sparkede benene væk under den akutafdeling, som vi med stor optimisme og energi var i gang med at få op og stå. Så de ryddede hele bordet. Så tænkte jeg, at I forstår jo ikke, hvilke konsekvenser det forslag I selv stiller, får for jeres eget akuthospital. Jeg kan jo stå her og slide mig selv op og få stress. Jeg kan jo ikke regne med jer. Fordi, I nikker og I virker også kloge med mange ting, men når I gør sådan noget, så har I dybest set slet ikke forstået, hvad det er I smadrer. De smadrer deres egen organisation og det skræmmende er, at de ikke selv kan se det. Da så transformationen skulle til at ske, så syntes sygehusdirektøren, at hun lige der skulle sige sit job op, og netop nu udleve en gammel drøm om at sejle jorden rundt med sin mand. Så ser jeg det her spil. Det er jo vanvittigt. Kaptajnen forlader broen og Titanic er på vej ind i isbjerget. Der tænkte jeg. Det skal jeg ikke. Nu skal der nye kræfter til i afdelingsledelsen, selv om jeg synes, at vi gjorde det ret godt. Det sagde mit personale i hvert fald. Og så søgte jeg tilbage til den kliniske vej. Det er jo sådan en oplevelse bare. At vi troede, at vi havde et fælles projekt sammen omkring akutsygehuset og så var det bare ikke det, der var tilfældet.

I: Og så siger du om Horsens, at det ikke helt slog til, fordi du ville noget mere. Hvad var det du ville mere end det, du fik i Horsens?

H: Det var nogle andre ting, der spillede ind. Jeg kunne godt være blevet i Horsens den dag i dag, givet Ulf ikke havde sagt op. Jeg var meget glad for at arbejde der. Altså, hvis man laver udvikling, så er man meget afhængig af, at vi er på pedalerne sammen. Det var meget i kraft af Ulfs drive og det, han havde bygget op, som gjorde, at det var meningsfyldt for mig, selvom jeg pendlede enormt meget. Men det der med at kunne få stillingen som specialeansvarlig på OUH. Altså på et universitetshospital. Det blev jeg simpelthen nødt til at prøve af. Hvis vi nu kunne få den akutmedicinske faglighed op på den store klinge på et universitetshospital og bygge en organisation op, der reelt arbejder efter konceptet, så vil det have et meget stærkt politisk impact i forhold til implementering af akutmedicin i Danmark. Så får man måske mere øje på, at den model kan noget. Måske endda se, at den er svaret på mange af de problemer, vi sjosker rundt i på akutområdet. Jeg har så svært ved at forstå, at de ikke kan se det. Det er så intuitivt for mig.

I: Jeg er lidt nysgerrig på, at du nu flere gange har sagt, at du så lyset med Emergency Medicine i Boston. Der så I konceptet og du har snakket om konceptet. Kan du ikke prøve at forklare, hvad konceptet er?

H: Det vi taler om, er vores arbejdsgange omkring modtagelse af uafklarede akut syge patienter på hospitalet. Antagelsen er, at man som oftest ikke ved, hvad den akutte patient fejler, eller måske fejler flere ting samtidigt. Sådanne patienter har ved ankomst brug for at blive mødt med en helt systematisk tænkning, repræsenteret ved en generalist, der har viden om alle slags akutte tilstande og skader, men samtidig også er specialuddannet i modtagelse af den akut kritisk syge eller tilskadekomne patient. Det er den akutmedicinske faglighed.

I realiteten ses patienter med både tidssensitive og ikke-tidssensitive tilstande, men akutlægen har særligt fokus på hurtigt at identificere den første gruppe, få tilstanden stabiliseret og behandlet i tide. Akutlægen søger at identificere patientens akutte problem og behandlingsbehov. Kan vi be- eller afkræfte en mistænkt tilstand? Er der brug for at patienten indlægges og overtages af den relevante specialeafdeling, som vil være de bedste til at behandle patienten på dette tidspunkt? Eller kan man finde et alternativ til indlæggelse? Eksempelvis kan akutlægen i mange tilfælde selv afslutte patienten med en behandling, henvise til subakut ambulant udredning og behandling eller anbefale opfølgning ved egen læge. Altså den mest rationelle og ressourceansvarlige brug af eksisterende sundhedstilbud.

Det betyder også, at akutlægen skal have stor lokal viden om det omkringliggende nære og specialiserede sundhedsvæsen. Der er således tale om et tæt samarbejde med almen praksis, hjemmesygeplejen og specialafdelingerne. Konceptet indebærer også, at akutlægen er trænet i taktisk ledelse og i et tværfagligt samarbejde, tager et ledelsesansvar for flowet af patienter i akutafdelingen og det øvrige akuthospital, på en koordineret og samarbejdende måde. Endelig er en vigtig hjørnesten at akutlæger og akutsygeplejersker identificerer sig som fælles teamspillere og arbejder tæt tværfagligt sammen, i erkendelse af, at de to fagligheder skaber synergi i håndteringen af den akutte patient.

Hele dette koncept skal kunne leveres 24/7/365. I modsat fald taler vi ulighed i sundhed. Hvis du er akut syg og har brug for et hospital, må der ikke være forskel på, om du kommer kl. 13 eller kl. 03.

Akutmedicin er globalt set også anvendt præhospitalt, og der er fx aktuelt i Danmark nogle spændende initiativer i gang, hvor man kigger på om akutlægen kan bruge sine kompetencer uden for sygehuset, og måske nytænke det at være henvist til akutmodtagelsen eller det at være indlagt. Måske kommer vi til at se mange patienter indlagt i eget hjem, og der modtage mere sofistikeret akutbehandling i fremtiden.

I: Hvis akutmedicineren skal se alle akutte patienter, hvor skal de unge så lære det akutte henne?

H: Akutlægen ser ikke nødvendigvis alle de akutte patienter selv, men har flere uddannelseslæger omkring sig, der bliver superviseret. På den måde lærer de unge den akutmedicinske tænkning. Og så tror jeg, at de unge læger, i højere grad end tidligere vil opleve at blive mødt med en interesse for deres akutuddannelse fra os akutlæger, fordi vi har en lyst, særlig interesse og vilje til at dyrke akutområdet og gerne vil lære fra os.

Tidligere lærte man det som ung læge ved trial and error på en ret tilfældig måde. Og det var et fagligt lavprestige område. Lige så snart man som læge kunne komme ud af akutmodtagelsen, så gjorde man det. For ikke ret mange år siden, var det ikke et rart sted at være. Der er sådan lidt en holdning blandt sygehuslæger om, at når jeg bliver ældre, så skal jeg have det privilegium, aldrig mere at have vagt i akutmodtagelsen og se akutte patienter. Og slet ikke uden for almindelig arbejdstid. Det synes jeg er en lidt mærkelig holdning at have for en læge. Men det er jo fair nok, at mange hellere vil dyrke deres faglige specialinteresse, der ikke indbefatter akutte tilstande. Måske er det et angstprovokerende sted, hvor man ikke føler sig kompetent nok. Måske kan man ikke holde til det på grund af det høje tempo i mange timer, hvor særligt vagterne er hårde på grund af de nuværende overenskomster, der tvinger til aftennattevagter på minimum 13 timer. Altså, der var og er jo nogle strukturelle og faglige forhold, der gør, at akut modtagelse på hospitalerne halter. Men vi kan sgu ikke være bekendt at behandle mennesker på den måde. Det er dig og mig en dag.

I: Jeg forstår det med de læger, der skal være intern medicinske og også nogle af de andre, men der er jo også specialer, som næsten ikke får akut erfaring. Hvad med dem? Der kommer nogle unge læger fremover, som ikke kommer ret meget ned og ser alle de akutte og lærer at sortere. De kommer hurtigt op i specialerne bagved. Hvad kommer der til at ske?

H: Jamen jeg synes, at alle læger skal forbi akutmedicin. Fordi alle læger kan risikere – også i de øvrige specialer – at deres patienter bliver dårlige oppe i afdelingerne. Så de skal alle vide noget basalt omkring at vurdere og behandle patienter med akut forværring. Hvis det stod til mig, så burde alle læger, der arbejder i akutspecialerne, systematisk uddannes i akutmedicinsk tænkning. Det bør være en del af deres uddannelsestid. De skal ned forbi os, for de skal lære det af os og de skal superviseres af os. Så vi kan give dem nogle værktøjer og noget systematik. Sådan lærer de det på den rigtige måde og så er jeg sikker på, at de føler sig bedre klædt på til at håndtere de akutte tilstande, når det så sker oppe i deres egen afdeling.

Sådan nogle patientforløb er der jo mange af, og det får dem måske også til at forstå, hvorfor vi tager de beslutninger, vi gør. Ligesom vi jo vil have stor gavn af at etablere relationer med de andre specialer og få indsigt i, hvad der sker med vores patienter, når vi sender dem videre til dem. Hvad vil de gerne have, at vi gør, inden vi overleverer osv. Der er jo nogen, som beskylder os for at lave et hospital i hospitalet. Det er helt misforstået, for i virkeligheden, så er det, vi har gang i, netop at være en katalysator for en integration af patientforløb på tværs af sygehuset og det nære sundhedsvæsen. Det starter helt ude, når patienten ringer 112, bliver henvist af en praktiserende læge eller ligger på en kommunal akutplads. Og jeg tror, at vi kan være med til at bryde op i nogle af de der traditionelle tankegange omkring håndtering af de akutte patienter.

Patienter kan jo godt fejle flere ting på en gang, og nogle gange er det nødvendigt at etablere et joint venture, hvor vi måske er 2, 3 specialer, der skal snakke sammen og finde ud af, hvad der er den bedste løsning i den rigtige rækkefølge for netop denne patient. Jeg ser os som nogle, der forsøger at integrere de forskellige dele. Vi skal også have fundet nogle alternative løsninger for demente fru Hansen, der bliver dårlig ude på plejehjemmet. I stedet for at transportere hende ind til akutafdelingen, så kunne akutlægen jo køre ud og se, hvad hendes problem er, og hvordan vi måske kan forhindre, at hun bliver indlagt, så hun undgår at blive delirøs inde på sygehuset. Der er nogle muligheder ud over vores klassiske arbejdsfelt, vi er ved at blive bevidste om i øjeblikket.

I: Så bliver det et område i din optik?

H: Ja, det kan jeg godt forestille mig, fordi vi aktuelt har et vakuum. Jeg tror, at vi skal ud og kigge de steder, hvor kæden aktuelt hopper af. Hvor vi ikke har skabt noget alternativ til sygehusindlæggelse, eller hvor vi ikke vælger det. Hvorfor ikke finde en bedre løsning for patienten end sygehusindlæggelse, sammen med de praktiserende læger og lægevagten? De løser ikke de gatekeeper-opgaver i dag, som de gjorde i gamle dage. Det kan der være mange årsager til. Der mangler praktiserende læger og de er pressede og mangler tid til den enkelte patient osv.

Antallet af akutte patientkontakter vokser, og det er uhensigtsmæssigt og skaber crowding. Der synes jeg at et projekt i Odense, hvor en akutlægebil kører med ud, når der er rekvireres en ambulance til et plejehjem, er fantastisk spændende og innovativt tænkt. Det er ganske forfærdeligt at se nogle af de ældre demente fra plejehjemmene, der kommer ind. De bliver jo snotforvirrede af at komme et fremmed sted hen og risikerer at få sygehusehvervede infektioner osv. Vi snakker om ældre, der er i en fase af deres liv, hvor de har brug for end of live care. Altså, hvorfor skal de egentlig have scannet hovedet, hvis de har slået det? Hvis der ikke er nogen kirurg, der vil operere dem for en eventuel blødning i hjernen alligevel. Altså, hvordan gør vi det bedste for den demente plejehjemsbeboer uden at skade - do no harm. Det er et område, vi som akutlæger er oplagt kompetente til, fordi vi er generalister og kan håndtere point of care diagnostik uden for sygehuset og kan behandle akutte situationer bredt. Vi kan sy såret, hvis den ældre er faldet og har slået hovedet mod radiatoren ud på plejehjemmet. Men vi kan samtidig også afvande eller fx drænere væske fra lungehulen eller hvad der nu er brug for, uden at flytte patienten. Det er måske ikke spørgsmålet om at blive helbredt, men måske mere et behov for lindring.

Jeg tror, at det er noget, vi kommer til at se mere af i fremtiden. Indlæggelse og behandling uden for sygehuset. I folks eget hjem. Når det gælder akut bred diagnostik og behandling på niveauet over, hvad almen praksis formår, er vi nok de eneste, som egentlig har den kompetence, der skal til. Jeg kan ikke se nogen andre faggrupper, som har agiliteten, interessen og uddannelsen til at kunne gøre det. Anæstesiologerne, der kører rundt i akutbilerne, de har jo en helt anden opgave. De skal stabilisere meget dårlige eller svært tilskadekomne patienter og få dem til at overleve transporten ind til hospitalet. Det er deres rolle. Men alt det andet. Det er der nogen, der skal byde ind på. Det gør vi så. Inspireret af udlandet. Vi er jo ikke dem, der har opfundet det her. Det har mange kunnet se før os.

I: Vi har sådan stille og roligt bevæget os fra Henrik Ømarks lægeliv inden for akut medicin, til det politiske. Du er formand for selskabet nu. Hvornår begyndte din rejse ind i det?

H: Altså. Jeg har altid været organisatorisk interesseret, også da jeg var thorax kirurg. Der har jeg også siddet i forskellige udvalg, bl.a. i bestyrelsen for Dansk Thoraxkirurgisk Selskab og har været formand for Uddannelsesudvalget. En dag mødte jeg helt tilfældigt Dan Brun Petersen, fordi han kendte min daværende chef i Slagelse. Der opdagede jeg, at der var det her selskab, Dansk Selskab for Akutmedicin. Jeg har altid været meget bevidst om, at hvis der er noget, man skal forsøge at implementere og udvikle, så gælder det om at komme ind og prøve at få noget indflydelse og arbejde politisk med tingene. Så jeg meldte mig meget hurtigt ind i selskabet og gik til deres årsmøder. Så kan jeg ikke lige præcis huske, hvordan det var, men jeg meldte mig til bestyrelsen på en generalforsamling og kom ind. Så sad jeg som menigt bestyrelsesmedlem i ikke ret lang tid og så blev jeg spurgt, om jeg ikke ville være næstformand.

I: Hvornår kom du ind i selskabet og hvornår blev du næstformand?

H: Det er ca. 2 år siden, at jeg blev formand, så det har nok været i 2018. Det var da i hvert fald, mens jeg var i Horsens. Jeg har ikke gjort det, da jeg var i Slagelse. Der har jeg ikke haft tid. I starten stod jeg i spidsen for nogle holdningspapirer og sådan nogle ting. Så husker jeg lige så tydeligt, at jeg får et lift af Christian Skjærbæk. Christian var på det tidspunkt selskabets fremragende formand på sit fjerde år eller sådan. Han har været helt central omkring det kæmpe lobbyarbejde, der gjorde, at vi fik det 39. speciale i Danmark. Så han har været der i de afgørende øjeblikke – sammen med Dan (Brun Petersen, red.) og Julie (Mackenhauer, red.). De var nogle enormt stærke organisationsfolk og de var så dygtige til at tage den politiske dagsorden op, som gjorde, at Sundhedsstyrelsen endte med at anbefale specialet til sundhedsministeren. Det kom ikke fra det faglige miljø. Det var politikerne, der blev overbeviste om, at vi skulle have akutmedicin i Danmark.

Så kører vi over Lillebæltsbroen og så siger Christian: "Du Henrik, kunne du ikke godt tænke dig at stille op som formand?". Jeg tror, at jeg blev lidt paf. Christian Skjærbæk, der også var ledende overlæge i Randers. Det var jo helt vildt, at han spørger mig. Ej, det synes jeg ikke. Det var sgu en dårlig idé. Men så fik jeg dårlig samvittighed, fordi han og de andre havde lagt så meget arbejde i det. Og så fik jeg… så fik jeg bare en - okay, så tager jeg en for holdet. Men jeg vil altså hellere være kongemager end være konge selv. Jeg følte mig heller ikke sikker. Christian og den måde han med ordet i sin magt kunne stille sig op med slips og tale direkte til politikerne. Det kan jeg simpelthen ikke. Men det syntes Christian, at jeg kunne lære og han lovede at støtte mig. Der var ikke andre kandidater på generalforsamlingen, men mere sådan… hvis man rækker hånden op, så får man opgaven. Så startede jeg som formand i november 2020. Det var i øvrigt en online generalforsamling, da der var forsamlingsforbud på grund af Corona. Meget underligt at blive formand, mens man kigger ind i en skærm i sit sommerhus på Langeland!

I: Som du siger, så tog du en for holdet. Hvad er din tanke, hvad vil du selv?

H: Akutmedicinen skal udvikles i Danmark og vokse organisatorisk og vi skal have uddannet en masse akutmedicinere for at få en kultur. Og så skal vi have mange akutsygeplejersker gennem den nye specialuddannelse for akutsygepleje, for uden dem, så kan vi ikke ret meget. Sygeplejerskerne har andre nødvendige skills end vores og vi arbejder bedst, når vi arbejder sammen omkring patienterne. Det har hele tiden været mit sigte.

I: Så I skal være flere og det skal være tværfagligt. Men du har også sagt et par gange, at kvaliteten halter i akutmedicinen, så hvad er de næste skridt?

H: Ja, men uddannelse, uddannelse, uddannelse. Vi bliver nødt til at vise omgivelserne, at akutmedicin kan noget særligt, på et meget højt fagligt niveau. Vi er jo en del gamle speciallæger med udgangspunkt i andre specialer, som måske nok har titlen speciallæge i akutmedicin. Men vi er jo på merit. Vi har ikke fået den fulde uddannelse på lige fod med de andre lægelige specialer. Det er den kommende generation, som kommer ind og for alvor skal vise, hvad akutmedicin kan og er. Men allerede nu har vi de første pionerer, der har taget springet ud i det her uden at vide, hvad det ender med. Vi har nogle unge, der er gået i gang med den akutmedicinske hoveduddannelse. Og allerede nu kan vi se, at de er hamrende dygtige og vældigt dedikerede. Vi har også efterhånden en del danske læger, der har taget deres akutmedicinske speciallægeuddannelse i Sverige. Så jeg er meget fortrøstningsfuld. Der er ingen tvivl om, at vi kommer til at ændre den danske akutsektor markant. Det er os, der får ret til sidst, hvis nogen skulle være i tvivl. Vi har den bedste model og er svaret på den rette akutte faglighed. Vi kommer til at løse mange af de her fremtidige udfordringer sundhedsvæsenet står overfor, men vi bliver nødt til at skabt den kritiske masse af akutlæger. Vi skal altså have sikret os, at vi er herrer i eget hus og skabe den helt nødvendige kulturforandring. Og så skal det være det høje faglige niveau, der skal være kendetegnende for os, og vi skal levere den døgnet rundt, med den nødvendige kapacitet. Alt andet er ulighed i sundhed. Det vil kræve cirka 700 akutlæger, for at kunne bemande de 21 akutmodtagelser på fornuftig vis. Vi er så i øjeblikket ca. 100 aktive akutlæger og mere end halvdelen af os er +50. Vi skal altså mindst syvdobles for at komme i mål.

Det er jo en kæmpe uddannelsesopgave, men det primære problem er, at Sundhedsstyrelsen ikke vil åbne op for ret mange flere uddannelsesstillinger i akutmedicin i de kommende år. Hvis vi bliver ved med at køre med de 35 hoveduddannelsesstillinger, der er nu om året, så er vi først klar om 20 år, før vi har den kritiske masse. Og så siger de, jamen I kan jo ikke rekruttere. Nej det kan vi ikke, fordi der er mange yngre læger, som sgu ikke tør, fordi de ikke ved, hvad det ender med. Så det er blevet sådan en catch 22 på en eller anden måde, hvor vi bare ligesom står lidt i stampe. Det prøver vi at arbejde på politisk.

Det bliver helt nødvendigt at udvide antallet af introduktions-stillinger, fordi der er en meget stor efterspørgsel på dem fra læger, der søger andre akutspecialer. De er klar over at de akutmedicinske kompetencer er gode at have med sig i fremtiden. Vi ved, at der i øjeblikket går op til 5 introduktionsstillinger, før der er en, der smutter videre i en hoved-uddannelsesstilling i akutmedicin. Så vi prøver at påvirke Sundhedsstyrelsen og andre interessenter på dette her punkt. Det er jo hele Danmark, der har brug for, at vi får uddannet tilstrækkeligt med akutmedicinere. Jeg ved godt, at man også har brug for mange andre speciallæger, men nu har vi jo i DASEM fokus på lige den opgave.

Og så skal vi bare have skabt den hype omkring specialet, som de unge kan se sig selv i. Så de ikke bliver bange ved tanken om et vagttungt speciale, men ser det som muligheden for et meget spændende, alsidigt og meningsfuldt arbejdsliv, med nogle helt særlige kompetencer og meget høj faglighed. Der synes jeg, at jeg har en opgave sammen med bestyrelsen og de andre interesserede. Opgaven er at få os på dagsordenen, men også at skabe rollemodeller, de unge kan se op til.

Men vi er, som sagt, et meget vagttungt speciale, fordi vi skal være der, når patienterne kommer, og der har flere af vores kollegaer en stor frygt, for at blive udtrættet og brænde ud. Så vi prøver også at få en debat i gang omkring de fremtidige overenskomster på akutområdet, så det bliver muligt at restituere efter nattevagt. Man må jo ikke blive syg af at gå på arbejde, og ingen vil flyve med en træt pilot. Selve arbejdsmiljøet skal også forbedres, for at vi kan levere den optimale kvalitet for patienterne. Et godt arbejdsmiljø skaber fastholdelse af personale og erfaring, glæde og overskud, der alt sammen kommer patienterne til gavn i den sidste ende. Trivsel og arbejdsmiljø. Tingene hænger sammen. Der er ikke nogen andre lægelige specialer, der har akutområdet som hovedopgave på denne måde og vi er en relativt lille flok, der prøver at holde det her kørende. Jeg bruger vildt mange af døgnets timer på det, så jeg må jo kunne lide det.

I: Det er vel ret specielt, fordi mange af jer har 100% vagttjeneste. Der er ikke en mellem dag i et ambulatorium…

H: Det er altid travle vagter. Når du er på, så er du på. Og det kan man ikke holde til, hvis det er 37 timer om ugen dag og nat. Man skal måske være 70% i vagt og så skal man have lov at bruge 30% på forskning, uddannelse, kvalitetsarbejde og alle de andre ting, der også er vigtige for at få organisationen til at fungere og udvikle sig. Men det er svært, når offentlig ledelse i høj grad går ud på fuld kapacitetsudnyttelse hele tiden, uden buffer. Men de bliver altså nødt til at forstå, at det er en langtidsinvestering det her, og at det kommer alle til gavn på sigt. Den forståelse kan være svær at åbne op for. Vi skal også prøve at finde vores egen fortælling, som er meningsfuld. Vi prøver selv at finde vores identitet. Vi skulle jo starte et eller andet sted, da vi konstaterede et problem. Hvad skulle vi så gøre ved det? Og hvad er løsningerne? Så det er jo også en proces, der sker inde i os selv. Den måde, vi har flyttet os de sidste 5, 7, 8 år. Det er jo helt vildt. Vi kender nogle amerikanske akutmedicinere, hvor de har haft akutmedicin i 50 år. Og vi står og er utålmodige og fortvivlede over, at vi ikke er flere. Så kigger de på os og griner og så siger de: "Se lige, hvad I faktisk har opnået på meget kort tid. Vi har været 30 år om at komme igennem fuldstændig det samme, som der sker for jer nu". Jeg har fået fortalt at Emergency Medicine er det tredje mest populære lægelige speciale i USA i dag.

I: Og de unge skal lige finde ud af, at det faktisk er et rigtigt speciale. Så det er ikke gjort med, at I har specialeanerkendelsen. Er det også at levere identitetsmæssigt og man skal kunne se sig selv i det karrieremæssigt?

H: Det er jo først nu arbejdet for alvor går i gang, for nu skal vi jo producere. Nu har vi anerkendelsen. Nu har vi adgang ind i de forskellige fagpolitiske fora, hvor vi får indflydelse. Nu er det ikke andre, der skal fortælle os, hvad vi skal. Nu kan vi rent faktisk blive en aktiv part i en dialog, og gøre vores egne synspunkter gældende. Det er naturligvis også en stor opgave for os i øjeblikket, fordi vi er sådan Tordenskjolds soldater, men det er vigtigt, at vi netop nu gå ind og holder konceptet i live, til de unge bliver så store, at de selv begynder at reproducere sig. Det er jo den næste fase. Vi skal overlade forretningen til de akutmedicinere, der er oplært fra bunden og bare kan deres håndværk.

I: Så, hvis jeg siger til dig. Henrik. fortæl mig om din drøm om 10 år for akutmedicinen. Hvad indeholder den så?

H: Først og fremmest, så har landets 21 akutmodtagelser en ensartet organisation, der er drevet af akutmedicinere og akutsygeplejersker. Så ville vi være nået langt. Og så skal specialet jo udvikle sig derfra. Det kunne for eksempel være, at vi er med i vurderingen af, om hospitalet er den rigtige løsning for patienten. Kan vi for eksempel i tæt samarbejde med almen praksis og kommunernes akutteam, gøre det muligt at indlægge patienten i eget hjem og stadig udføre udredning og behandling på sygehusniveau? Det er nok der, hvor min vision kan række for nuværende. Spørger du mig igen om 10 år, så er vi sikkert kommet endnu længere med ideer og nyskabelser, jeg endnu ikke har fantasi til. Men det er vi jo også tvunget til.

Aldersdemografien ændrer sig og dermed flere ældre med multimorbiditet og stigende frekvens af akut forværring, der kræver intervention. Det nære sundhedsvæsen skal rustes til at tage en langt større del af akutopgaven end nu. Der er jo til sidst ikke plads til alle de patienter på hospitalerne, hvis vi fortsætter med at bruge hospitalet som buffer for de mange patienter, der ville have bedst af andre løsninger end indlæggelse. Og vi skal huske, at det er vigtigt, at vi altid har plads på sygehuset, til dem, der har brug for det - så vi ikke bevæger os ind i britiske tilstande. Men vi bliver nødt til at gøre det i et tæt samarbejde på tværs af sektorerne, for at vi kan lave de gode patientforløb.

Der er så stort et potentiale i vores speciale og vi er helt nødvendige for fremtidens akutsektor. Med 700 speciallæger om 10 år, ville vi være godt i gang med at kunne køre vores koncept hele vejen rundt. Men det er nok lidt for optimistisk.

I: Finder I inspiration i udlandet til de næste skridt?

H: Vi læner os en del op ad det europæiske akutmedicinske selskabs definition af det faglige område, men vi lader os også inspirere af de canadiske, australske, engelske og amerikanske akutlæger. Det er dem, der på mange områder er kommet længst, fordi specialet i de lande, har været der i så mange år. Der spørger vi dem også, hvad de synes kunne være vores næste skridt? Hvad er nødvendigt, for ikke at brænde ud? Hvad er de nødvendige faglige kompetencer?

Hvorfor skal vi opfinde den dybe tallerken selv, hvis andre har fundet løsninger i sundhedssystemer vi kan genkende os i. Men vi skal også huske på, at vi i Danmark jo på mange måder har et stærkt og godt sundhedsvæsen, hvor netop det at være offentligt drevet, giver unikke muligheder for at udvikle og samarbejde tværsektorielt, og samtidig være i stand til at balancere økonomi og ressourcer. Der tror jeg, at vi kan inspirere kollegaer i udlandet, fordi vi har den samfundsmodel, vi har.

En anden del af det internationale samarbejde er også, at vi alle bidrager til at det akutmedicinske koncept udbredes globalt, i en verden med stor ulighed i sundhedstilbud. I Europa har vi i samarbejde med det europæiske selskab, været med på en fælles støtteerklæring for at vores kolleger i Portugal og Holland, kan blive anerkendte som selvstændige specialer i deres respektive lande. De er præcis der, hvor vi var i 2017. Den aktion tror jeg var medvirkende til, at vores hollandske kolleger netop har fået deres speciale nu.

Når man tænker tilbage på det, er det egentlig mærkeligt, at Danmark har været så lang tid om komme ind på det akutmedicinske spor. Vi er et af de sidste europæiske lande, der har fået specialet godkendt. Vi betragter jo ofte os selv som foregangsland. Det er slet ikke tilfældet her. Måske, fordi vi har bildt os selv ind, at vi havde sådan en god primær sektor, der kunne udvælge patienterne og stille diagnoserne. Vi antog, at vi ikke havde brug for akutmedicin, fordi vi tror, at vi kan regne ud, hvad patienterne fejler, når de kom ind ad døren, hvilket er en total fejltagelse. Så kan du lægge det voksende antal 112 patienter oveni - dem aner vi overhovedet ikke, hvad fejler. Det er jo lidt sjovt. Der mente lille Danmark, at vi havde meget mere styr på det end resten af verden.

I: Er der noget, som du tænker, vi skal have med her på falderebet?

H: Jeg synes at vi har et stærkt koncept, som er intuitivt meningsfuldt, når der er tale om en faglighed, vi hele tiden har manglet. Jeg håber, at vi får konceptet grundigt implementeret. Det danske sundhedsvæsen har ikke råd til andet.

Den første formand

*Interview med Peter Hallas, den første formand for DASEM, cheflæge i
Akutafdelingen, Holbæk Sygehus og anæstesiologisk speciallæge*

P: Peter Hallas
I: Interviewer Lars Oberländer

Hyldest til Akutlægen

Patienten er i fare - når
Han får svære åbne sår
Når hans hjerte stopper - brat
Så er kroppen en ligegyldig - klat

Hjertestop - gjort lege artis
Bliv nu medlem - ganske gratis
Støt vort selskab - med din attribut
Så ses vi igen - snart - måske akut

Lad os sammen dyrke - akut medicin
For flere - ved mere - i denne disciplin
Vi former et forum for mening og nyt - der er hændt
Fordi vi vil gavne - den akutte patient

Digt af Thorkil E. Hallas

Reciteret af selskabets 1. formand Peter Hallas som afslutning på den
stiftende generalforsamling i Domus Medica den 28. september 2006.

I: Hvorfor akutmedicin Peter?

P: Der var en helt bestemt vagt, der ligesom triggede min - jeg kan ikke sige interesse - men det ansporede mig til, at noget måtte der gøres. Det var en vagt på Bispebjerg hospital, en aftenvagt, som det altid er, hvor jeg bliver ringet op som intensivt vagthavende fra modtagelsen. Der ligger en patient, som er overflyttet fra et andet sygehus, og om der er en fra intensiv, der lige vil kigge på hende? Så kommer vi over og der ligger en kvinde, der har krampet i en 6 - 8 timer. Hun ligger på en stue uden at der er nogen, der kigger efter hende. Det er i sig selv oprørende, men på det tidspunkt var der jo ikke nogen læger, der rigtigt havde ansvaret for akutmodtagelserne. Det var jo det onde gamle system, hvor lægerne kom ned og sagde, at den patient vil vi ikke have noget at gøre med. Det må være nogle andre og så kommer der en anden læge.

Men den her patient havde ligget i mange, mange timer og krampet. Og min kollega, som både var og stadig er mega cool, og jeg, fik sammen kvinden ud af kramper i løbet af 2-3 minutter. Så havde vi jo medicineret hende tilstrækkeligt til, at hun holder op med at krampe og bliver fuldstændig stabil. Der skulle jo ikke ret meget til, men der skulle være nogen, der gik ind og sagde: nu er vi dem, der har ansvaret. Det var lige der, jeg ligesom tænkte, hold nu kæft. Der er nogen, der bliver nødt til at gøre noget ved det her problem.

Vi havde nogle akutmodtagelser, hvor der herskede det vilde vesten tilstande. Det blev bekræftet under min videre vej som kursist, hvor man på intensiv tænker, at hvis der havde været en erfaren læge indover lidt før, så kunne den her intensiv indlæggelse være blevet undgået. Så havde patienten måske ikke endt ud i at skulle i respirator. Så der var et eller andet, der ligesom… der måtte ske noget. Så måske var det en indignation, tror jeg.

I: Hvordan omsatte du så din indignation?

P: Sådan nogenlunde samtidigt, så skrev Inger Søndergaard en kronik i Ugeskrift for Læger tror jeg. Hun kom jo fra USA og skrev en kronik, som hed noget i retning af: "Er Danmark klar til akutmedicin?". Jeg kendte ikke Inger, men jeg skrev til hende, om vi ikke simpelthen skulle lave et selskab for akutmedicin. Og så inviterede hun mig ud til Glostrup Hospital, hvor hun var ledende overlæge og vi snakkede. Vi snakkede mange gange om det, og endte så med at samle en meget lille gruppe af folk, som kunne være interesserede i at lave sådan et selskab.

Der var nogen, der hoppede fra undervejs, fordi de turde ikke være med. De var bange for, at det ville se dårligt ud på deres CV, hvis de var med. Så var der nogen, der var decideret bange for deres karriere, hvis deres navn blev knyttet op på det.

Men vi var nogle stykker, som holdt ved. Efter mange møder, så holdt vi stiftende generalforsamling i Domus Medica en aften. Der blev jeg valgt som formand og var det de første halvandet års tid eller sådan noget. Til den stiftende generalforsamling var der stor debat, om det skulle stå i vedtægterne eller ej, at selskabet arbejdede for et speciale i akutmedicin. Det var vi simpelthen nødt til at droppe at stemme om på generalforsamlingen, fordi den ene halvdel af lokalet ville, mens den anden ikke ville. Det ville skabe for stor splittelse i forhold til de interessenter, der var dukket op og i forhold til, hvad folk turde melde ud i de faglige kredse. Så det var vi nødt til at lukke ned, men nu var vi i gang.

Det næste problem var, at vi fandt ud af at formanden for Lægevidenskabelige Selskaber – som var dem, der kommunikerede med Sundhedsstyrelsen om, hvilke specialer, der kunne anerkendes - han var meget imod, at vi skulle have et akutmedicinsk speciale. Så vi bliver trynet på to punkter i forhold til at få indflydelse i Lægevidenskabelige Selskaber. Et. Vi var ikke medlemmer nok, da man skulle være 25 medlemmer. Og to. Eftersom at der ikke var nogen videnskabelig tradition for akutmedicin i Danmark, så kunne vi ikke blive medlem af de Lægevidenskabelige Selskaber.

Så gjorde vi det, at vi gjorde medlemskab gratis for at booste eller fange alle, der kunne være interesserede. Og så holdt vi nogle medlemsmøder ude i Kulturhuset på Islands Brygge, som var sponsoreret af et eller andet medicinalfirma. Det var måden, vi pludselig kunne komme op på de magiske

25 medlemmer, der skulle til for at kunne blive medlem af Lægevidenskabelige Selskaber.

Og så kastede Mikkel (Brabrand, red.) og jeg og Lars (Folkestad, red.) os ud i at lave nogle spørgeskemaundersøgelser og surveys og sådan noget, bare for at få kortlagt, hvordan det var i Danmark. Så kunne vi på den måde sige, jamen, nu er der noget akutmedicinsk forskning. Det var årsagen til, at vi kastede os over det. Det var, fordi det var indgangsbilletten til at komme ind og sidde ved bordet i Lægevidenskabelige Selskaber.

Der var - og er stadigvæk - mange åndssvage misforståelser omkring akutmedicin. Jeg husker, at der var et bestemt debatmøde i løbet af det første halvandet år ude på Islands Brygge i Kulturhuset, hvor vi for Gud ved, hvilken gang skulle debattere med de andre specialer, om det skulle være et speciale eller ej, og om der overhovedet var et problem og så videre. Den daværende formand for anæstesiologien var der også, og han kørte hårdt på med, om Dansk Selskab for akutmedicin ikke bare kunne blive sådan en interessegruppe under Dansk Anæstesiologisk Selskab? Det var et meget, meget stort pres på, men vi ville have et selvstændigt videnskabeligt selskab i akutmedicin. Jeg tror at en af grundene til, at de har været bekymrede for den faglige del var, om der nu var nogle andre, som også begynder at håndtere luftveje. Det synes jeg er virkelig fjollet, fordi et speciale bliver jo ikke defineret af, om man håndterer luftveje eller andre ting. Vi skal i stedet se på, om vi løser en opgave, som der ikke er andre, der løser. Det er nogenlunde den korte historie om, da selskabet blev dannet. Og så overlader jeg formandsposten til Mikkel efter halvandet års tid, fordi jeg skulle på udveksling i Australien, som en del af min hoveduddannelse.

I: Ja, lad os lige vende os mod dig og dit lægeliv. Du blev anæstesilæge?

P: Jeg har hele tiden sagt, at jeg for det første ikke skulle være læge. Og så startede jeg med at læse medicin. Jeg skulle i hvert fald ikke bedøve og så startede jeg så på uddannelsen i anæstesi. Og jeg skulle i hvert fald ikke have noget med børn og fødende kvinder at gøre. Men så startede jeg efter min hoved-uddannelsesstilling i 2004-05 som afdelingslæge på Juliane Marie Centret på Riget med børn og fødende kvinder.

Det er simpelthen tilfældigheder. At jeg under min hoveduddannelse blandt andet så nogle af de bedøveteknikker, som man brugte netop der på Rigshospitalet. Lige præcis på den bestemte klinik, som var så elegante og perfekte, som jeg ikke aldrig havde set det andre steder før, hvor jeg ligesom tænkte, okay … det her, det er noget, som jeg er nødt til at lære på en eller anden måde og vide noget mere om. Og så bliver jeg så grebet af det i nogle år. Så havde jeg et kort intermezzo, hvor jeg var forskningsansvarlig overlæge nede i Køge i knapt et år, og så tog jeg tilbage til Rigshospitalet.

I mellemtiden havde jeg så taget en HD i ledelse og organisation. Og så holdt jeg øje med, om der var nogle ledelsesstillinger. Og så søgte jeg den stilling, som jeg har nu, som cheflæge ude i akutafdelingen i Holbæk. Der er en del tilfældigheder i det, fordi man bliver grebet af det, man er i. Sådan er det jo heldigvis.

I: Prøv at fortælle mig lidt om jeres afdeling. Hedder den akutmedicinsk afdeling?

P: Den hedder Akutafdelingen simpelthen. Der er i Danmark 20 akutafdelinger og de er organiseret på 20 måder i dagtid og så på 40 måder om natten. Selve grundmodellen er jo, at vi modtager cirka 90% af de akutte patienter, der kommer til sygehuset. Og de bliver modtaget af akutafdelingens egne læger. Vi har så behandlingsansvaret, til vi giver det videre, når vi har stabiliseret patienten og lavet en behandlingsplan.

I: Så specialeafdelingens læger kommer ikke ned til jer?

P: Ikke som det er nu.

I: Hvad med uddannelseslæger?

P: Jeg har speciallægerne og så har jeg en virkelig stor gruppe uddannelsessøgende læger på 35. Altså KBU og introlæger i akutmedicin og så en masse andre specialer. Og så en akut-medicinsk speciallæge om aftenen til også at supervisere.

Det er en af farerne, at natarbejdet bliver overladt til akutmedicinerne og så kan de andre specialer bare passe ambulatorierne fra 8 til 14 eller 14.30. Og så er det akut-medicinen, der står med resten. Det er noget af det, som vi bokser med nu. Det er jo også overenskomsten, der forhindrer os og absolut ikke er designet til den moderne måde at drive sygehus på.

I: Kan du prøve at fortælle lidt mere om det, Peter?

P: De fleste steder, der arbejder lægerne i tovagtsskift med en dagvagt og så en aften- og nattevagt. Det vil sige, at de allerfleste møder ind klokken 16 og så har de fri næste morgen kl. 9. De er ret mange timer for de yngre og nogle af dem er ikke specielt erfarne, så det er hårdt. Det har vi haft nogle overvejelser om. Vi vil sådan set gerne have dem i treskiftet vagt i stedet for. Men deres overenskomst er skruet sådan sammen, at det er mere end almindeligt svært. Det er jo noget, der kommer til at skabe betingelserne for akutmedicinen i fremtiden også.

I: I taler jo om, at man har brug for 700 akutmedicinere og I er oppe på 100 nu, så der går nok mange år, inden I når de 700. Så det er vel med til at forme betingelserne for, hvordan akutmedicin skal udvikle sig, fordi det er vel en præmis?

P: Ja, vi har netop lavet en forsøgsperiode på 14 dage, selv om de yngre lægers forening har været lidt skeptiske, med 8 timer frem for 12. Og de kan rigtig godt lide, at aftenen og natten er kortere, men de er alligevel ikke så vilde med lange dagvagter. Det kan jeg sådan set godt forstå. Vi har haft et konsulentfirma til at evaluere det. De lavede nogle interviews, hvor folk selv sagde: jamen, kunne vi ikke bare få lov at køre treskiftet vagt? Men overenskomsten gør det svært at lade folkene selv bestemme, hvad der passer dem bedst.

I: Hvad bliver det næste skridt? Hvad tænker du, er det næste, I skal bokse med? Er det sådan noget med, hvordan vi får vagterne til at passe, så vi får flere akutmedicinere uddannet eller hvad. Hvor ser du den næste udfordring?

P: Der er både nogle muligheder og nogle trusler, kan man sige. Truslerne går helt klart på, at akutmedicin bliver brugt som sådan en schweizerkniv, der bliver interessant for at løse alle mulige problemer. Og det er med til at knække folks entusiasme med de her ordninger, hvor patienterne ligger lang tid i akutafdelingen, når de kommer ind. Altså, hvor akutafdelingen skal beholde patienterne de første 48 timer, hvis de skal indlægges.

Der er mange steder, hvor man har haft meget svært ved at kunne motivere de akutmedicinsk interesserede læger i det, fordi de skal holde patienterne ud over den her stabiliserings- og diagnosticeringsfase, som kræver nogle andre kompetencer. Det er klart en trussel mod specialet, hvis du spørger mig, Der sidder folk uden forstand på akutmedicin og tænker, at akutmedicinerne er jo sådan en slags mediciner, som har nogle akutte patienter, så må de jo kunne se på de her patienter. Og ja, det er virkelig en trussel.

Den næste er en mulighed. Det tror jeg bliver omkring det præhospitale. Der kører nogle forsøg rundt omkring allerede nu. Det er et tveægget sværd. Det er ligesom at komme ind på et territorium, der er taktisk farligt og man begynder at tage alt for mange opgaver, som almen praksis tidligere har haft ansvaret for. De læger, der interesserer sig for det, de kan ofte arbejde i almen praksis til nogle mere favorable vilkår både med løn og arbejdstider. Så det ender med, at almen praksis lægger de ting fra sig, som handler om teamsamarbejdet eller ligger på ubekvemme tidspunkter af døgnet. Det er så akutmedicin, der skal overtage og trækker os ud af vores akutmodtagelser. Jeg kan da godt forstå for det, for de enkelte patienter. Det er fint, at der kommer en læge ud, men vi mangler også læger. Så vi skal bruge dem der, hvor det er mest hensigtsmæssigt lige nu, ikke? Men de her udkørende enheder. Når der tilfældigvis er en, der er rigtig dårlig eller har hjertestop og de så er 3 kilometer fra. Så vil der en eller anden dag være en fra ambulancecentralen, der ved, at vi har en bil i nærheden og det vil være fornuftigt at akutmedicineren lige kører derhen med blå blink. Så har vi åbnet balladen, ikke?

I: Hvis du vender tilbage til dine noter, som du indledningsvis fortalte, at du havde skrevet. Har du noget, som du tænker, vi lige skal dvæle ved?

P: Ikke lige nu. Det kan være, at jeg kommer i tanke om det, men ikke lige nu.

I: Jeg har hørt fra flere, at Region Hovedstaden måske ikke har haft førertrøjen på omkring akutspecialet. Har du hørt et bud på, hvordan det kan være?

P: På et tidspunkt havde vi lidt af en udfordring i Region Sjælland med vores regionale strategiarbejde om blandt andet akutmedicin. Der blev købt nogle dyre konsulenter ind, som skulle gennemgå alle specialer og hele akutområdet. Vi skulle jo lade os inspirere af de bedste af de bedste, og det måtte jo så være inde i Region Hovedstaden, ikke? Okay, men det var altså meget svært at fortælle konsulenterne. De har jo faktisk en hovedstadsmodel, men den er ikke tidsvarende og korresponderer ikke rigtigt med de internationale standarder for, hvordan man gør. Vi har en hovedstad, som er førende inden for alverdens ting, men lige her har de ikke været mest fremme rent fagligt. De steder, hvor det ligesom er lykkedes, er det også, fordi der har været en koncern og en direktion på det tidspunkt, som har haft interessen og ville tage de kampe, som det krævede. For eksempel ude i Holbæk er det jo ikke gået stille af. Ledelsen var bare totalt stålfaste.

I: Som den første formand for selskabet, så må du jo have mange følelser og tanker om, hvad det næste skridt er, som selskabet skal gå? Hvad er dit gode råd til selskabet?

P: Jeg synes faktisk, at de er blevet meget mere markante de seneste år og meget mere politiske. Det er godt. Det, jeg godt kunne savne er, at selskabet blev mere fagligt. På den måde, at lige nu fremmer de det politiske, men at man også bliver mere fagfaglige og begynder at skrive sine egne instrukser for eksempel. Når vi lige nu ser patienten med formodet hjernerystelse. Så går vi ind og følger en national retningslinje fra de danske neurokirurger. Denne kæmpe store gruppe af patienter, som måske bare har slået hovedet, der følger vi en meget detaljeret og meget kryptisk vejledning, som i praksis er meget svær at følge. Så jeg kunne godt tænke mig, at akutmedicinsk selskab blev mere sådan, altså ikke kun fagpolitisk. Det har været godt, at de er kommet virkelig godt frem i skoen, men de skal også være mere fagfaglige. Vi mener, at der skal gives følgende medicin og sådan og sådan. At vi laver en faglig profilering i et nationalt arbejde, som for eksempel det amerikanske akutmedicinske selskab. De er kommet med nogle ret klare retningslinjer om, hvornår man kan stole på en CT-scanning og hvornår man ikke kan. Det bygger på nogle nyere data end den helt bogstavelig talt 20 år gamle danske vejledning for det. Altså, hvad skal man egentligt?

De dokumenter bliver ejet af neurologerne, men akutmedicin kunne selv komme og sige, ja, men der er nyere evidens. Den bedste faglige standard er nu sådan og sådan. Så kunne vi skabe et mere evidensbaseret grundlag, som også kan fungere i virkeligheden. Det ligger der allerede, men der skal et vist mod til at sige. Jamen, vi synes som selskab, at udredningen for det her skal være sådan og sådan. Så kan vi omsætte evidensen til praksis i virkeligheden. Det er jo de kliniske retningslinjer fra andre selskaber, som man kan forholde sig til i forbindelse med styrelsessager. Det har jo været sådan hele vejen, at der været nogle overvejelser om, hvor snitfladen skal lægges.

I forhold til det præhospitale for eksempel. Hvem skal lægge CVK eller hvem, der skal håndtere luftvejene? Jeg synes ikke, vi er der, for at tage en opgave, som nogle andre lige nu løser ganske udmærket. Vi skal løse det uløste problem. Patienter, som ingen ved, hvad fejler. Dem med brystsmerter, som i gamle dage kom direkte til en kardiologisk afdeling. Det var i hvert fald min tanke dengang vi startede, at man skulle hele tiden italesætte os som dem, der skal løse uløste problemer og ikke noget, som nogle andre laver nogle ganske udmærkede. Det finder jeg ikke realistisk. Hvis vi var gået direkte i krig og sagt, jamen akutmedicinerne skal fra starten det hele og have det i deres målbeskrivelse og så videre. Så var vi ikke kommet videre endnu. Så havde nogen stadigvæk stået og sagt nej, det skal ikke ske. Internt har vi så to skoler, som er dem, der mest er til intern medicin og dem, der mest er til resuscitation. Der er nogle skillelinjer, som Inger Søndergaard også er god til at trække op. Det er ligesom to faglige retninger.

I: Det vil sige, at vi begynder faktisk at se en subspecialisering inden for akutmedicin lige om lidt?

P: Ja, det vil ikke overraske mig, hvis der sker en subspecialisering. Og så at der er nogen, der interesserer sig for børn og så videre, som i USA. Formentlig vil der komme nogle fraktioner, der siger nej. Vi skal den her vej. Det er den ældre patient med polyfarmaci, som vi skal udrede og gennemgå. Og så nogle andre, der siger, at det må nogle andre tage sig af. Vi skal tage dem, der kommer ind i blå blink og sepsis, og så skal vi kigge på dem og sørge for, at de overlever. Det er nok en del af det, der er sådan en temperaments ting. Det tror jeg bliver den vej, som akutmedicinen også kommer til at tage.

Akutmedicinens endokrinolog

Interview med Lars Folkestad, speciallæge i endokrinologi, overlæge i
Endokrinologisk afdeling M, OUH

L: Lars Folkestad
I: Interviewer Lars Oberländer

I: Prøv at fortælle mig, hvem du er fagligt set?

L: Jeg hedder Lars Folkestad og er overlæge på Endokrinologisk afdeling på Odense Universitetshospital, hvor jeg nu har arbejdet i lidt over 5 år. Jeg startede på afdelingen tilbage, mens jeg var studerende. Det var vel i 2004 eller 5 tror jeg. Det var en af professorerne som spurgte, om jeg ville være med i et forskningsprojekt der, og jeg har været tilknyttet afdelingen lige siden. Det lå i kortene, at jeg skulle være inden for endokrinologien. Det er lidt af tilfældighed, at jeg er blevet draget af det. Måske var det dem, der stod og smilede mest og havde mest åbne arme, så jeg valgte selvfølgelig at gå den vej. Nu syntes jeg selvfølgelig, at det er det mest spændende speciale og kunne ikke forestille mig at lave noget andet. Jeg sidder i forskellige klinikker og ser forskellige patienter, inden for flere subspecialer og det kan jeg godt lide. Samtidig har jeg en tilknytning til FAM, hvor jeg arbejder 1/5 af min tid – og det er jeg rigtig glad for.

Dengang, da de lavede FAM i Odense blev det jo et krav, at alle de intern medicinske afdelinger skulle stille med speciallæger. Det var baseret på, hvor store afdelingerne var og hvor mange speciallæger, der var ansat. Lige nu har vi to rul i et 17 skiftet vagtlag, som det hedder. Vi har valgt at lade to speciallæger passe disse vagter. Da jeg blev færdig som speciallæge for nogle år siden, der var det vigtigt for mig i hvert fald at bibeholde et link til det akutte. Jeg tror på, at det holdt mig lidt på dupperne fagligt, og så gør det mig og afdelingen mere synlige i huset. Man forsvinder lidt, hvis ikke man kommer der, hvor patienterne er.

Jeg er jo født og opvokset – var jeg lige ved at sige - på Esbjerg Sygehus, sådan lægefagligt. Her mødte jeg Mikkel Brabrand, og han var hurtig til at hive mig med i alt muligt omkring den akutte patient og ideen om, at det krævede en særlig faglig profil at behandle akutte patienter. Det var der, at jeg kom med i Dansk Akutmedicinsk Selskab og blev introduceret til hele ideen med en FAM. Når vi snakkede om akutmedicin dengang, så var det jo meget ud over grænserne og vi kiggede på, hvordan løste man løste akutmodtagelsen andre steder, og diskussionerne gik på, om der var behov for et dansk twist.

Jeg kan huske, at selskabets klare holdning var, at akutmedicin var et selvstændigt speciale med en egen faglig profil. Og det var jo langt hen ad vejen det, vi diskuterede. Hvordan kunne man præge debatten til, at det var det, man skulle gå efter? Men det var ikke det alle gik efter. I Region Syd var holdningen mere, at de fælles akutmodtagelser skulle bemandes af de speciallæger, der var i huset og samle ekspertisen et sted med få dedikerede læger ansat i FAM. Vi mente nok, at akutmodtagelsen var bedst tjent med at være bemandet af akutmedicinere.

På Herlev gik de i gang med at lave en FAM, med Inger Søndergaard i spidsen. Hun var uddannet i USA og var kommet hjem som ægte akutmediciner. Jeg husker vi havde et bestyrelsesmøde i Dansk Akutmedicinsk Selskab i København nogle gange, og var ude på Herlev. Det miljø med en afdeling, hvor tingene gik stærkt og der var mange patienter, hvor diagnostik og behandling gik hånd i hånd, var jeg vildt fascineret af. Vi havde mange forestillinger om, hvad akutmedicin egentlig var for en størrelse og hvilken placering i sygehuset akutarbejdet havde. På Herlev kunne man se det. Men, der var mange modstandere mod idéen om akutmedicin og FAM. En af holdningerne vi mødte var, om man nu kunne stole på, at en akutmediciner, der kunne lidt af det hele, kunne nok om det vigtige for den enkelte patient. Andre argumenter var også: ”vi har jo vagtlægerne i Danmark, som gør et forrygende stykke arbejde” eller ”en akutmodtagelse med endnu en vagtlæge er spild af tid”. Det var argumenterne, som vi hørte i starten.

Vi var en lille flok i Dansk Selskab for Akutmedicin. Det var nogle sjove folk at diskutere de her ting med, fordi vi var enige om, hvordan man kunne løse udfordringerne. Vi var enige om, at når patienterne kom på hospitalet skulle man i en akutmodtagelse hurtigt finde ud af, hvilken vej, vi skulle gå og starte den rigtige behandling uden at skulle slække på kvaliteten og uden at være superspecialist.

Der kom også mange myter om akutmedicinerne og hvad vi havde forestillet os. Skulle vi til at intubere på skadestuen? Kunne en akutmediciner vurdere det? De samme typer diskussioner var der mellem akutmedicin og kardiologer. Hvem skulle nu modtage patienter med hjerteproblemer? Hvem skulle stå for præhospital behandlingen? Bekymringerne handlede meget om faglig kvalitet og faglighed. Men der var jo ikke nogen, der helt 100% vidste, hvad akutmedicin var, hellere ikke jeg. Det handlede for selskabet meget om at definere, hvad akutmedicin skulle være i en dansk setting.

I: Nu har du et par gange talt meget implicit om selskabet. Du er blevet omtalt som værende en af stifterne af Dansk Selskab for Akutmedicin. Er det ikke korrekt?

Det tror jeg ikke, at jeg var. Men jeg var med i de første bestyrelser. Jeg tror selskabet var startet af Mikkel Brabrand og Peter Hallas, Peter Pfiffer og Inger Søndergaard. Jeg mødte Mikkel i Esbjerg. Han var klinisk vejleder for nogle af mine venner. Han er jo et kernekraftværk af godt humør og sjov at arbejde sammen med. Da jeg så startede i Esbjerg, var han en, jeg svingede rigtig godt med og har gjort det lige siden. Jeg tror, at vores hoveder er lige tilpas skæve begge to, så vi går meget godt i spænd. Og vi havde det rigtig sjovt, med at lave alt muligt mærkeligt.

En af de ting, som vi brugte meget tid på, var at snakke om de forskellige lægeroller. Sådan noget med, hvem gør hvad og hvorfor og hvornår? Så var det naturligt for os at spørge, hvad ville der ske, hvis vi så gjorde A eller B? Vi var enige om, at det at tvinge folk til at have en vagt, de dybest set ikke bryder sig om at have, ikke er godt for lægen. Det er næppe godt for en afdeling. Og så er det nok heller ikke fantastisk godt for arbejdsmiljøet i vagten. Spørgsmålet var, om det kunne ændres? Mikkel var fantastisk god til at finde sådan nogle unge som mig. Det lyder, som om han er meget ældre end mig, og det er han jo også. Sikkert mere end 5 år.

Han inviterede mig ret hurtigt med til en temaaften i selskabet. Og der mødte jeg nogle folk, som tænkte meget som mig. Det var ret sjovt at være med til, fordi der var en sådan lidt soldaterkammeratagtig stemning over det. Vi havde en del diskussioner, som vi syntes var rigtig gode. Selskabet havde en idé, som de gerne ville forbedre og udbrede til andre.

Jeg tror ikke, at jeg nogensinde havde gjort mig dybere tanker om, hvor vi var på vej hen i starten. Jeg syntes, dybest set, bare det var spændende at diskutere videnskaben bag nogle af de ting, vi stod med i vagten. Min tanke var nok mere centreret om måden at tilgå patienterne på. Det handlede om at tage imod patienter på en måde, så vi kunne sortere, hvem der var syge, fra dem ikke var så syge og finde dem, hvor man skulle være særlig opmærksom. For så at dykke ned i litteraturen og finde evidensen for, hvordan man gjorde det bedst. Det var for mig det mest spændende.

Den fagpolitiske diskussion om specialet var først noget, som jeg blev opmærksom på senere. Jeg syntes bare det var sjovt, at der var nogen, der faktisk satte sig ned og tænkte: Hvad kan vi gøre, for at løfte den akutte diagnostik og behandling, og sikre en høj faglighed døgnet rundt? Diskussionen om akutmedicin skulle være et speciale og drøftelserne med de andre selskaber, var ikke nødvendigvis noget for mig. Strategisk tænkning, læserbreve og debatmøder sagde mig egentligt meget lidt. Min holdning var meget klar. Selvfølgelig skulle vi have et speciale. Hvordan vi kommer dertil – det var der andre, der havde langt bedre styr på og interesse for end mig.

Jeg syntes, at det var rigtig fedt, at fagområdet kom først. Der var nogen, der var rigtig gode til det akutte - og syntes det var rigtig fedt – som nu fik mulighed for at videreuddanne sig og opfylde kravene til fagområdet i akutmedicin. Det var et blåstempel af det, vi arbejdede for. Men for mig handlede om at dyrke fagligheden. Vi lavede derfor Den Danske Akutmedicinske Konference. Første gang var det et endagsmøde, som kom til at hedde Dansk Akutmedicinsk forskningssymposium. Til den første konference fik vi folk fra udlandet fløjet ind og det syntes jeg var gigantisk stort.

I: Hvor er vi henne årstalsmæssigt?

L: Jeg tror det var i 2008 eller 2009. DR lavede et indslag fra Kommunehospitalet i København, hvor vi holdt mødet. Det fede var det faglige i det. Man kunne ligesom vise, at akutmedicin bygger på videnskab. Der er evidensen for struktureringen af akutmodtagelserne. Der er data, som ligger bag de beslutningerne. Det var meget det, som det handlede om for mig i starten. Det var også det, som det handlede om for dem, som kom til de første møder: Hvordan behandler vi den her tilstand bedst? Hvordan vi finder de hyperakutte sygdomme? Hvordan differentierer vi dem, der kan gå hjem fra dem, der skal blive? Kan vi fange dem, der ikke ser syge ud nu, men som bliver det lige om lidt?

Selskabet bevægede sig efterhånden i en retning, hvor det kom til at handle om, hvordan får vi dem, der bestemmer til at acceptere, at vi bliver nødt til at have nogle læger og sygeplejersker, som er dedikeret til det akutte. Det kom i en periode til at handle meget om, hvem man skulle kende. Hvad var det for nogle folk, man skulle have på holdet? Hvordan kunne man få dem i snak? Vi larmede meget i den periode og endte med at blive kaldt til møde hos sundhedsminister Jakob Aksel Nielsen fra Venstre. Vi snakkede med sundhedsministeren i tre kvarter eller sådan noget om, hvad vi synes kunne være en god løsning. Det er jo sjovt at tænke tilbage på, at vi altså alligevel fik lavet så meget virak, at sundhedsministeren lige pludselig begyndte at interessere sig for os. Heldigvis var der kommet nogle folk til, som er væsentligt klogere end mig. Dan Brun Petersen skal fremhæves hundrede gange. Han blev den nye formand for selskabet. Bestyrelsen var altså eminent gode til at spille politikerspillet.

Jeg synes det var sjovere at lave forskningsprojekter. Vi stillede spørgsmål som: hvordan er vagtbemandingen på medicinske afdelinger i Danmark? Hvordan triagerer man patienter? Hvilken uddannelse har man, før man er med til hjertestopbehandling? Er der teamdannelse ved modtagelse af akutte medicinske patienter? Mikkel og jeg kunne ikke mødes uden at finde på et eller andet, vi ville kigge på. Hvordan går det med tidsopfattelsen i akutte situationer? Hvad er den bedste måde at holde tiden ved hjertestopbehandling? Vi var vilde med at prøve at finde nogle lidt skæve vinkler på nogle af de spørgsmål, som vi stod med. Selskabet for akutmedicin som fagpolitisk organisation havde på en eller anden måde vokset sig for stor til min rolle. Der var behov for handling og visioner. Det var jeg rigtig glad for, at det var der nogen andre, som kunne.

I: Så må jeg hellere stille det store spørgsmål. Du præsenterede dig jo i starten som endokrinolog og ikke som akutmediciner, selv om bestyrelsen i selskabet peger på dig, som en af de første?

L: Det er du ikke den første, der spørger mig om. Min interesse i akutmedicin har altid været forskningsorienteret. Det har været Sherlock Holmes medicin, der fascinerer mig i det kliniske arbejde. Det, med at sætte sig ned og tænke sig om og læse op på og finde ud af. Hvad er det her? Hvorfor gør det sådan? Og se mønstrene i det, at kunne komme frem til en diagnose, var ret vigtigt for mig. Som akutmediciner kan du godt give opgaven videre, når du har startet udredningen og sat den første behandling i gang. Jeg har måske behov for at følge patienterne lidt længere og nyder det ambulante i mit arbejde – hvor vi kan have patienter i årelange forløb.

Jeg har gået ind ad de døre, der har været åbne. Hvis der er nogen, som er kommet nogle gode ideer eller spurgt mig om noget, så er jeg hurtigt blevet fanget af det. Det var jo også sådan, at jeg kom ind i akutmedicin i starten. Det var det, der var spændende. Der var nogen, der var gode til at få sat et hold og der var stor fællesskabsfølelse. Vi syntes jo, at vi havde noget at komme med. Men så har der hele tiden været nye døre, der åbner sig. Og da jeg kunne se muligheden for at kombinere det akutte arbejde med nogle af de andre opgaver, jeg godt kan lide, kunne jeg jo både blæse og have mel i munden.

I: Jeg vil gerne prøve noget af på dig og så må du sige, hvis det bliver for langhåret. Er det okay?

L: Ja, selvfølgelig…?

I. Nu har jeg jo efterhånden set dig en del gange være flowmaster i akutmodtagelsen i Odense. Min observation er, at du, udover at virke højt kompetent og styre med et suverænt overblik, også føler dig rigtig godt tilpas i den rolle. Du vil gerne høre på, hvad den unge læge siger, men så trækker du også af og fordeler og siger, så gør vi sådan og sådan. Hvis jeg har observeret det korrekt, hvad er det for en god følelse, det vækker i dig, når du sidder der?

L: Det er ret godt set, fordi jeg elsker det. Jeg elsker at være i FAM. Det er helt anderledes end at sidde i et ambulatorium. I FAM behandler du den patient, der sidder foran dig, men du behandler også de fire, der venter, for der skal også være plads til dem, der kommer lige om lidt. Den finfølelse for, hvad for et flow, der skal til. Hvad er det for nogen? Hvad er det vigtige? Hvordan skal vi differentiere mellem noget, som vi skal tage os af nu, og noget, vi skal huske at følge op, og noget, vi kan vente med? Det synes jeg er ekstremt spændende. Det er en mental øvelse at styre sådan en butik, hvor der er rigtig mange jern i ilden. Jeg tror du har ret i, at det er noget, jeg nyder. Netop, fordi jeg synes det er sjovt, så er det jo også nemt for mig at gøre. Der er meget ledelse i det. Hvordan kan vi få det bedste ud af det? Hvordan sikrer vi flow, høj fagliglighed og trygge rammer for både patienter og kolleger – også når der er travlt. Jeg lader op på en eller anden måde. Batterierne bliver fyldt op, selv om jeg selvfølgelig er dødtræt, efter at have været på vagt en hel nat.

Ole Nørgaard, som har været specialeansvarlig overlæge her i FAM Odense. Han sagde, at man skal altid tænke på den diagnose, som man tror, det er. Og så skal man have tre andre differentialdiagnoser, som det også kan være. Det er jo den øvelse, som jeg er vokset op med. Hvad er sandsynlige, hvad er mulige andre årsager og hvad er det farlige, vi skal udelukke. Der er en faglig glæde ved, at man kan sige, okay, det havde jeg styr på. Også når det er lidt i periferien af, hvad jeg normalt arbejder med.

Når jeg sidder der sammen med de yngre læger, som jo kommer på et meget tidligt tidspunkt i deres karriere, for at stå i frontlinjen. Så siger jeg nogle gange til dem, at de skal huske lige at trække vejret. Vi har styr på det. Og så laver vi Ole Nørgaards øvelse. Nogle gange møder man patienter, som er alvorligt og akut syge. Det gør, at man er nødt til at tage nogle beslutninger. Man er simpelthen nødt til at hvile i sin egen faglighed og acceptere, at der nogle gange er lidt kaos på sådan en akutafdeling, hvor der hele tiden er input at forholde sig til. Man er afhængig af sine kollegaer fra alle faggrupper. Man skal have gang i flere ting samtidigt. Og så skal man rumme det kaos, der kan være og holde overblikket.

I: Når jeg observerer dig, så er der jo ikke sådan et stringent partitur hele tiden. Det virker til, at der også er lidt jazz i det en gang imellem. Sådan, som jeg ser det. Er det rigtigt og er det er bevidst?

L: En gang i mellem skal vi have jazzen. Vi skal improvisere og løse de udfordringer vi står over for. Men ikke hele tiden, for hvis alle spiller i utakt hele tiden, så bliver det svært. Det er der ikke plads til, så du er nødt til at stole på, hvis du spiller solo, så er der andre, der tager over og spiller melodien. Det er jo også noget med erfaring, som gør, at jeg ved, hvornår jeg skal fordele og lede eller klare opgaverne selv. Rollerne er fordelt på forhånd og nogle gange spiller det hele af sig selv. Det er jo lidt det, som er kunsten i det. Nogle gange kan der bare være nogle benspænd undervejs, men vi håndterer det, som et hold. Jeg tror det er den fælles følelse, vi er sammen om at løse opgaven, jeg kan lide. Vi er mange læger sammen, mange sygeplejersker, sekretærer og alle kender melodien. Vi vil bare have det til at lyde bedst muligt.

I: Så, hvad kan den gode dirigent?

L: Jamen, han er jo klar over, hvilke svagheder og styrker der er, når orkesteret skal spille. Nu skal vi have lidt mere lyd på blæserne i en periode. Nu skal vi skrue lidt. Det er jo at mærke efter. Det er jo også at mærke efter, hvad der sker der, hvor man ikke kan se. Det er jo lige så meget at have en fornemmelse af, hvordan er stemningen overalt i afdelingen. Hvordan ser det ud med den, der kommer ind i nu? Hvornår kom dem, der sidder i venteværelset? Har folk fået spist? Det er sådan det ekstra overblik over, om det egentlig går og er okay. Og så tror jeg det hjælper rigtig meget, hvis vi synes det er skægt at løse opgaverne sammen.

I: Nu har jeg jo set dig i aktion en del gange. Det virker, som sagt, til, at du synes det er sjovt?

L: Det er sjovt. Det med at få tingene til at spille, er så en del af det.

I: Nu er du jo kun tæt på at være akutmediciner, men hvad er det vigtige for en akutmediciner?

Som akutmediciner skal man have et organisatorisk blik, for der er færre pladser i huset og i modtagelsen, end der er behov for lige nu. Så man er nødt til hele tiden at tænke i det flow. Samtidig skal man også synes at akutte patienter er fagligt interessante, så man hele tiden er på, men også lige kan synke spyttet en gang i mellem og vide, at her kræver det lidt ekstra og så måske bruge nogle af de spillere, der er på arbejde i huset eller i akutmodtagelsen.

Nu får vi jo en generation af læger, som rent faktisk har valgt akutmedicin. Der har været masser af læger, der har været hammergode til at behandle de akutte patienter, uagtet speciale og grundsygdom, men som jo nok dybest set hellere ville være hjemme i eget speciale. Nu får du nogen, som virkelig brænder for det og har lyst. Jeg tror, at det skal være lysten, der driver værket. Man skal synes det sjove er at modtage nogle patienter på et tidligt stadie af deres sygdom. Og så aflevere dem videre eller afslutte dem. Det skal man synes er sjovt og fagligt spændende.

Der ligger et gigantisk arbejde fra nogle rigtig dygtige folk, der har gjort, at vi står her, hvor vi står nu. Det er et ungt speciale, som bevæger sig rigtig meget, og man er nødt til at finde nogle lokale løsninger på nogle danske forhold. Det bliver sjovt at se, hvordan tingene lige spænder af.

Dansk akutmedicin set fra Sverige

Jakob Lundager Forberg, speciallæge i akutmedicin, Akutmodtagelsen, Helsingborgs hospital, Lunds Universitet.

Allerede under de første år på medicinstudiet interesserede min læsemakker, Per Bredmose, og jeg os for den akutte patient. Per fik øje på anæstesien og jeg søgte mod skadestuen. Her fik jeg i forbindelse med min masteropgave kontakt til Rigshospitalets TraumeCenter. Per og jeg startede den akutrelaterede studenterforening, Studerenes Anæstesiologiske og Traumatologiske Selskab (SATS), som hurtigt fik stor tilslutning. I 90'erne kendte vi på medicinstudiet ikke til den brede akutmedicin som begreb, og anæstesi og traume var synonym med den akutte patient. Mange studerende havde på det tidspunkt – og har stadig - stor interesse for det akutte. SATS voksede til af blive en af de største studenterforeninger på medicinstudiet.

Netværket på bl.a. Rigshospitalets TraumeCenter banede vejen for et ophold på Helicopter Emergency Medical Service (HEMS) på Royal London Hospital i 1999. HEMS var superspændende, men det var ikke den knaldrøde helikopter på taget af Royal London Hospital, som fascinerede mig mest. Det, som endte med at gøre størst indtryk på mig, foregik på nederste etage i mylderet på akutmodtagelsen. Her arbejdede akutmedicinerne – en slags læger, som jeg hverken havde hørt om eller set magen til i Danmark.

Min vejleder på Royal London Hospital var akutmedicineren Timothy Coats, som var overlæge på helikopteren og i akutmodtagelsen, Han sørgede han for, at mit helikopterophold blev kombineret med et ophold i akutmodtagelsen. Det blev i den grad et ophold, som definerede mit fremtidige lægevirke. Tak, Tim!

På Royal London Hospitals akutmodtagelse mødte jeg mine første akutmedicinske forbilleder, og jeg oplevede en kvalitet i den akutte behandling, som var til gavn for ALLE patienter. Der var en stærk faglighed på akutmodtagelsen med fysisk tilstedeværelse af akutmedicinske speciallæger, som tog ansvar for alle patienter. Denne tilgang og den kvalitet havde jeg ikke set under medicinstudiet i Danmark. Under mine kliniske ophold i Københavnsområdet havde jeg lært, at en vigtig kompetence inden for ethvert speciale var, at man hurtigt skulle identificere de patienter, som ikke tilhørte specialet. En god forvagt kunne hurtigt og resolut skubbe den slags patienter videre til et andet speciale. Mine kliniske ophold havde også lært mig, at normen var, at efter speciallæger havde aftjent deres "værnepligt" i modtagelsen/skadestuen, skulle de kun undtagelsesvist, igen sætte deres ben på skadestuen og modtagelsen.

I London, derimod, så jeg, at når patienten kom ind på akutmodtagelsen, tog akutmedicinerne ansvaret for patienten, og selv overlægen var tilgængelig fysisk og underviste de yngre læger med den største entusiasme. Overlægens undervisning var systematisk ud fra, hvilke symptomer patienten præsenterede, og ikke bare med udgangspunkt i diagnoser, som jeg var vant til hjemmefra. Symptomtilgang var jo præcist det, som man behøvede for at kunne håndtere patienterne i akutmodtagelsen. Det her gav så meget mening for patienten, og for mig.

På nederste etage på Royal London Hospital bestemte jeg mig for, at sådan en akutmedicinsk læge skulle jeg være. Spørgsmålet var bare, hvordan?

Jeg ledte efter muligheder for at blive speciallæge i akutmedicin. Var det kun muligt at blive akutmediciner ved at flytte til et af de angelsaksiske lande, hvor akutmedicin længe havde været et speciale? Jeg læste om akutmodtagelsen på Södersjukhuset i Stockholm, som satsede på akutmedicin. Og jeg fulgte diskussionen i Sverige i årene omkring årtusindeskiftet, hvor der blev argumenteret for et speciale i akutmedicin for at udbedre udfordringerne i akutmodtagelserne i forbindelse med den øgede specialisering og den stedmoderlige behandling af de udifferentierede patienter.

Timingen var perfekt, da Lunds Universitetshospital med Bo Erwander i spidsen, i 2002 rekrutterede de første hoveduddannelseslæger i akutmedicin. Dette endda på trods af, at specialet endnu ikke var godkendt i Sverige. Det skulle jeg da prøve! Tænk, at kunne lære at udøve akutmedicin i en skandinavisk kontekst.

Min kæreste Heidi støttede ideen og vi flyttede til akademiske og charmerende Lund (i hvis domkirke vi et par år senere blev gift). Det blev nogle absolut fantastiske år i Lund, hvor jeg trods min junioritet - men med stærk pionerånd og sammen med stærke fagligheder som blandt andre Eric Dryver og Ulf Ekelund - var med til at udvikle akutmedicinen. Jeg underviste sammen med Eric på hans første nationale hoveduddannelseskursus i akutmedicin i 2006, og jeg har undervist på kurset lige siden. Kurset og Eric Dryvers akutmedicinske systematik og pædagogik har haft stor indflydelse på den akutmedicinsk faglighed, ikke bare i Skandinavien, men også på europæisk plan. Kurset holdes nu under navnet Emergency Medicine Core Competencies (EMCC) i både Danmark, Sverige og flere andre europæiske lande.

Et nyt speciale kan ikke opnå anerkendelse uden seriøs forskningsaktivitet, og da slet ikke på et universitetshospital. Det indså jeg hurtigt og indskrev mig derfor som den første akutmedicinske Ph.d.- studerende i Lund med den bedste vejleder - og senere en af de første akutmedicinske professorer i Sverige - Ulf Ekelund. Denne forskningsbaggrund har hjulpet mig, og hjælper mig stadigvæk, med at få kontakter, anerkendelse og en troværdig stemme i arbejdet for akutmedicin.

Under min tid på Lunds Universitetshospital drømte jeg om, at et speciale i akutmedicin også skulle komme danske patienter til gode. Derfor var jeg med til at starte et lille, men voksende akutmedicinske netværk i Danmark. Netværkets første mål var at starte et dansk selskab for akutmedicin. Det var en milepæl og en helt fantastisk dag, da Dansk Selskab for akutmedicin (DASEM) blev stiftet i 2007. Min rolle som bestyrelsesmedlem i DASEM blev den platform, hvor jeg kunne bruge mine svenske erfaringer og netværk til at arbejde for at skabe en stærkere dansk faglighed i akutmedicin.

Mit største bidrag til udviklingen i de efterfølgende år var min involvering i arbejdet med at udarbejdelse af målbeskrivelsen for fagområdet akutmedicin. Et fagområde – i modsætning til et speciale - var ikke den optimale skabning, men en nødvendig vej for at vise, at en kritisk masse af læger var seriøse og havde interessen for – samt viljen til - at arbejde med akutmedicin.

I 2007 kom Sundhedsstyrelsens rapport og planlægningsgrundlaget for et styrket akutberedskab. Der var intet konkret om et akutmedicinsk speciale. Der stod blot, at alle akutte patienter skulle igennem akutmodtagelen og et bredt udvalg af forskellige speciallæger skulle være repræsenteret på matriklen. Det eneste, der støttede en egentlig akutmedicinsk faglighed i Sundhedsstyrelsens rapport, var formuleringen: *"Der er en tiltagende specialisering inden for de enkelte specialer, og det er derfor vigtigt at sikre, at de fælles akutmodtagelser har speciallæger med brede kompetencer"*.

Formuleringen var måske det formelle frø til et dansk speciale i akutmedicin. DASEM greb muligheden for at vande og få dette frø til at vokse. Flere regioner og LVS (Lægevidenskabelig Selskaber) indså, at der var behov for en vis kerne af speciallæger i akutmodtagelserne med disse brede kompetencer, hvis de store akutmodtagelser skulle fungere og indeholde en faglighed og sammenholdskraft, som kunne understøtte udviklingen af de såkaldte fælles akutmodtagelser. I dette lys startede LVS en proces for oprettelse af fagområdet akutmedicin.

LVS havde beskrevet enkelte fagområder tidligere – men aldrig med så mange interessenter og så store uenigheder og bevågenhed. Jeg kom i fagområdets arbejdsgruppe, hvor Hans Kirkegaard sad som formand. Jeg brugte alle mine talenter og min erfaring for at argumentere for, hvad en læge med fagområdet skulle kunne. I begyndelsen var Hans noget skeptisk over for mine ambitioner for fagområdet, men med tiden virkede han mere overbevist om en akut lægefaglighed på tværs af de etablerede specialer.

Anæstesi havde paraderne oppe på forhånd omkring intubation. Jeg proklamerede tidligt – og det mener jeg stadigvæk - at intubationskompetencer i akutmodtagelsen ikke er en mangelvare i Skandinavien, og derfor ikke var relevant at have med i målbeskrivelsen. Så gik alting lidt lettere. Hans sank skuldrene og samarbejdet med Anæstesiologisk Selskab var igen muligt.

Alle kliniske specialer med "akutte snitflader" sad med i arbejdsgruppen – og det er en del specialer. Specialeselskaberne kunne overordnet se fordelen i, at en akutmedicinsk profil kunne tage sig af de uafklarede patienter i akutmodtagelsen, så specialerne kunne koncentrere sig om speciale-specifikke patienter. Efter nærmere eftertanke – og med tanke på, at organiseringen kunne medføre en omfordeling af ressourcer til speciallæger i akutmodtagelsen – dalede specialeselskabernes opbakning betydeligt. Men med et kompromis her og der lykkedes det, at alle specialeselskaberne støttede målbeskrivelsen for fagområdet akutmedicin.

De fleste regioner tog godt imod fagområdet og anvendte målbeskrivelsen til at skabe en formaliseret uddannelse i fagområdet akutmedicin. En faglighed, som LVS støttede og argumenterede for i de kommende år. Modellen var, at fagområdet skulle tillægges et relevant speciale. Fagområdet gav mening for færdige speciallæger til at erhverve brede akutte kompetencer og at få en formel anerkendelse. Men vejen til fagområdet var urimelig lang for en nyuddannet læge, som først skulle kvalificere sig og færdiggøre et speciale, for herefter at efteruddanne sig to år i fagområdet akutmedicin.

Efter min mening var fagområdet et vigtigt første skridt i at forme fagligheden og skitsere, hvad en akutmediciner er, og hermed få en første officiel opbakning og frigøre ressourcer til uddannelse. Region Midtjylland og Region Nordjylland med Ole Mølgård i spidsen var først ude med at lave en formel fagområdeuddannelse og kursusrække i samarbejde med akutsygeplejerskerne. Region Sjælland koblede sig hurtigt på initiativet, hvorimod Region Hovedstaden og Region Syddanmark var lidt mere tøvende. I 2013 blev alle regionerne dog enige om at formalisere uddannelsen i fagområdet. Og jeg sad senere med i implementeringsgruppen i Danske Regioner for at fremme uddannelsen i hele landet.

Efter fagområdets oprettelse var jeg med i LVS-styregruppen for akutmedicin, hvor jeg var involveret i bedømmelsesudvalget frem til 2017. Da blev fagområdet – heldigvis – overflødiggjort efter Sundhedsstyrelsens beslutning om at oprette et speciale i akutmedicin.

Kampen for et speciale i akutmedicin blev også taget med påvirkning fra europæisk side: UEMS (den europæiske forening af speciallæger) oprettede i 2012 "Specialist Section of Emergency Medicine", eftersom der var en tilstrækkelig andel af lande med en formel speciallægeuddannelse i akutmedicin i EU (EU Directive 2006/100/EC). Jeg var Lægeforeningens og DASEMs repræsentant, hvor jeg deltog i den stiftende generalforsamling i Bruxelles maj 2012. Dette gav et yderligere officielt tryk mod Danmark - og ikke mindst mod den danske lægeforening - om at følge den europæiske udvikling.

Udviklingen på europæisk plan gik hurtigt. Norge nåede at overhale Danmark indenom, da de oprettede specialet et par måneder før Danmark, mens Finland var endnu hurtigere ude med en godkendelse af specialet i 2013. Sverige havde haft akutmedicin som et tillægs-/supra-speciale siden 2006 og akutmedicin blev et selvstændigt speciale i 2015.

Et af de tidlige fokusområder i UEMS-arbejdet var, at man sammen med European Society for Emergency Medicine (EUSEM), ville udvikle European Board Exam in Emergency Medicine (EBEEM) som en eksamen, der yderligere kunne styrke den akutmedicinske identitet og troværdighed. Inger Søndergård var den første danske EBEEM-eksaminator og jeg fulgte i Ingers fodspor. Vi var stolte, da Gerhard Tiwald som den første danske læge bestod EBEEM i 2016.

Efter at jeg havde færdiggjort min speciallægeuddannelse i Lund, og efterfølgende at have arbejdet som akutmediciner i Australien, var det tid til at vende hjem til fædrelandet som akutmediciner. Året var 2009. Der var flere gode tiltag i Danmark, herunder på Nordsjællands Hospital, som satsede på at have 10 speciallæger i akutmodtagelsen, til at drive udviklingen af en ambitiøs akutafdeling og koordinere den akutte behandling og flow. Nordsjælland var også drivende i udviklingen og implementeringen af triage i Danmark med stor inspiration fra den svenske triage-model ADAPT.

Med gode læger og sygeplejersker i Nordsjællands akutafdeling, og med en stærk leder i Vagn Back kunne det ikke gå galt. Men der ventede en modstand og en disrespekt, som jeg ikke tidligere havde oplevet i min karriere. På en af de første dage på Nordsjælland Hospital i Hillerød var jeg vidne til, at en hoveduddannelseslæge i kardiologi verbalt overfaldt og offentligt nedværdigede en af mine speciallægekollegaer i akutafdelingen. Jeg var chokeret.

Ønsket om samarbejde var stort set ikke-eksisterende og de etablerede specialer havde ingen intention om at gøre plads til akutmedicineren. Akutlægerne blev passiviseret til triage-læger og koordinatorer/visitatorer med yderst begrænset manøvrerum og uden behandlingsansvar. Kampen for faglighed gik på det tidspunkt gennem faglig involvering i den nationale triage-gruppe med udvikling af Danish Emergency Process Triage (DEPT) og opstart af forskningsprojekter i triage samt samarbejde omkring patientforløb. Ansvaret for patienter tog vi "uden at spørge".

På det personlige plan var der flere fantastiske samarbejdspartnere, men det blev i speciallægekollegiet på Nordsjællands Hospital åbent udtalt, at akutlægerne skulle afskaffes og lønkronerne skulle tilbage til specialerne. Vores ledere kæmpede for os, men husets uformelle kraft var større. Direktionen så behovet for forandring og for læger, der ville tage ansvaret for alle akutte patienter (og ikke kun sine specialepatienter) samt læger, der interesserede sig for logistikken i akutafdelingen. Så hånden blev holdt over os. Så blev det min tur til at blive leder af akutafdelingen: På en kold januarmorgen i 2013 overtog jeg ansvaret for det akutte arbejde i Nordsjælland.

I mine to år som leder i Nordsjælland blev Helsingør Hospital lukket, 1813 implementeret i Region Hovedstaden og et nyt "super-hospital" med fælles akutmodtagelse skulle planlægges. Det var alt sammen noget, der gjorde det meget tydeligt, at man ikke kunne undvære speciallæger med akutmedicinske kompetencer. Logistikken skulle koordineres, flere uafklarede patienter i afdelingen skulle vurderes og dyb indsigt i akutmodtagelsen var nødvendig. Flere fantastiske kollegaer blev rekrutteret til Nordsjællands Hospital. Jeg kæmpede for, at akutlægerne skulle få behandlingsansvar. Hvad er en læge uden behandlingsansvar? Jeg argumenterede for akutmedicinens faglighed direkte til Regionsledelsen, og min position gjorde det muligt at parere for de akutmedicinske modstanderes argumenter og forklare ledelseslaget, at akutmedicineren faktisk var en vigtig del af løsningen.

Der voksede en øget interesse for og accept af akutmedicinen i Region Hovedstaden. Men stærke kræfter holdt bremsen nede. Når Sundhedsministeriet bestilte konsulentrapporter, som undersøgte fremdriften på akutområdet, indberettede visse hospitaler i Region Hovedstaden, at der skam var fysisk tilstedeværelse af speciallæger 24/7/365 på deres akutmodtagelse (for blandt andet at modstå argumentet for behov af akutmedicinere). Dette var direkte usandt, så kampen i Region Hovedstaden var uskøn.

Det var tydeligt, at man kunne ikke komme videre på Nordsjællands Hospital, i Region Hovedstaden – og i resten af landet – uden et akutmedicinsk speciale. Det var svært at se udsigten til at opfylde mine kollegaers og egne ambitioner. Det var svært at opretholde den akutmedicinske faglighed, så efter fem år i Region Hovedstaden, herunder to år som leder, tog jeg i slutningen af 2014 tilbage til Sverige og til et land, hvor det akutmedicinske område havde langt bedre kår.

Fra mit svenske eksil kæmpede jeg videre i DASEMs bestyrelse. DASEMs indflydelse og kræfter var heldigvis vokset over årene, og havde nu et tydeligt mål om at oprette et speciale. Udviklingen af akutafdelingerne rundt om i landet og en styrket akut faglighed havde tydeligt skaffet mange flere dygtige personer, som kunne arbejde for et speciale. I 2016 lykkedes det – så fantastisk! Jeg var derfor meget glad for, da jeg under Gerhard Tiwalds ledelse fik mulighed for at bidrage til den nye målbeskrivelse for et speciale i akutmedicin.

Oprettelsen af det akutmedicinske speciale var og er en absolut forudsætning for, at akutmedicinen skal lykkes i Danmark. Det er værd at notere, at intet land, som har indført akutmedicin som et speciale, senere har trukket det tilbage. Det er simpelthen fordi, at akutmedicin behøves mere og mere på grund af øget specialisering i sundhedsvæsenet samt at patienterne bliver ældre og mere multisyge. Det er blevet endnu mere udfordrende at matche en patient med akut sygdom med "det rigtige speciale" fra starten. Andelen af åbenlyse akutte diagnoser, som STEMI eller appendicit, udgør en mindre del. Selv traume-patienten er nu oftest en multisyg ældre patient, hvor en medicinsk tilstand kan have været udløsende årsag til traumet. Mange specialer har øget specialiseringen og har langt færre generalist kompetencer, hvilket vanskeliggør det akutte arbejde med uafklarede patienter.

Så tiden har stærkt øget behovet for akutmedicinere med brede diagnostiske og holistiske kompetencer. Ændrede forudsætninger i sundhedsvæsenet har samtidigt gjort implementeringen af et nyt speciale vanskeligere. Andre lande har nået at implementere akutmedicin i en tid uden urimelige bemandingsproblemer, mens økonomien var bedre, mens presset på akutområdet har været mindre og inden sundhedsvæsenet blev ramt af forandringsudbrændthed.

Implementeringen af akutmedicin internationalt har virkelig krævet sit, men tiden for implementering af akutmedicin i Danmark er måske endnu mere udfordrende på trods af, at behovet for generalister, og ikke mindst akutmedicinere, er større end nogensinde. Implementeringen behøves nu og ikke mindst i de kommende år. Dygtige akutmedicinere er rygraden i hospitalets akutte indgang og vil kunne holde den akutte behandling god og effektiv med et lavere ressourcetræk per patient.

Hvad kræves for at det skal lykkes? Kan man drage nytte af andre lande – og specielt Sveriges - erfaringer? Grundlæggende skal fire ting være til stede. Der skal være:

1. en stærk faglighed
2. opbakning fra øverste ledelse
3. en stabilt voksende kritisk masse af akutmedicinere, og
4. en vagtbyrde, som øges i en hastighed, der matcher antallet af akutmedicinere.

Stærk faglighed: Fagligheden er essensen i og berettigelsen for et speciale; der er ikke plads til varm luft i lægefagligheden. Akutmedicinere skal stræbe efter det højeste faglige niveau og vide at, er man ny i klassen, skal man ofte præstere endnu bedre end sine klassekammerater for at komme frem i bussen.

I Sverige har hoveduddannelseslægerne i akutmedicin f.eks. kontinuerlige eksaminationer, og der kræves systematisk certificering, inden man f.eks. må udføre procedure-sedering. Akutmedicinerne har i Danmark været førende i systematisk certificering af ultralyd.

Den akademiske forankring er også en vigtig del af fagligheden og essentiel for at kunne skabe et forankret, modent og respekteret speciale. Det kan være svært at prioritere undervisningen og forskningen i en travl akutmodtagelse. Men specialet vil forblive umodent og af lavere status, hvis akutmedicinerne ikke tager sin plads i undervisningen på universitetet og driver akutmedicinsk relevant forskning, som sikrer en bedre behandling af de akutte patienter i fremtiden.

Opbakning fra øverste ledelse: I Danmark har vi set, hvordan regioner, som tidligt bakkede akutmedicinen op, er kommet længere med implementeringen og står stærkere i udviklingen og rekrutteringen. I Skåne kom der først rigtig fart på udviklingen af akutmedicinen, da regionens ledelse i 2013 officielt besluttede en tydelig plan og allokerede budget til rekruttering af akutmedicinere på tværs af regionen. Og Region Skånes ledelse formidlede utvetydigt, at akutlægerne skulle være den bærende og styrende lægeressource på akutmodtagelserne. Efter 10 år med denne faste kurs, i med- og modgang, har akutmedicinen fået solidt fodfæste på alle akuthospitaler i Skåne, og der er stor og bred tilfredshed med akutmedicinerne. Der er ingen tvivl længere – selvfølgelig skal der være akutmedicinere. Man behøver ikke længere (dagligt) argumentere hvorfor og hvad er egentlig en akutmediciner? Det er bare sådan. Sådan bliver det også i Danmark. Glæder mig allerede, men det kræver loyal og varig ledelsesopbakning og ikke mindst tid.

Stabilt voksende kritisk masse af akutmedicinere: Behovet for bemanding af akutmodtagelserne med akutmedicinere er stort, når opgaverne skal løftes med højeste kvalitet 24/7/365. Stabil rekruttering og en øgning i antallet af speciallæger og uddannelseslæger i akutmedicin, er således fundamental. Det bliver nødvendigt med en kraftig øgning af uddannelsesstillinger de første 10 år, hvorefter det kan reduceres til etablerede specialers niveau. Man kan ikke anvende samme model, som for de etablerede specialer. Der skal være et større antal HU-stillinger i opstartsfasen.

Akutafdelingen er grundlæggende en utrolig attraktiv arbejdsplads. Min erfaring fra Sverige, Danmark, Storbritannien, USA og Australien er, at mange yngre læger finder meget mening i og interesse for akutmedicin ved det alsidige og dynamiske arbejde med uafklarede akutte patienter. Så, hvis de yngre læger ser muligheden for en karriere på akutmodtagelserne, er rekrutteringen let. De seneste års tiltagende forringede arbejdsmiljø på akutafdelingerne pga. øget travlhed og ikke mindst såkaldt "crowding", pga. mange akutte patienter (inflow) og mangel på indlæggelseskapacitet (outflow), har skabt arbejdsforhold, som yngre læger med rette ikke finder holdbare. Udfordrende arbejdsforhold uden en holdbar plan for, hvordan forholdene skal forbedres i fremtiden, får ellers interesserede og dygtige yngre læger til at vælge andre specialer. Så en øget rekruttering vil ikke lykkes uden at prioritere arbejdsmiljøet. Ildsjæle og pionerer kan måske fastholdes, men den brede stabile masse vil (med rette) veje arbejdsforholdene tungere i specialevalget.

En vagtbyrde, som øges i en hastighed, der matcher antallet af akutmedicinere: En for hurtig overtagelse af kliniske opgaver i akutmodtagelsen, der stiger hurtigere end antallet af akutmedicinere, som kan løfte opgaven, har på flere akutmodtagelser i Sverige bombet implementeringen af akutmedicin flere år tilbage. Når implementeringen går godt og resurser er tilført akutmodtagelsens læger, sker det let, at akutledelsen - grundet nød, entusiasme og måske overmod - påtager sig et klinisk driftsansvar, som er større end, hvad akutlægerne kan levere.

Arbejdsbyrden bliver uholdbar og lægerne flygter fra afdelingen med det resultat, at man må bremse udviklingen op eller måske endda gå tilbage. En god løsning, som jeg har set på akutmodtagelsen i Helsingborg, er et tæt samarbejde med relevante specialer om at dele vagtbyrden i akutafdelingen. Og så på sigt langsomt gøre denne del mindre. Akutmedicinerne skal varetage den største volumen af akutte patienter og danne den kliniske og ledelsesmæssige rygrad i akutmodtagelsen 24/7/365, men jeg ser ikke en nødvendighed i, at skabe en ny akut-silo uden andre specialer.

Akutmedicinen er én af de vigtige løsninger for at klare de aktuelle og fremtidige udfordringer i sundhedsvæsenet. I alle de lande, hvor akutmedicinen er blevet implementeret, har det været hårdt arbejde, og akutmedicineren har en udsat og eksponeret position. Så det bliver en hård, udfordrende – men super spændende – fortsat implementering af akutmedicinen i det danske sundhedsvæsen. Forudsætningerne for at implementere et nyt speciale i sundhedsvæsenet, og specielt i akutmodtagelserne, er blevet mere udfordrende. Men for patienterne og sundhedsvæsenets skyld er der intet valg – det skal gøres! Og så er det værd at kæmpe for verdens mest spændende og dynamiske speciale. Fordi, det gør en stor forskel for patienten, lige meget, hvilken patient og lige meget, hvilken årsag eller hvornår. For akutmedicineren er alle akutte patienter lige.

Det vigtigste var, at akutmedicin blev et speciale

Interview med Dan Brun Petersen, lægefaglig vicedirektør, Holbæk sygehus

D: Dan Brun Petersen
I: Lars Oberländer

L: Prøv at fortælle mig om din indflyvning til akutmedicin? Jeg har fået fortalt, at du var nøglespilleren i det politiske arbejde omkring etableringen af specialet i akutmedicin.

D: Det er virkelig en sag, som jeg har troet på og stadig tror på. Samtidig, så er det bare enormt spændende. Det er både inde i kernen af organiseringen af sundhedsvæsenet og inde i kernen af, hvad man skal lave som læge i samarbejde med sygeplejersker. Og så handler det om balancen mellem specialisering og generalisering. På den måde er casen super spændende og det er egentligt interessant i sig selv, at de forskellige elementer kan udkrystallisere sig i en diskussion for og imod et speciale i akutmedicin. Det gik hen ad vejen op for mig, at arbejdet med de akutte patienter kræver et lægeligt speciale.

L: Prøv at fortælle mig lidt om det?

D: Da jeg læste på universitetet og kom i turnus i 2006 vidste jeg ikke, at der var noget, der hed akutmedicin. Jeg havde sådan en idé om, at jeg gerne ville være skadestuelæge. Jeg syntes fra TV, at det med at arbejde i skadestuen, det var spændende. Men så fandt jeg ud af, at det jo var delt op. Først kom ortopædkirurgerne - eller deres yngste læge – og tog sig af knoglerne. Og medicinernes yngste læge, så alt det medicinske. Var der noget med hjertet, så kom kardiologen og ellers var det kirurgen, hvis patienten havde ondt i maven. Men altså, alle de her yngre læger var jo lige startet og havde alle været på sygehuset i kort tid. Det handlede kun om vores organisatoriske tilhørsforhold, men ellers vidste den ene sjældent mere end den anden. Der syntes jeg var mærkeligt. Den ene dag var man det ene og den næste dag var man det andet. Og man hjalp heller ikke hinanden på tværs. Nogle aftener var der vildt travlt hos medicinerne for eksempel. Så piskede de rundt og den kirurgiske yngre læge, der også lige var startet for en måned siden, han gik op og sov på vagten fra klokken 22. Dagen efter var det måske modsat. Der lå patienter og vred sig i smerte, men fordi smerten var i maven - og den kirurgiske læge stod og assisterede til en operation - så kunne der ikke ske noget som helst, selv om de andre yngre læger ikke havde ikke noget at lave. Det var simpelthen var så absurd. Det har jeg stadigvæk svært ved at forstå.

Samtidig havde jeg en specifik oplevelse, kort efter at jeg var skiftet fra ortopædkirurgisk afdeling til medicinsk. En dag kom jeg forbi skadestuen, hvor en af mine kollegaer står med en problemstilling, hun ikke kunne løse selv. Det var en kunstig hofte, der var gået af led. Sådan en havde jeg sat på plads mange gange. Hun kunne ikke og hun kunne heller ikke få hjælp fra sin seniorlæge. Så gik jeg ind og satte den på plads. Det var der faktisk en del diskussioner om; måtte jeg det, når jeg nu ikke længere var ansat i afdelingen? Det var måske fem dage siden, at jeg godt måtte. Nu måtte jeg ikke. Det forstod jeg ikke.

Det var ligesom der, at jeg først tænkte. Det er simpelthen noget galt i forhold til patientbehandlingen. Der er også noget galt i forhold til lægerne. Det var der, at jeg at begyndte at interessere mig for området. I virkeligheden var der nok været lidt overlap, men jeg husker bare den historie. Jeg besluttede derfor at blive i det akutte område, hvor alle andre ellers skulle videre. Og pludselig stod jeg der med halvandet års erfaring og blev den, der lige pludselig kunne gå på kryds og tværs mellem de forskellige specialer i den akutte fase. Det var i 2006 og 2007, at jeg begyndte at blive ret interesseret i, hvordan man kunne udvikle dét felt. Jeg begyndte at søge på nettet og fandt ud af, at der faktisk også var et dansk selskab for akutmedicin, der var blevet stiftet kort før.

I: Jeg troede faktisk, at du var en af medstifterne?

D: Nej, jeg var ikke founding father. Den eneste, der har været med helt fra starten og som stadig er aktiv på organisatorisk niveau, er Mikkel (Brabrand, red.). Dengang var det blandt andet Peter Hallas, Inger Søndergaard og Jacob Forberg, og med bidrag fra flere andre, fx Peter Pfeiffer og Søren Rudolph.

Debatten startede for mig at se med, at Peter Hallas og Lars Møller Pedersen skrev en artikel i Ugeskriftet om, at vi ikke kunne være tilfredse med det daværende system for de akutte patienter. Selskabet blev stiftet og der fandt jeg, så den her lidt rudimentære hjemmeside om selskabet.

Jeg ringer til Peter Hallas, som er i København og spørger ind til, hvad er det her for noget? Så siger han: at der sidder nogle gode mennesker ovre i Esbjerg. Der er blandt andre en, der hedder Mikkel. Ved du hvad, du skulle prøve at kontakte ham. Så kontaktede jeg Mikkel og han sagde: jamen, prøv at kom til Esbjerg og se, hvad vi laver her hos os og hvad akutmedicin er. Det tror jeg, var min første ekskursion. Så tog jeg over og besøgte drengene i Esbjerg. Der blev jeg så hooked, kan man sige, i selskabets arbejde og i hele ideen, så Mikkel sagde lynhurtigt: jamen, du skal da lige være med til det her og vi skal lige arrangere en konference. Vi skal lige, og vi skal lige og så og så…. Så var jeg ligesom med.

Samtidig skete der det, at man i 2007 på Kolding sygehus besluttede, at man skulle have en akutafdeling, der startede med at hedde Akut Modtage Afdeling, AMA. Rapporten fra Sundhedsstyrelsen om akutsygehuse og fælles akutmodtagelser var jo lige kommet med nye anbefalinger til akutområdet. Man besluttede, at man simpelthen ville tage første skridt og lave den allerførste fælles akutmodtagelse. Der skrev jeg faktisk til sygehusets direktion noget i stil med: jeg tror, at I får brug for en yngre læge til at starte det dér op - og skal det ikke være mig? Det skulle det så ikke. Men jeg blev i første omgang inviteret til møde med deres lægefaglige direktør. Der eksisterede ikke lige sådan en stilling, men at de ville da gerne have mig med i nogle arbejdsgrupper.

Så der startede jeg og var med i nogle arbejdsgrupper, men vi kunne hurtigt godt se, at der blev brug for noget mere trækkraft. Det var allerede besluttet, at man skulle lave en fælles akutmodtagelse i et samarbejde mellem specialerne, så det med, at den ene ligger og sover, mens andre har travlt, skulle stoppe. Det skulle vi gøre op med. En af de kirurgiske afdelinger skulle stille med nogle reservelæger som arbejdskraft, til denne her fælles akutmodtagelse, men de havde ikke lige nogen. Så tilbød jeg at blive ansat hos dem for at dække vagter for dem i den fælles akutmodtagelse, og derudover bruge min tid på det organisatoriske. Derfor blev jeg ansat som yngre læge med ansvar for at være med til at opbygge AMA.

Det var måske der, hvor jeg så fik rigtig hul på, hvad akutmedicin var, fordi jeg så havde et sted at arbejde ud fra. Mens jeg var forankret dér, blev jeg opmærksom på det amerikanske selskab for akutmedicin. De har en årlig kongres og så tænkte jeg, at der skal man da over. Det tror jeg faktisk også Peter Hallas havde sagt til mig, som en af de allerførste. Han havde været derovre nogle år før, fordi at de havde fripladser til lande, der ikke havde et akutspeciale. Derved kan man deltage i konferencen gratis, og den friplads fik jeg så i 2008. Der skulle så alligevel betales nogle penge for rejser og ophold, og på en eller anden måde fik jeg overbevist Kolding Sygehus om, at de selvfølgelig skulle sende sådan en snothvalp som mig, fordi det jo var fremtiden for akutmedicin i Danmark.

Det var lidt en salgstale fra min side, men jeg vil faktisk sige, at det virkede på mig selv. Jeg stod så i USA efter at have været læge i 2 år eller sådan noget blandt de ypperste inden for akutmedicin både akademisk og praktisk og socialt. Det var helt afgørende. Der fandt jeg ud af, hvad er akutmedicin kan være og fik set dets udviklingsstadier og hvordan det går i andre lande. Det var der, hvor jeg, selvom det bare var en konference, fik min akutmedicinske dannelse, eller rettere, den startede der. Det var ligesom ground zero. For mig personligt var det med at til at lægge grunden til at skulle opbygge, ikke bare en akut modtageafdeling, men senere et helt speciale. Og så fik jeg i øvrigt et netværk i hele verden, inklusive Europa. Det var klart et vendepunkt eller startpunkt. Det er måske også et meget godt eksempel på, at man som storebrororganisation skal give muligheder, for at andre folk kan deltage og få åbnet øjnene.

I: Så der stod du så i 2008 og tænkte, at det her, det kunne noget. Og du tænkte, at det her, det kunne måske også noget for dig. Men du var jo stadigvæk ikke speciallæge?

D: Det var så måske også det, der ligesom gik op for mig i USA. At det krævede et speciale i Danmark. Og at det øvrigt fandtes i andre lande. Der var det åbenbart ikke problematisk eller kontroversielt. Jeg kan huske, at jeg faktisk sagde til min kone – jeg tror, at det var i 2008 eller 9: Nu laver vi en sag til Sundhedsstyrelsen. Og hvad kan det så tage? Et års tid eller to. Det har vi måttet grine meget af senere. Det tog jo reelt 10 år. Men det var altså der, at jeg blev helt overbevist om, hvad der skal til. Der skal være et lægeligt speciale i Danmark. Det var ligesom den vej, vi skulle gå.

Der er en anden ting, som også er blevet fremdraget flere gange efterfølgende. At i 2008 var der faktisk 40 års jubilæum for specialet i USA. Der var det interessant, at det også var på det tidspunkt, at man nu ikke længere skulle have overgangsordninger og så videre. Nu kunne man kræve, at alle akutlæger havde deres grunduddannelse i akutmedicin uden forskellige meritordninger og sådan noget, som vi også bruger i Danmark nu. Det var vel at mærke efter 40 års udvikling.

Så vil jeg sige, at det var den anden åbenbaring. Det er en udvikling, man *skal* igennem. Det er stort set det samme alle lande skal igennem. Og de kommer også fra det samme med en skadestue eller hvad den nu end hedder, befolket med yngste mand og ringe lægelig specialisering og så videre. Og det første, man skal for at komme videre, er at etablere lægefaglig specialisering og en fast forankring af læger, der ikke skal noget andet. Det er først der, at man kommer skridtet videre. Man går igennem de samme faser. Det tror jeg også nogle gange har givet mig en lille smule ro i maven, fordi at jeg vidste, jamen, vi skal jo igennem det samme som de andre har været.

I: Men du må alligevel også nogle gange have følt, om det virkelig skulle tage så lang tid at komme videre?

D: Ja, helt klart. Det er også derfor, at jeg netop her i 2008 tænkte. Det er vel bare at skrive til Sundhedsstyrelsen og så får vi et speciale. Det tager så faktisk bare 10 år.

I: Hvad bliver din rolle så i det?

D: Jeg var formand for selskabet fra 2010 til 2016, men jeg kom med i bestyrelsen noget tidligere takket være Mikkel Brabrand. Og der er faktisk to ting, som jeg vil nævne. Mikkel var rigtig god til at tage fat i Lars Folkestad og mig. Han var både ankeret og motoren bag, at vi fik lavet nogle faglige møder og nogle konferencer. Det var nok Mikkel, der pressede mest på, med at lave det faglige. Men jeg kunne se den organisatoriske pointe i at lave konferencer, hvor man samlede folk om sagen. Her kunne man så belyse det fra forskellige sider. Altså, det der med, at man netop siger, at vi står i den samme type problemer. Nu kan vi mødes, og samtidig tale om den akademiske opdatering, høre fra USA og så videre. Det var i virkeligheden det, som vi lavede i selskabet, især i de første år. Det var arrangementer, lige fra aftenmøder til store konferencer med flere hundrede deltagere. Derudover lavede vi også en masse rapporter og dokumentation, høringssvar osv.

Jeg brugte ret meget tid på dé ting. Og jeg vil sige, at det var en succes både for akutfolkene og rent samarbejdsmæssigt, fordi akutmedicin er jo ikke kun et eget lægespeciale. Det er jo også helt centralt, at man samarbejder med alle mulige andre specialer og fagområder. Så vi fik en meget stor berøringsflade og inviterede mange fra andre specialer og fra særlige områder og så videre. Det var i virkeligheden tværfagligt og tværdisciplinært fra starten. Måske er det noget af det, der var allermest interessant.

Der var jo også andre områder, der havde været lidt løsrevet. For eksempel fandt vi hurtigt sammen med nogle af forgiftningsfolkene, som er forankret på Giftlinjen på Bispebjerg. De var interesserede i nogle samarbejdspartnere med en bred klinisk dagligdag, På den ene side, så møder alle læger og sygeplejersker forgiftninger. På den anden side, er der ikke så mange, der interesserer sig for det, udover lige præcis akutlæger og nogle enkelte superspecialister. Jeg er ret interesseret i forgiftninger, fordi man har de første udredninger af, hvad der kan og ikke kan være, farligt, og ikke altid ved præcis, hvad skal man gøre og så videre. Der fik vi som selskab skabt rigtig mange gode relationer. Personligt fik jeg også skabt et stort netværk inden for alle mulige forskellige sammenhænge. Det synes jeg egentlig også skal kendetegne akutmedicin; hvis der er noget, man skal kunne, så er det at samarbejde med de andre. Det er en kernekompetence, at man skal være dygtig klinisk, som man siger: man skal kunne de første 15 minutter og alle andre specialer. Det betyder jo, at man både skal være ret velorienteret fagligt og samtidigt forstå sine fagfæller fra de andre specialer.

Den orientering om andre specialer får man som akutmediciner, men man skal også være ret god til overlevering og samarbejde. Det synes jeg egentlig er lykkedes rigtig fint, specielt her i de første år, fordi vi havde jo ikke ret meget at komme med selv, og derfor var det nødvendigt at trække på de andre. Og det lykkedes. Jeg synes faktisk mange af møderne og konferencerne havde et ret højt fagligt niveau. Det kan man jo altid diskutere, når man ikke har et stort videnskabeligt miljø, men sådan rent fagligt kom dem, der var gode. Det var ret godt. Vi havde for eksempel den førende forsker i sepsis, som var med online på en konference i 2013 tror jeg. Det var noget nyt med en fyr online fra Chicago, der taler til 100 mennesker samlet i en sal i Aarhus Kongrescenter. Så på den måde var vi også ret langt fremme med nogle smarte, nye løsninger.

I: Har du nogle nedslagspunkter, som du vil fremhæve?

D: Jeg tænker, at der særligt var og er to opgaver i at lede et fagligt selskab. Det ene er at udvikle organisationen. Og den anden er den mere kryptiske administrative eller politiske - hvad skal vi kalde det - kamp.

Jeg prøvede at få selskabet organiseret. Jeg er ikke en stor driftsperson og jeg er ikke god til regnskab og alt sådan noget. Derimod er jeg ret god til at sætte styr på nogle processer og sætte gang i noget. Så vi har prøvet alle mulige forskellige måder og arbejdsformer i bestyrelsen omkring, hvordan vi fandt engagerede folk, organiserede os i undergrupper og alt sådan noget. Jeg tror faktisk, at det var Christian Skjærbæk, der kom efter mig som formand, som så løftede opgaven med at konsolidere selskabets aktiviteter og fik det endeligt formaliseret. Altså, jeg havde startet meget af det, og sat gang i det og så videre. Men man må sige, at det var ham, der for alvor fik det slået fast.

I: Og den anden opgave. Flere har sagt, at du var helt eminent til den politiske del. Hvad tænker du nedslagspunktet var der?

D: Jamen, lad mig tænke mig om… Det er jo flere ting, som jeg tænker er værd at nævne.

Altså, det ene er, at de Lægevidenskabelige Selskaber jo tidligt havde lavet et fagområde i akutmedicin på tværs af specialerne. I den forbindelse blev der lavet en arbejdsgruppe eller en følgegruppe for akutmedicin eller akutområdet, og der fik vi os møvet ind naturligvis. Eller det var måske ikke så naturligt. Vi havde været læger i 3-4 år eller sådan noget. Og så mødte vi op til de der møder, hvor der ellers kun var professorer og folk, der havde været i gamet i 1000 år. Der blev vi overraskede, for vi oplevede faktisk en åbenhed fra de Lægevidenskabelige Selskaber. For de syntes, at det var et vigtigt område og da der så kom så nogle unge og idealistiske læger som os – så ville de faktisk gerne høre på os.

I: Så det ene forum var i de Lægevidenskabelige Selskaber, hvor du lavede lobbyarbejde. Hvor skete det ellers?

D: Jeg kan ikke huske det præcist, men man kan sige, at det jo var noget med, hvordan man fører sig frem. Jeg tror ikke det var klassisk lobbyarbejde, hvor man udtænker en plan. Det var ikke noget med at ringe til nogen og tale med dem eller drikke en masse kaffe på nogle fortovscafeer og få noget til at ske. Det var nok mere sådan, at vi skulle manifestere selskabet og holde de her konferencer. Det var ligesom, at vi lavede en platform. Så jeg kunne udtale mig som formand for Dansk Selskab for Akutmedicin, når der skulle tales noget akut. Og det var klart, at så skal man da have det selskab med bag sig, selv om det i perioder måske mere eller mindre bare bestod af Lars Folkestad, Mikkel Brabrand og mig.

I: Så du søgte indflydelse ved at spille selskabet relevant?

D: Det var mest, at vi med selskabet, ligesom havde noget at sætte af fra. Det handler måske i virkeligheden mest om, hvordan indgår man i et konstruktivt samarbejde. Altså, det handler jo netop om at komme med til møder og kunne sidde og prøve at forstå, hvor kommer de andre fra med hver deres interesser? Hvornår kan de føle sig truet? Hvad kan vi blive enige om og alt sådan noget. Så jeg gjorde meget ud af skabe fælles fodslag omkring nogle ting, hvor vi på tværs og bare som læger kunne blive enige om et eller andet. At det burde være på den og den måde eller et eller andet. Og derfra kunne vi så begynde at snakke om: Er det så et speciale eller er det et fagområde eller hvad er det, der er behov for?

Det var det samme netværk, der så udviklede sig både via Lægeforeningen og de Lægevidenskabelige Selskaber. Jeg kan ikke helt huske rækkefølgen, men med Lægeforeningen lavede vi et netværk med yngre læger fra de andre selskaber. Vi fik en mere organisatorisk vinkel end bare det rent faglige. Men der kørte vi i princippet videre på samme måde.

Så er der jo parallelt med det her en anden af de store ting. Lægevidenskabelige Selskaber havde en gruppe, der skulle godkende merit hos ansøgere, som ansøgte om at opnå fagområdeanerkendelse i akutmedicin. Det var jo helt afgørende, at vi sørgede for at få placeret de rigtige mennesker i dén gruppe. Nogen, som syntes det samme som os omkring, hvad akutmedicin egentlig er. Fordi, der er masser af fortolkninger af, hvad det kan være.

Hvis man skal snakke om lobbyarbejde eller måske nærmere faglig indflydelse, så var det jo lidt af det samme, da Trygfonden lavede de første professorater i akutmedicin i de store universitetsbyer. Der var jeg meget opmærksom på at snakke med dem. At have dem tæt på og involveret i tankerne om akutmedicin i selskabet, så vi kunne bakke hinanden op og i hvert fald ikke blokere vejen for hinanden. Det ville være meget uheldigt, hvis en professor i akutmedicin gik ud og sagde, at et fagligt selskab var helt til hest. Så det var noget af det, at jeg faktisk brugte rigtig meget energi på, og professorerne har haft en afgørende betydning for den faglige udvikling af akutmedicinen.

Der var også lidt internt netvæksarbejde med afdelingsledelserne af akutafdelingerne. Jeg startede ret tidligt som formand med at samle afdelingsledelserne og skabe et netværk. Jeg tror, at jeg var den, der kendte alle, der sad på de forskellige poster rundt omkring. Og de kendte ikke nødvendigvis hinanden. Derfor tænkte jeg, at det er helt afgørende, at de steder, hvor man arbejder med akutmedicin, der skal ledelserne mødes en gang imellem. Det var meget interessant, fordi der er jo forskellige tilgange og koncepter rundt omkring i landet. Så det var vigtigt at få den gruppe bragt sammen og få diskuteret, hvad er det så, der er fælles for os – og er der nogle ting, der bliver nødt til at være fælles?

Der begyndte man så at arbejde lidt i den samme retning, og samtidig kunne man også blive enige om at være uenige om enkelte ting. Sådan en lille ting, som om skadestuen er med i akutafdelingens ressortområde. Det var sådan noget, som vi kunne diskutere herfra og til månen. Der kom også noget fælles ud af det, som for eksempel fælles holdningspapirer på forskellige områder, mange af dem udarbejdet i samarbejde med andre specialer.

Vi blev også lige pludselig inviteret til møde i Danske Regioner med deres sundhedspolitiske direktør, Erik Jylling, og nogle af hans folk. Han havde indtil da syntes at det med et speciale var lidt… unødvendigt. Man skulle bare organisere sig ud af det og sådan noget. Men til det møde, fik vi for første gang fornemmelsen af, at andre også begyndte at se det med et speciale i akutmedicin som løsningen på noget af det meget, meget svære. Det møde kan jeg huske lige så tydeligt inde på Dampfærgevej. Vi var Christian (Skjærbæk, red.), Julie (Mackenhauer, red.) og mig.

Vi var alle tre meget begejstrede, da vi gik derfra, fordi vi havde en fornemmelse af, at her var Danske Regioner på vej til at svinge hen i mod og sige: ja, vi skal have et speciale i akutmedicin. Danske Regioner er som paraplyorganisationer jo tit er, sådan lidt tilbageholdende med at støtte et eller andet meget specifikt, som måske mest lyder som en faglig diskussion. Man synes jo et i København og sommetider noget andet i Jylland. De enkelte regioner havde jo været tydelige. Region Sjælland med Lars Onsbjerg i spidsen, havde været meget tydelige på, at man satsede målrettet på akutmedicin, hvor fx Hovedstaden var noget mere tilbageholdende.

Et andet afgørende møde var, da vi blev inviteret til møde med Sofie Løhde, dengang hun var sundhedsminister. Det var nok efter, at vi havde lavet rapporten. Nu ville hun gerne vide et eller andet, så vi havde vi en audiens på tre kvarters tid eller sådan. Det var Christian Skjærbæk, Lars Folkestad og mig. Det var en sjov oplevelse. Jeg havde kun snakket med Sofie Løhde et par gange, men hun var virkelig interesseret i virkeligheden og i detaljerne. Det synes jeg godt, man kan sige og det mærkede vi også der. Vi fik lov at udlægge forskellige ting og hun stillede nogle intelligente spørgsmål. Der tror jeg, at vi helt klart fik trykket på nogle knapper.

I: Der kom det med den politiske lobbyisme så ind?

D: Jamen, jeg havde jo været i Sundhedsstyrelsen på det tidspunkt. Derfra ved jeg, at tingene kan være svære at ændre rent administrativt, men at politikerne jo kan ændre paragrafferne. Vi havde ikke før været på det niveau, men der kan man vel tale om en slags lobbyisme. Jo, vi havde snakket med sundhedsordførere fra flere forskellige partier undervejs. Det er måske mere, som nævnt før, fordi klassisk lobbyisme for mig mere er sådan noget med et klart formål og en strategi og en plan. Hos os har det været lidt mere sådan, at vi har fået nogle muligheder for at påvirke og dem har vi grebet. Der var et par af den slags møder. Der var også et møde nogle år før med Jakob Axel Nielsen, da han var sundhedsminister. Det var lidt det samme med, at han havde fået nys om noget med akutmedicin, og at det kunne noget. Så ville han godt lige høre et eller andet. Og så var vi inviteret til et møde, der måske ikke direkte førte til ændringer, men som nok alligevel har påvirket nogle af overvejelserne i ministeriet efterfølgende.

Og så var der faktisk et nedslagspunkt mere. Det er jo den her rapport, der blev støttet af Trygfonden. Jeg blev kontaktet af Trygfonden omkring, hvad kan vi gøre for akutområdet? Fordi, de havde jo i en periode støttet de her professorer i akutmedicin af forskellige årsager.

I: Hvorfor har de støttet akutmedicinen. Hvad er de forskellige årsager, som du siger?

D: Jeg ved det ikke, men de har haft et positivt syn på akutmedicin. Måske, fordi de troede på, at vi kunne være med til at løse et bredere samfundsmæssigt problem omkring akutpatienter. De opfordrede os i hvert fald til at sende en ansøgning, hvis vi ville lave nogle aktiviteter, som kunne undersøge behovet for akutmedicin som speciale. Det handlede om at finde ud af præcist, hvad der var behov for, for eksempel i form af en hvidbog. Vi manglede noget på skrift og vi manglede måske først og fremmest en form for data eller klar kommunikation. Vi oplevede ofte, særligt når vi diskuterede med vores lægelige kolleger, at der var ting, som vi syntes, vi vidste, men ikke kunne dokumentere. Fx noget, jeg havde hørt om i USA eller set andre steder, men som var helt nyt for os. Der var oplevede vi tit, at vores lægekollegaer ikke syntes, at vi kunne overføre det til Danmark. Vi manglede simpelthen at have noget på skrift, der var akademisk underbygget. Det var nødvendigt, for ligesom at tage næste skridt.

I virkeligheden er det måske sådan skåret ind til benet, at lægers trumfkort for at stoppe en eller anden udvikling er at sige, at der er jo ikke nogen evidens for det her. Det kan ligesom dræbe enhver god ide. Det er jo klart, at der er jo aldrig nogen evidens for en ny ide. Hvem skal kunne dokumentere det, når man ikke har prøvet.

Så den her rapport er ikke videnskabelig eller peer reviewed eller noget som helst, fordi det ikke er formålet. Der kommer ikke et videnskabeligt bevis for, at akutmedicin er den bedste løsning, men rapporten blev en samlet fremstilling af, hvad akutmedicin egentlig er og hvordan det passer ind de andre steder. Hvad er erfaringerne fra andre lande og hvad er behovet i Danmark? Hvorfor skal der være et speciale i akutmedicin? Vi var meget omhyggelige, da vi valgte titlen: "Det faglige grundlag for et lægeligt speciale i akutmedicin". Det skulle være grundlaget og handlede om grænsen op til de andre lægelige specialer og så videre. Det var ligesom vores hvidbog. Det, vi brugte pengene fra Trygfonden på, var i virkeligheden at frikøbe Julie Mackenhauer som projektleder og så nogle timer til nogle af os andre, der lagde frygteligt meget arbejde i det. Og så til opsætning og nogle forskellige møder med interessenter. Sådan noget. Det løber lynhurtigt op i et par hundredetusinde at lave sådan en ting.

Det faglige grundlag for et lægeligt speciale i akutmedicin udkom den 8. februar 2016. Da vi udgav den, blev vi 100% bekræftet i vores antagelser. Diskussionen ændrede sig. Pludselig var det ligesom os, der fremlagde argumentationen. Det var os, der var i offensiven og pludselig var modstanderne af et speciale i defensiven. Tidligere skulle vi hele tiden forsvare os og at sige, nå, men vi synes altså bare, at det er en god idé. Nu ændrede det sig til, jamen, hvordan kan det være, vi ikke har det?

I: Så, undskyld min insisteren, men hvorfor var Trygfonden så lune på akutmedicin?

D: Jeg tror, at de så et forsømt og relevant område, som det ellers var svært at skaffe penge til. De har jo fokus på det akutte og specielt nogle forsømte områder og har gjort meget inden for fx livredning og genoplivning. Derfor tror jeg måske, at de først støttede forskningsdelen med professoraterne, fordi de tænkte, at de kunne bygge videre på det. Men det er jo svært at få et godt forskningsmiljø, hvis man ikke har et klinisk miljø og nogle folk, der ligesom samles om det her.

I: De må jo have set et eller andet, siden de startede med at give jer professoraterne?

D: Det har nok været et eller andet politisk eller et eller andet problem samfundsmæssigt, for professorerne blev jo ikke givet til "os", men til universiteterne og for at støtte akutområdet generelt. Jeg ved det faktisk ikke, andet end som en genuin tanke eller vision om, at det her var et sted, hvor man kunne gøre det bedre.

I: Men her er det alligevel også en faglig, fagpolitisk, lægelig diskussion?

D: Det kan være rigtig, rigtig svært for et stort offentligt system at sætte gang i noget helt nyt. Specielt, hvis det er noget, der kræver en investering. Derfor kan man som privat fond bedre gå ind og dække opstartsomkostninger. Når det er sagt, så er det heller ikke helt ligegyldigt for regioner som driftsherrer og stat, at en privat interesseorganisation indfører noget, der ender man med at skabe forventninger, og som så skal overtages af det offentlige. Trygfonden kan godt give penge til forskning og uddannelse, med de driver ikke akutafdelinger. Derfor skal man selvfølgelig altid være opmærksom på, at der er forskel på, at nogen synes noget eller promoverer noget, og så at andre skal have det til at fungere i praksis.

Trygfonden var en stor hjælp med både professorater og midler til at lave rapporten. De har finansieret det, men havde i øvrigt ingenting at gøre med selve rapportens indhold eller noget som helst. Den var helt uafhængigt lavet af os. Det kan meget vel være, at vi havde lavet en rapport alligevel. Den var bare ikke blevet nær så god. Det kan også sagtens være, at der var kommet et speciale alligevel. Der var ligesom nogle bevægelser i den retning, med flere regioner, der nu også syntes det samme, så hjulene var sat i sving.

Lige da specialet skulle til at starte rigtigt i 2018 blev jeg udstationeret et par år i Tanzania. Christian Skjærbæk var allerede formand for selskabet og gjorde arbejdet færdigt med at få defineret specialet, uddannelsesforløb og en overgangsordning for speciallæger og så videre.

I: Hvornår bliver du så speciallæge og hvad bliver du speciallæge i?

D: Jeg bliver først speciallæge i samfundsmedicin. Det bliver jeg i 2015 og så bliver jeg speciallæge i akutmedicin 2018, stort set så hurtigt, det kunne lade sig gøre. Historien bag begge dele er lidt kringlet. Region Sjælland var jo langt fremme med tankerne om akutmedicin og jeg er oprindelig fra Roskilde. Vi boede i Kolding, men min kone og jeg havde talt om, at vi skulle tilbage til Sjælland. Lidt tilfældigt får jeg en gammel studiekammerat på besøg, som spørger, om jeg ikke vil være hendes barselsvikar i en stilling som uddannelsesansvarlig for yngre læger på Sygehus Syd, der dengang dækkede Næstved Sygehus, Slagelse og Nykøbing Falster.

Jeg finder så lidt tilfældigt ud af, at det er en introstilling i samfundsmedicin. Jeg vidste faktisk heller ikke, at det var et speciale, det må jeg tilstå. Men introstillinger er jo ligesom adgangen til hoveduddannelse og den forjættede speciallægetitel. Jeg kunne jo godt se på de tidspunkt, at hvis jeg skulle være speciallæge med akut specialet, så ville det nok trække lidt ud. Og i alle tilfælde var det meget usikkert, om det ville kunne blive i Danmark. Jeg begyndte i min introstilling 2010 og på det tidspunkt kunne man selv sammensætte sin hoveduddannelse i samfundsmedicin. Det gik op for mig, at jeg kunne kombinere det, der interesserede mig inden for akutmedicin og det organisatoriske og patientsikkerhedsmæssige, med sundhedsberedskab og alt sådan noget i den stil. En personlig detalje er, at jeg faktisk først søgte hoveduddannelse i infektionsmedicin, fordi jeg altid har været interesseret i Afrika. Den fik jeg så ikke og søgte så i samfundsmedicin. Den fik jeg heller ikke, men det gjorde en af mine makkere fra Region Sjælland. Men hun gik på barsel umiddelbart efter, og da de skulle bruge en i hendes stilling, kunne jeg springe til. Jeg skulle arbejde med patientsikkerhed, som også er en af de helt store ting i akutmedicin, og jeg kunne tage mit kliniske ophold, som man skal have en som del af på uddannelsen, på akutafdelingen i Holbæk, som jeg allerede kendte.

Jeg ville også rigtig gerne i Sundhedsstyrelsen og lave noget med nationalt beredskab og sygehusplanlægning. Den enhed var Søren Brostrøm lige blevet chef for, så skrev jeg til ham, om at jeg kunne få den sidste del af min uddannelse der? Det lykkedes. Jeg var derinde i halvandet år og blev så speciallæge den 1. marts 2015 i samfundsmedicin med en klar vægt hen i den administrative del med fokus på det akutte og beredskabet.

I: Så der var også lidt af baggrunden for, at du kunne det politiske og manøvre?

D: Ja. Det er rigtigt. Det gik op for mig, hvor de her ting bliver styret med Sundhedsstyrelsen og Sundhedsministeriet og så videre. Så det var et rigtig godt lærested for at finde ud af, hvordan tingene fungerer. Men også at hver enkelt matrikel eller nøgleperson højt oppe i systemet, ikke bare kan ændre grundlæggende ting, fordi de synes det er en god ide. Eller at man kan ikke bare skrive til Sundhedsstyrelsen, så får man et speciale efter eget valg. Det var jo gået op for mig nogle år før.

I: Ja, men for mig giver det også en forklaring på, hvordan du kunne manøvrere…

D: Ja, i hvert fald til dels. Jeg vil så også sige, at der er mange, der spørger, hvordan kan du være speciallæge i samfundsmedicin og akutmedicin? Det kan jo synes som to helt forskellige ting, men det er faktisk ikke. Helt personligt, så er dét, der ligesom har fanget mig hele tiden været, at systemet skal virke. Man kan være verdens bedste læge i både akutmedicin og samfundsmedicin. Men hvis systemet ikke fungerer, så er det jo kun den ene patient, man hjælper og ikke hele gruppen af patienter, hele populationen. Det er systemerne og strukturen, der ligesom skal holde. Det gælder jo for hele sundhedsvæsenet og samfundsmedicin, men det gælder også i akutmedicinen og i en akutafdeling. Det er det samlede hold. Det er det samlede sygehus, der ligesom skal kunne løse den samlede opgave.

Det sjove er egentligt, at der er mange af de kolleger, som jeg har mødt fra udlandet, der har specialiseret sig i emergency medicine. Men da de så skulle finde noget, der mindede om videreuddannelse, så er de alle sammen blevet Master of Public Health, som jo handler om samfundsmedicin.

I: Så for dig er det bare den anden vej rundt. Her til slut. Er der noget, som du tænker, vi mangler og som vi også skal have med?

D: Der er måske en ting, der er værd at nævne. Jeg er fuldstændig sikker, at akutmedicinen er det rigtige speciale, når man akut skal finde den rigtige behandling til patienten mellem akutmedicin og alle mulige andre specialer. Men da vi allerførste gang skulle finde de ting, der adskiller os fra andre specialer, og hvor vi ser forskelligt på tingene både mellem specialerne og i forhold til os selv. Der diskuterede vi meget med de andre, men faktisk også internt i selskabet.

Der var uenighed i forhold til nogle praktiske procedurer, som akutlæger udfører selvstændigt nogle steder ude i verden. Det diskuterede vi meget frem og tilbage i vores lille gruppe, om vi skulle have det og det med. Helt ned til sådan noget med, at man åbner brystkassen og sådan noget John Wayne-agtigt. Vi diskuterede, hvad kunne vi blive enige om og hvor vildt skulle det være? I Sydafrika kan de kan godt finde på at åbne brystkassen og lukke igen efter et knivstik ud på aftenen. I Danmark sker det rutinemæssigt kun på Rigshospitalet og på de andre højtspecialiserede enheder.

I selskabet havde vi to grupper, der så forskelligt på tingene. En, som mente, at nu skulle vi bare have det speciale og så kunne vi tale om indhold og afgrænsning senere. Der var så også en lidt mere radikal fløj, der mente, at vi skulle kunne alt og som var bange for, at vi ikke blev rigtige akutmedicinere, når vi ikke skulle lave nøjagtigt det samme som Emergency Medicine i resten af verden.

Det var rigtigt at få det på bordet og få det diskuteret. Hvis vi som akutlæger havde accepteret en alt for udvandet version, så havde vi risikeret at få noget, der hedder akutmedicin uden overhovedet at være det. Det er svært nok, fordi der er en del akutte afdelinger, der ikke praktiserer akutmedicin. Men det skabte en smule splittelse internt i selskabet. Der har min holdning hele tiden været, at det afgørende var at få et speciale i akutmedicin, så man fik sit eget, som man kunne bestemme over. Så jeg og flere andre var klare tilhængere af, at vi ikke skulle diskutere en enkelt procedure eller noget. Det er ligesom det overordnede, det handler om. Fløjene er gode venner i dag, men nogle syntes altså, at det var forkert, at man solgte ud af arvesølvet. Jeg tror måske samtidig, at ikke alle helt forstod, hvor provokerende det var for samarbejdspartnerne, hvis vi stod fast på, at der skulle stå noget præcist eller et eller andet bestemt.

Jeg var og er ikke et sekund i tvivl om, at det afgørende var at få et speciale. Så har man bare ganske enkelt en anden position at tale ud fra. Ikke at alle problemer er løst. Tværtimod får man alle de udfordringer, som andre specialer tumler med, men derved har man også den samme base tale ud fra. Og så er det pludselig en forhandling mellem ligeværdige parter, som er etablerede og har deres eget standpunkt. Det er ikke nødvendigvis nemt at diskutere, hvordan man deler en opgave. Men, når man nu er en part, så kan de andre ikke bare fortælle, hvad man skal gøre eller hvad man skal holde fingrene fra.

Inger Søndergaards blå bog

Input til akutmedicinens historie i Danmark

1987-1990

Residency, Internal Medicine på Hartford Hospital Hartford, Connecticut, USA.

I de 3 år tilbragte jeg meget af min tid i Emergency Department og på intensivafdelinger. Jeg holdt meget af det akutte arbejde og især af meget syge patienter, hvilket lagde roden til min interesse i akutmedicin.

1990-1997

Attending (overlæge) i Emergency Medicine på Hartford Hospital.

Modtog traume patienter, hvor jeg intuberede og anlagde centralvenekatetre, pacemakere og meget andet. Mange svært syge patienter. Hospitalet var stort Third Referral Center med 2 helikoptere.

1993-1997

Første hospital i samarbejde med University of Connecticut til at opstarte uddannelsen i Emergency Medicine i Connecticut.

Dengang var der kun et uddannelsesprogram på Belview Hospital i NYC på hele østkysten. Ansat som Associated professor med hovedområder inden for seksuelle overgreb og voldtægt (sørgede for bevismateriale og uddannelse af læger og sygeplejersker). Desuden ansvar for uddannelse af håndteringen af personmisbrug for både voksne og børn samt hæmatologi.

1997-1999

Flyttede til Nordsjælland. Fik 18 måneders 1. reservelæge stilling på Hillerød Sygehus i Intern medicin, da Sundhedsstyrelsen ikke kunne finde ud af, hvordan de skulle placere mig i det danske system på trods af, at jeg havde været Board certificeret i USA i 7 år. Blev hurtigt klar over, at akutte patienter fik dårlig behandling i Danmark, og blev modtaget af den yngste og mest uerfarne læge.

1999-2004

Fik anerkendelse som speciallæge i Intern medicin i Danmark.

Blev subakut overlæge ved Medicinsk afdeling M på Glostrup Hospital, hvor jeg superviserede yngre læger i akutmodtagelsen, daghospitaler og de praktiserende læger. Sørgede for subakutte tider i daghospitaler og rådgav praktiserende læger. Dengang var Glostrup hospital et stort akuthospital. Fik hurtigt godt samarbejde med kardiologerne og vi startede hjertestopundervisning op sammen med anæstesien. Blev i 2003 certificeret som hjertestopinstruktører via Norsk luftambulance, da der ikke var nogle kurser i Danmark.

Med til at planlægge, udvikle materiale og opstarte simulationskurser i akutte medicinske tilstande for introlæger i Intern medicin på Herlev Hospitals Simulations Center; samt Undervisning af HU læger i Intern medicin i akutte intern medicinske tilstande.

Blev i 2000 tilknyttet uddannelsen i Akutsjukvård på Lund Universitets Hospital gennem min mangeårige kontakt til uddannelsesansvarlig overlæge Eric Dvyver, som arbejdede i Lund. Fungerede som konsulent, da jeg var den eneste i både Danmark og Sverige, som på det tidspunkt faktisk havde arbejdet i en akutmedicinsk enhed.

2004-2007

Ledende overlæge i akutmodtagelsen på Glostrup Hospital uden læger ansat i afdelingen med personaleansvar for sygeplejersker og lægesekretærer, fortsat supervision af læger.

I disse år tog vi ERC kurser til Danmark og jeg blev hurtigt kursusleder på ALS.

Arbejdede i pandemigruppe under Sundhedsstyrelsen, ligesom jeg arbejdede med regionaliseringen.

Underviser medicinstuderende og eksaminerer i akutmedicin på 13. semester.

I 2006 med til at grundlægge DASEM med Peter Hallas som formand. Vi holdt møder hjemme hos medlemmerne og blev gradvist mere og mere professionelle. Mikkel Brabrand, Peter Halles og Lars Folkestad publicerede artikler fra akutmedicin. Vores første konference/årsmøde blev holdt på Kommunehospitalet i København med udenlandske talere og måske 100 deltagere.

Deltager i 2008 i gruppe, der udarbejder beskrivelsen af fagområdet for akutmedicin og er del af godkendelsesgruppen. Overrækker i 2009 certifikatet til overlæge Hans Kirkegaard fra AUH, der bliver den første læge med godkendt fagområde i akutmedicin i Danmark.

Tager i 2008 Mastergrad på CBS i Change Management.

2007-2011

Ledende overlæge på akutmodtagelsen på Herlev Hospital, hvor medicinsk og kirurgisk samt skadestuen bliver fusioneret. Jeg ansætter 5 akutoverlæger med Jan Dahlin, som den første. Han bliver i den anledning interviewet til Ugeskrift for læger og Dagens medicin. Forsøger at samle gruppen af ledende overlæger ved akutmodtagelserne i Danmark, for at vi kan blive enige om vejen og stå sammen, da vi jo er relativt svage i forhold til de eksisterende specialer.

Disse år kommer meget til at handle om ledelse. Meget spændende år. Underviser i Boston, Belgien og Italien i International Emergency Medicine Leadership Institute i ledelsesemner samtidig med undervisning i ALS og Akut Sjukvård.

2011-2012

Freelance enkeltmandsvirksomhed:

Konsulent for danske virksomheder bl.a. ved Radiometer inden for Point of care laboratorium testnings udstyr og ved Cetrea med IT logistik tavler til at følge patientflow.

Underviser i Danmark og udlandet inden for akutmedicin og ledelse og administration.

Konsulent i forhold til forandringsledelse.

2012-2018

Vagtbærende overlæge i Akutmodtagelsen på Holbæk Sygehus.

Nogle fantastiske kliniske år, hvor vi ildsjæle opbygger en rigtig Emergency Department. Underviser ugekursus i Akutsjukvård på Lund Universitet hvert år frem til 2016.

Vender fra 2014 også blikket mod EU og bliver bestyrelsesmedlem i EMERGE gruppen under EUSEM, hvor vi udvikler og afholder European Board Exam in Emergency Medicine EBEEM rundt omkring i Europa samt uddanner fremtidige eksaminatorer fra hele Europa. Gerhard Tiwald, der nu er cheflæge på Køge akutmodtagelse var den første dansker, der blev Board eksamineret. Det var også nogle enormt spændende år, men desværre havde det arbejde meget lille impact for akutmedicin i Danmark.

2018

Bliver speciallæge i akutmedicin i Danmark og i Sverige. Fra 2018 og frem bliver jeg overlæge i Medicinsk sektion og Akut Klinik på Amager Hospital.

Hovedkursusleder og Instruktør på EMCC (Emergency Medicine Core Competency) på kursus udviklet af Eric Dvyver i Lund og endorsed af EUSEM som godt kursus til EBEEM deltagere.

Vi har nu 4 centre i Danmark. Holbæk, OUH, Randers og senest - og endelig - Region H på Cames. Det er obligatorisk for introlæger i akutmedicin, men bliver nu også anvendt af læger, der arbejder i akutmodtagelser fra Intern medicin. Vi må have afholdt mindst 50 kurser nu og jeg tror det har haft en kæmpe impact på forståelsen for akutmedicin og identitetsskabelsen hos akutlægerne. Jeg underviser samtidig med, at jeg fortsat arbejder klinisk, hvilket øger troværdigheden blandt de yngre læger. Det har været en spændende rejse, hvor der ikke har været en opskrift at følge, men hvor vi skulle prøve os frem.

Min akutmedicinske historie

Lars Onsberg Henriksen, speciallæge og tidligere koncerndirektør Region Sjælland

Når jeg har valgt denne overskrift for mit bidrag til bogen om akutmedicinens historie skyldes det dels, at jeg skriver, som jeg husker det fra min tid som koncerndirektør i Region Sjælland, og ikke er dykket ned i regionale dokumenter, dagsordener og administrative og politiske beslutninger for at hjælpe hukommelsen. Men også, at jeg altid har holdt meget af en vittighedstegning af Gary Larson, hvor Daffy (som nogle måske kan huske som tegneserieanden, der jages af Elmer Fjot med haglbøsse) skriver sit curriculum på skrivemaskine.

På papiret i skrivemaskinen ser man i kronologisk rækkefølge følgende: Jumped around a lot and went "wooho, woohoo, woohoo", hvilket står på en vis tid hereafter. After a short stint in politics, jumped around a lot and went: "woohoo, woohoo" og endelig. Special Skills: "Can be blown away with a shotgun at close range without dying".

Det er en beskrivelse, der passer meget godt på mig og akutmedicinen, og som jeg derfor vil anvende som overskrifter for de følgende afsnit.

Jumped around a lot and went: wooho, woohoo, woohoo

Jeg havde mit første lægevikariat i 1977 på centralsygehus i provinsen og har i perioden frem til 1994 været ansat på fire sygehuse, centralsygehuse, større hospitaler i København og Rigshospitalet. I alt 10 forskellige steder med hver sin organisering af skadestue og akut modtagelse, udredning og behandling af patienterne, baseret på lokale traditioner, bygningsforhold og specialefordeling.

Det akutte lægelige arbejde blev varetaget af yngre læger i tidsbegrænsede stillinger og der var derfor forholdsvis stor rotation af personale. Et forhold, der formentlig har haft væsentlig betydning for, at der ikke var noget større fokus på udvikling og systematisering af området. Det ville også have krævet et større engagement og samarbejde om opgaven fra afdelingsledelserne, end jeg var i stand til at observere.

Meningen med at skrive curriculum er blandt andet at vise den erfaring og læring, man har opnået gennem tidligere ansættelse og som tages med i den næste. Min læring blev, at akutarbejdet ikke var højt estimeret, oftest udførtes af de yngste læger, var mangelfuldt koordineret samt at ændringer i tilrettelæggelsen manglede ledelsens opmærksomhed og derfor ikke blev prioriteret.

Frem mod og i 1990erne skete der dog en række ting, som jeg mener er afgørende for at der skabes muligheder for et andet og større fokus på tilrettelæggelsen af det akutte arbejde i skadestue og de akutte modtagelser. Det drejer sig om faststillingsreformen, hvor man ønsker flere fastansatte speciallæger på sygehusene ved oprettelsen af nye stillingskategorier af afdelingslæger og vagtbærende overlæger samt dannelse af nye sygehusledelser med deltagelse af læger og sygeplejersker – de såkaldte trojkaledelser – hvorved man opnår at få en mere faglig tilgang til sygehusets/hospitalets samlede funktion, herunder tilrettelæggelse af den akutte modtagelse af patienter.

Det er også på dette tidspunkt i midten af 90erne, at jeg skifter fra klinisk arbejde til administration og ledelse, og dermed til næste punkt på Daffys liste.

After a short stint in politics, jumped around a lot and went: woohoo, woohoo

I modsætning til Daffy blev det nu ikke kun til "a short stint", men til resten af mit arbejdsliv, først i Sundhedsstyrelsen med specialeplanlægning. Her var fokus på patientunderlaget for de specialiserede funktioner i sygehusvæsenet og placeringen heraf med udgangspunkt i de eksisterende specialer. Et tema, der fyldte meget i min tid som lægefaglig vicedirektør i Roskilde Amt, herunder, hvordan man kunne øge specialiseringsgraden i amtets sygehusvæsen med nye funktioner og specialer. Hvad angår den akutte modtagelse gik overvejelserne primært på fordeling mellem sygehusene af særlige grupper af akutte patienter samt hvordan man kunne anvende de nye faste speciallæger – afdelingslæger og vagtbærende overlæger – i skadestue og den akutte modtagelse.

I denne tid fra midten af halvfemserne frem mod dannelsen af regionerne i 2006 skete der dog et par ting, som jeg mener har haft afgørende betydning for etablering af akutmedicin som lægeligt speciale i Danmark. Således kom der ny bekendtgørelse om speciallæger i 2003, hvor tidligere medicinske og kirurgiske grenspecialer nu blev grundspecialer med eget uddannelsesforløb. Senere nedsatte Sundhedsstyrelsen en arbejdsgruppe der udarbejdede det oplæg om akutmodtagelse, som dannede grundlag for Sundhedsstyrelsens anbefalinger fra 2007 og 2009 i "Styrket akutberedskab – planlægningsgrundlag for det regionale sundhedsvæsen".

I forhold den nye bekendtgørelse om speciallæger måtte man imødese en fremtid, hvor den bredt uddannede kirurg og intern mediciner ikke længere ville være tilgængelig for arbejdet i akutmodtagelsen, hvilket særligt på provinssygehusene ville udgøre et problem. Og Sundhedsstyrelsens anbefaling om et patientunderlag på mellem 200.000 – 400.000 for akutmodtagelse på det enkelte sygehus med én indgang for alle akutte patienter ville få betydning for såvel antal som størrelsen af fremtidens sygehuse med akutmodtagelse.

Og så er vi i regionernes tid

Den 1. januar 2007 overtog Region Sjælland ansvaret for drift og udvikling af sygehusene fra de tidligere Roskilde, Storstrøms og Vestsjællands amter. Det var nu regionsrådets opgave at vedtage en ny sygehusplan, der forholdt sig til Sundhedsstyrelsens anbefalinger. De 3 tidligere amters sygehusvæsen var helt forskellige, hvad angik antallet af somatiske sygehuse med akutmodtagelse, forskellige i specialiseringsgrad, med 3 forskellige ledelsesmodeller og i alt 9 sygehuse med modtagelse af akutte patienter.

I administrationen i Sorø var vi tidligt efter regionsdannelsen opmærksomme på vigtigheden af, at den kommende regionale sygehusplanlægning fulgte Sundhedsstyrelsens anbefalinger, og at det især for Region Sjælland ville blive en stor udfordring at udvikle sygehusvæsenet i denne retning. Vi ønskede derfor at komme hurtigt fra start ved at fokusere på to spor. Et mod et mere specialiseret sygehusvæsen med universitetsfunktion. Og et andet spor, der skulle skabe færre, større og fagligt mere levedygtige akutsygehuse.

For at prioritere opgaven med at beskrive de kommende akutsygehuse og sikre bedst mulig ledelsesforankring, nedsattes en arbejdsgruppe bestående af faglige repræsentanter fra sygehus- og afdelingsledelser og mig som formand, med det formål at komme med anbefalinger til, hvordan den akutte modtagelse på sygehusene konkret skulle organiseres.

Der var tidligt enighed om, at det måtte ende med en selvstændig afdeling, der skulle have ansvaret for drift og udvikling af akutmodtagelsen, men hvor vi skulle starte, hvor vi ville ende og i hvilken form, var der større usikkerhed og en vis uenighed om. Derfor besluttede vi at blive klogere ved at opsøge andre organisationer i ind- og udland, der beskæftigede sig med området. I Danmark var det kun Region Midt, der på dette tidspunkt tænkte i samme baner som os. Derfor blev det i første gang med repræsentanter herfra, at vi forsøgte at få mere styr på udfordringerne og mulige løsninger.

Herefter var turen kommet til at gruppen tog på besøg i Lund/Malmø, hvor Bent Christensen bød os velkommen og præsenterede os for deres organisation, fysiske indretning og arbejdsform baseret på, at akutmedicin var blevet et lægeligt speciale i Sverige. Efterfølgende fik vi skabt kontakt til Philip Anderson fra akutafdelingen på Beth Israel Deaconess Medical Center i Boston og vi fik arrangeret en studietur dertil for arbejdsgruppen. Her fik vi muligheden for at gå i dybden med problemstillingen gennem drøftelserne med Philip og hans kolleger. Og der var tid nok til, at vi også internt i arbejdsgruppen, kunne nå at få drøftet de informationer og indtryk, vi havde fået, inden hjemrejsen til Danmark. Allerede på dette tidspunkt kunne vi i gruppen begynde at arbejde konkret med forslag til den fremtidige akutmodtagelse i regionen, som også lå til grund for sygehusplanen.

Udover at inddrage den faglige og ledelsesmæssige del af regionens sygehuse, blev der samtidigt arbejdet med at præsentere og drøfte problemstillingen for det politiske niveau. Et aspekt vi var meget opmærksomme på, da den fremtidige struktur var afhængig af regionsrådet beslutning og forståelse af begrundelserne for det fremlagte forslag. Derfor blev emnet inkluderet i en politisk studietur til Stockholm, hvor vi udover at besøge akutafdelinger også søgte inspiration til de kommende sygehusbyggerier i regionen.

Den 2. regionsrådsperiode fra 2010

Den første store opgave for det nyvalgte regionsråd i 2010 bestod i at vedtage en sygehusplan, der bedst muligt kunne varetage såvel den akutte som elektive betjening af regionens borgere og sikre opbygningen af et specialiseret universitetssygehus, for at bringe nye specialer og mere specialiseret behandling tættere på borgerne i regionen. Nogle sygehuse måtte lukkes og andre udbygges. Planen ville derfor også indebære investeringer i byggerier, som var velegnede til den ændrede form for modtagelse, udredning og behandling af akutte patienter, som sygehusplanen og de 8 principper indebar.

Der skulle ikke meget hovedregning til for at se, at der maksimalt var plads til 4 sygehuse med modtagelse af akutte patienter, hvis regionen skulle leve op til Sundhedsstyrelsens anbefaling om patientunderlag. Det måtte betyde større sygehuse med større akutmodtagelser. Selv om det lyder som en enkel opgave, skulle vi igennem en hel del øvelser, forslag og diskussioner, inden administrationen kunne forelægge forslag til den ny sygehusplan, der blev vedtaget i 2010. Herved kom det somatiske sygehusvæsen til at bestå af 4 sygehuse med akutmodtagelse (heraf et universitetssygehus) og 2 specialsygehuse med elektive funktioner.

Beslutningen indebar på samme tid, at akutmodtagelse af patienter inklusive skadestuefunktion, skulle foregå ét sted på sygehuset. At funktionen skulle bemandes med eget personale i en akutafdeling med egen ledelse. At afdelingen skulle have faciliteter, der tillod hurtig og effektiv udredning og behandling, egne senge til observation og behandling i op til 48 timer. Og at der alle 4 steder skulle bygges, ombygges og tilbygges for at skabe de rette faciliteter. Udbygningen skulle ske hurtigst muligt, også selvom det måtte indebære midlertidige løsninger og anlægsinvesteringer, for herved at muliggøre realisering af den akutte modtagelse på de 4 steder så hurtigt som muligt.

Af planen fremgik at regionsrådet havde som målsætning, at alle akutte patienter i Region Sjælland skulle modtage behandling af samme høje kvalitet. Derfor var der behov for fortsat udvikling af akutsygehusene med udgangspunkt i otte fælles principper under følgende overskrifter:

1. Den akutte diagnostik og behandling sker i akutafdelingen.
2. Akutafdelingen har ansvar for de akutte patientforløb.
3. Akutafdelingen har eget personale med akutkompetencer.
4. Bemandingen i akutafdelingen afstemmes efter behovet.
5. Speciallægen har behandlingsansvaret (speciallægen i front).
6. Yngre læger uddannes systematisk i varetagelsen af akutte patienter.
7. Akutafdelingen har egne senge.
8. Akutafdelingerne anvender fælles akutstandarder.

Hermed var den overordnede ramme fastlagt. Nu fulgte arbejdet med den videre konkretisering, detaljerede planlægning og efterfølgende realisering.

Det politiske sygehusudvalg, formanden for regionsrådet Steen Bach Nielsen, og udvalgte fag- og ledelsespersoner fra sygehusene, tog derfor på en fælles studietur til Boston for at se på indretning af akutmodtagelser, drøfte fremtidige samarbejdsmuligheder og perspektiver og udfordringer for et eventuelt akutmedicinsk speciale i Danmark. Det blev en meget udbytterig tur, som skabte en fælles forståelse mellem det politiske og faglige/ledelsesmæssige niveau om muligheder, udfordringer og begrænsninger. Der var allerede på dette tidspunkt enighed om, at det ville være meningsfuldt at arbejde for et akutmedicinsk speciale i Danmark, men også dette ville være udfordrende, møde modstand og at vejen ville være lang samt at en række forudsætninger først skulle afklares og opfyldes.

Dernæst drejede det sig helt konkret om at skaffe investeringer til byggeriet af "de rigtige akutmodtagelser", få afklaret skillelinjer og samarbejdsmåder med de andre specialer, få gjort læger og sygeplejersker interesserede i at arbejde i de kommende modtagelser, sikre uddannelse i akutkompetencer til det kliniske personale samt at få beskrevet den fremtidsvision, hvor det akutte område og akutmedicin kunne få samme vilkår og anerkendelse, som de øvrige specialer.

Derfor betonede vi også vigtigheden af, at det drejede sig om hele akutsygehuset. Det var således ikke blot et spørgsmål at "få klistret" nok en ny afdeling (og om muligt et nyt speciale) på sygehuset, men om en samlet udvikling af hele sygehuset. En udvikling, hvor alle deltager og bidrager til gode akutte patientforløb. Alle får nye roller, hvor akutafdelingen har ansvaret for forløbet i akutafdelingen og til at afslutte eller viderehenvise patienterne. Biokemi og billeddiagnostik leverer hurtige ydelser i og til akutafdelingen, hvor de øvrige kliniske speciallæger bidrager i akutafdelingen, når det er fagligt nødvendigt. Hvor akutafdelingen kan forberede patienter til operation og aftaler med de kliniske specialer, om et eventuelt videre forløb skal ske ambulant eller under indlæggelse i de kliniske afdelinger, så man i fællesskab udvikler et samarbejde til gavn for patienter og til en samlet, effektiv ressourceudnyttelse.

Det lyder mere enkelt og lettere end det skulle vise sig at være. Vi gik i gang med krum hals – regionsrådet "leverede varen" ved at bevilge midler til sygehusbyggerier, uddannelse og samarbejdsaftaler med BIDMC i Boston. Og sygehus- og afdelingsledelser samt fagfolk ved at få realiseret byggerierne, videreudvikle akutområdet, organisere uddannelse, uddanne sig og knokle løs. Der blev sendt læger og sygeplejersker til Boston og Bostonfolkene kom på opfølgende besøg, holdt kurser og seminarer, aftalen blev forlænget og udbygget.

I Boston havde vi set oversigtstavler med udvalgte patientoplysninger i realtid for at understøtte patientforløbene, og vi sagde at "so ein ding müssen wir auch haben" og gerne i en udbygget udgave med flere kliniske oplysninger. Derfor besluttede vi i Region Sjælland at indgå aftale med det norske IT-firma Imatis om udvikling af elektroniske overblikstavler, hvor det enkelte patientforløb kunne følges. I denne proces prioriteredes udviklingen af disse tavler i akutafdelingen. Det lykkedes at få udviklet dynamiske skærme, hvor man med fingertryk kunne vælge afdelingsoversigt eller patientoversigt, der indeholdt en række kliniske og parakliniske oplysninger, inkl. røntgenbilleder, med løbende opdatering. Tavlerne kunne tilgås af læger fra alle afdelinger på sygehuset, hvorved overblik, samarbejde og koordinering blev gjort lettere, og det blev mere interessant at arbejde i og komme på tilsyn i akutafdelingen.

Arbejdet med planen blev holdt på sporet i denne regionsrådsperiode, men efterhånden som tiden skred frem, blev det også åbenbart at især rekrutteringen af personale og det fremtidige behov for personale med de rette kompetencer i stigende grad, ville gøre os sårbare. Akutmedicin som speciale havde hele tiden virket som den rette, fremtidige vej at gå. Men det blev nu endnu mere klart, at det hastede at få sat dette på dagsordenen som et nationalt mål, hvis vi skulle lykkes.

Special Skills: Can be blown away with a shotgun at close range without dying.

Efter at Sundhedsstyrelsen havde udsendt sine anbefalinger til den akutte modtagelse af patienter på sygehusene, herskede der mildest talt ikke national enighed om, hvordan disse anbefalinger skulle udmøntes. Om det nu var så fornuftigt med én indgang og om det var op til regionerne selv at beslutte, hvilken model de foretrak.

I løbet af de ti år, der gik fra de første tanker om akutmedicin som speciale i Danmark, til de blev en realitet, var ideen blevet skudt ned talrige gange. Og der var i lang tid ikke andre i landskabet til at yde genoplivning end Region

Sjælland, Region Midt samt Dansk Selskab for Akutmedicin. Jeg kunne jævnligt, når jeg var i Danske Regioner, i Sundhedsstyrelsen, i Sundhedsministeriet, på konferencer og møder, høre mig selv sige: "i øvrigt mener jeg, at man bør etablere et speciale i akutmedicin i Danmark", uden at synspunktet fandt den store genklang.

Da jeg fornemmede, at akutmedicin, ligesom Daffy, var en truet art, mente jeg at det bedste forsøg på at holde tanken om akutmedicin som selvstændigt lægeligt speciale i live på, var at sætte flere kræfter ind på hjemmebanen. Det skete blandt andet ved, at Region Sjælland indgik et praktisk og økonomisk samarbejde med Dansk Selskab for Akutmedicin om at arrangere en akutmedicinsk kongres. Første gang i Roskilde i 2010 med deltagelse fra Boston, for at styrke interessen for specialet.

Vi var i Region Sjælland begunstiget af dygtige og energiske afdelingsledelser for de nye akutafdelinger. Det var for mig tydeligt, at akutafdelingerne i regionen ville kunne blive en succes og opfylde de principper, vi havde i sygehusplanen. Men samtidigt var det lige så tydeligt, at især den lægelige rekruttering på speciallægeniveau var meget vanskelig og udfordrende, og konceptets overlevelse ville afhænge af, om vi kunne finde en løsning.

Fra starten blev vi hjulpet af, at et antal speciallæger fra eksisterende specialer fandt det interessant og udfordrende at arbejde i akutmodtagelserne, men også, at der ikke var tilstrækkeligt mange til at løse problemet, selvom de blev tilbudt efteruddannelse i akutkompetencer lokalt og i Boston. Ved indgangen til den tredje regionsrådsperiode i 2014 var akutafdelingernes grundlæggende infrastruktur, lokaleforholdene, arbejdsformerne og samarbejdet med de øvrige afdelinger på sygehusene mere eller mindre bragt på plads, men princippet om speciallægen med særlige akutkompetencer i front var fortsat svært at leve op til, og rekrutteringsudfordringerne var langt fra løst.

På nationalt plan var vi kommet så langt, at de fleste havde erkendt behovet for "akutkompetente speciallæger" og der blev arbejdet på en model med en akutmedicinsk overbygning på den eksisterende speciallægeuddannelse. Vi var i Region Sjælland ikke enige. Vi mente, at den rigtige løsning var et nyt og selvstændigt akutmedicinsk speciale, og besluttede at arbejde videre for dette samt at regionen skulle kunne bidrage til uddanne flere og dermed ansætte flere.

Det nye regionsråd bakkede op om administrationens vurdering af at fastholde sygehusplanen, ved at søge yderligere fremdrift i akutsygehuskonceptet. Efter en del forarbejde kunne jeg tage med den nye Regionsrådsformand Jens Stenbæk til Malmø, hvor han underskrev en aftale med Region Skåne om fælles uddannelse af læger.

Aftalen indebar, at yngre læger i Region Sjælland skulle kunne erhverve svensk speciallægeautorisation i akutmedicin via ansættelser i Skåne og Region Sjælland med fast tilknyttet uddannelsesvejleder fra Region Skåne. Og at svenske uddannelsessøgende læger i akutmedicin kunne få deres sideuddannelse i eksempelvis anæstesi, medicin og kirurgi via ansættelser i Region Sjælland. Der blev afsat økonomi til uddannelsen og ved opnåelse af speciallægeautorisation var man garanteret en fast ansættelse i Region Sjælland.

Det var selvfølgelig klart, at denne aftale ikke ville kunne løse problemet hverken på kort eller langt sigt. Vi var heller ikke så naive, at vi forestillede os, at der ville blive tale om et uddannelsesboom eller at speciallæger uddannet via aftale, alle ville ønske videre ansættelse i Region Sjælland. Men det var, hvad vi kunne gøre selv. Dels for at øge egen rekruttering, men også for at signalere, at vi fortsat var faste i kødet i forhold til oprettelse af et selvstændigt speciale i akutmedicin i Danmark. Og at der var et stærkt politiske ønske herom i Region Sjælland. Et ønske regionsrådsformanden bragte med til sine kolleger i Danske Regioner og til Christiansborg.

Lige så stille ændrede stemningen sig de kommende år. Der taltes nu mere og mere positivt om et nyt speciale, Sundhedsstyrelsen nedsatte en arbejdsgruppe for at belyse problemstillingen.

I februar 2018 kom der endelig en ny bekendtgørelse om speciallæger, hvor akutmedicin figurerede som et selvstændigt speciale.

Sidste jump around and go woohoo, woohoo, woohoo

Jeg vil derfor konkludere, at akutmedicin i Danmark viste sig at have de samme "special skills" som Daffy, overlevede at blive skudt ned gentagne gange, og jeg kunne derfor nu selv gå videre af endnu et nyt spor med "jump around and go woohoo, woohoo, woohoo".

Lad os nu skrive os fem år frem i tiden. På sidelinjen har jeg kunnet observere, at der er gjort et stort arbejde for at få specialet etableret, der er oprettet uddannelsesstillinger, specialet udvikles og der arbejdes intenst på at gøre akutafdelingerne til attraktive arbejdspladser. Den slags tager tid og kræver tålmodighed fra både fagfolk og beslutningstagere og forudsætter, at man er enige om at holde kursen, også når det er svært.

Svært er det også fem år senere med flere akutte patienter. Personalemangel i akutafdelingerne i et presset sygehusvæsen med stigende ventelister og stigende specialisering.

Øget rekruttering til specialet vil nok forudsætte mere attraktive arbejdsforhold, fokus på vagtbelastningen og på, hvilke opgaver man kan varetage, når man bliver ældre.

I lyset af den tiltagende subspecialisering af de medicinske specialer og det medfølgende manglende fokus på generelle intern medicinske kompetencer i uddannelsen inden for disse specialer, vil hospitalerne i fremtiden få behov for læger med lyst og kompetence til at forestå tovholderfunktion og koordinering for det stigende antal ældre og multisyge patienter, indlagt på sygehusenes specialafdelinger. Til varetagelse af denne funktion vil jeg pege på den ældre, erfarne speciallæge i akutmedicin. Her ser jeg en mulighed for udvikling af akutmedicinen, hvor de seniore akutlæger kan forblive aktive som "sygehusets erfarne generalist læge" uden vagt og med funktion i hele huset til gavn og glæde for deres kolleger, dem selv og først fremmest for patienterne.

Og dette lille woohoo, woohoo, bliver så det sidste skræp fra mig.

Sygeplejersker i akutmedicin

Interview med Annette Jakobsen, intensiv og akut sygeplejerske, formand for Fagligt Selskab for Akutsygepleje

A: Annette Jakobsen
I: Interviewer Lars Oberländer

I: Annette, vil du ikke prøve at starte med at fortælle mig om, hvem du er? Hvad er din stilling, din baggrund og hvorfor er du relevant i den her sammenhæng?

A: Jeg er uddannet intensivsygeplejerske og akutsygeplejerske Omkring 1999 blev Traumecenteret på AUH (det daværende kommunehospital) etableret. Jeg arbejdede på daværende tidspunkt på intensivafdelingen og var med til at etablere samarbejdet mellem intensiv og traumecenteret. Efterhånden blev akutafdelingen etableret og jeg var ansat som en af de første sygeplejersker. Dengang var afdelingen ikke en fysisk afdeling, men en projektafdeling, hvor vi planlagde den kommende "fysiske" afdeling. I starten var vi ganske få ansatte, en enkelt læge, et par sygeplejerske og en sekretær.

Rapporten omkring organiseringen af det akutte områder, som Sundhedsstyrelsen udkommer med i 2007 får stor betydning for den kommende organisering og etablering af det akutmedicinske område på AUH. I forbindelse med rapporten bliver der i Region Midtjylland nedsat en arbejdsgruppe, som jeg kommer med i. Vi udvikler blandt andet den kommende efteruddannelse for læger og sygeplejersker i akutmedicin. Den laver vi tværfagligt og det er vi nok de første, som laver på det tidspunkt.

Region Midtjylland er faktisk nogle af de første herhjemme, der begynder at beskrive, hvad for nogle kompetencer, der skal til, for at kunne stå i en akutafdeling og modtage kritisk syge patienter. Ikke kun traumepatienten, men også akut og kritiske syge patienter – alle de patientkategorier, der skal indlægges akut.

Der sidder jeg med i den første arbejdsgruppe og er med til at lave de første kompetenceprofiler og beskrivelser til både læger og sygeplejersker. Vi er også nogle af de første, der etablerer tværfaglig undervisning. En daværende overlæge på akutafdelingen mente, at jeg havde fået en mindre hjerneblødning, da jeg forslog at dele af den teoretiske undervisning kunne laves tværfagligt – altså ikke kun simulationstræningen. Tværfaglighed har fra starten været en grundsten i akutmedicin både i uddannelsesregi og kompetencemæssigt. Vi er dybt afhængig af hinandens faglighed og er nødt til at have et stort kendskab til hinandens kompetencer. Det kunne vi godt regne ud, også dengang. Det har ikke ændret sig.

Det beskæftiger jeg mig med nogle år og sidder i en stabsfunktion på den daværende akutafdeling, som så begynder at blive mere en rigtig fysisk akutafdeling, også før vi flytter ud på Skejby. Det er ligeså langsomt den organisering, der skal stå sin prøve. Og så blev jeg spurgt, om jeg ikke ville med på det første hold af uddannelsen til akutsygeplejerske. Det ville jeg selvfølgelig gerne. Efter at have været på det første hold på akutuddannelsen for læger og sygeplejersker blev jeg ansat på uddannelsesstedet. Det var på Center for Kompetenceudvikling i Region Midtjylland, hvor jeg blev spurgt, om jeg ikke ville være med til at lave uddannelsen fremadrettet. Det var tilbage i december 2012 og her har jeg været ansat siden. Her arbejder jeg blandt andet med uddannelse inden for de akutmedicinske område – både til sygehuspersonalet og til primærsektoren. Ud over at arbejde med uddannelse har jeg bevaret min gang i praksis, fordi jeg kan faktisk rigtig godt lide at arbejde med akutte patienter. Derfor har jeg et bijob ved siden af, som akut-sygeplejerske på akutafdelingen i Århus.

I: Så i alle de år har du beholdt det, for at have kontakt til praksis?

A: Ja ja, så er jeg blevet ved med at have vagter. Jeg har ca. 6 – 7 vagter om måneden på akutafdelingen i Århus på AUH. Indtil videre har det givet god mening. Altså, det er jo ved siden af mit job, så det er selvfølgelig fritid og alt muligt andet. Men det giver god mening – og jeg er stadig meget glad for det.

I: Så du er en af de helt første pionerer, der begynder at tænke, hvordan uddanner vi folk til at tage sig af de akutte patienter?

A: Ja, vi tænkte, at vi skal gøre et eller andet med de her akutte patienter. Faktisk helt tilbage fra dengang, at jeg arbejdede på intensiv. Der diskuterede vi rigtig meget det med, at vi står faktisk og modtager traumepatienterne direkte. Det gjorde vi simpelthen. De kom jo rullende ind, og så hed det glasskår i hovedet, frakturer, sår og skader. Det var det, vi primært stod med. Og så glemte vi jo faktisk, at det måske også var en god ide at få kigget patienten på ryggen og lave en gennemgang gang og ikke kun fokusere på hovedtraumet. På den måde begyndte vi at vende blikket mod især Rigshospitalet og hele deres organisering. Det er tilbage i 1997 eller 1998 eller sådan noget. Hele opsætningen af modtagelse af de akutte patienter udvikler sig langsomt. Først er det en satellitafdeling og langsomt bliver det til en "rigtig" akutafdeling. I den forbindelse stiftes så det faglige selskab for akutsygepleje, DAENA.

I: Hvor er vi henne der, altså årstallet?

A: Jeg tror det var i 2008 - 2009, lige umiddelbart efter strejken, fordi vi lavede det faglige selskab uden om Dansk Sygeplejeråd. På daværende tidspunkt var der rigtig mange sygeplejersker, som var trætte af deres fagforening. Rigtig mange syntes ikke, at de har opnået nok ved strejken og meldte sig ud af DSR (Dansk Sygeplejeråd, red.). Det er én af grundene til, at vi vælger at lave det faglige selskab uden om DSR. Det har den fordel at medlemmer kan være medlem af DAENA uden at være medlem af DSR. Der går faktisk nogle år, før DAENA blev en del af DSR.

Vi begynder så at samarbejde med det lægefaglige selskab. Vi laver de første danske konferencer DEMC (Danish Emergency Medicine Conference, red.) sammen og siden kommer det præhospitale område med. I starten var vi kun 4 mennesker og en lommetyv. I dag er konferencen vokset og meget større end vi havde drømt om. Der er omkring 600 – 700 til DEMC nu.

Efter et par år, så går det faglige selskab for akutsygepleje ind i Dansk Sygeplejeråd, fordi vi finder ud af, at det simpelthen er for tungt administrativt. Derfor bliver der faktisk en fordel at sidde inde under deres vinger, hvor vi også har lettere adgang til beslutningstagerne og så videre. Og der sidder vi stadigvæk.

I: Har I så fået en bekendtgørelsesbelagt specialuddannelse i akutmedicin?

A: Nej, vi venter stadig (specialuddannelsen er siden interviewet blevet godkendt i juni 2023, red).

I: Det troede jeg faktisk?

A: Det kan jeg godt forstå. Det ville jeg også ønske. Det har virkelig været langvarigt. Man får ikke bare en specialuddannelse inden for vores område. Det skal godkendes hos mange instanser og det har været en meget langsommelig proces. Den nuværende uddannelse er forankret under Danske Regioner og alle regioner udbyder akutuddannelsen til sygeplejersker. Det har kun været Region Midtjylland, der har udbudt den tværfagligt. Der er etableret en national styregruppe, hvor vi forsøger at ensrette rigtig mange af modulerne på tværs af landet. Det er faktisk lykkedes meget godt. Men samtidig, så vil sygeplejersker og jeg selv personligt, meget gerne have en specialuddannelse. Det har faktisk været et af dilemmaerne. Vi har faktisk hele tiden haft en velfungerende efteruddannelse. Og så står vi og siger med den anden hånd, at vi vil gerne have specialuddannelse. Og der har vi virkelig skullet argumentere for, hvorfor? Altså, hvorfor man ikke bare bevarer den, vi har? Hvorfor skal I absolut have en specialuddannelse?

Der er mange, der skal overbevises og godkende det. Der er så mange interessenter, vi har skullet overbevise om, at det her var en god ide. Vi har kæmpet en brav kamp, rent ud sagt. Vi er så langt nu, at Sundhedsstyrelsen har nedsat en arbejdsgruppe med ministerierne og Sundhedsstyrelsen og alle mulige andre ved bordet, hvor vi lavede en rapport, som skulle ind i Sundhedsministeriet. Den handler om, hvordan en sådan uddannelse så kan se ud og hvad det er for nogle elementer, der skal være sådan overordnet. Rapporten gik så ind til ministeriet i sommerferien 2022. Så vil skæbnen jo, at det går valg i det. Så ville de jo ikke svare på noget og den er stadigvæk på ministerens bord. Sundhedsministeren skal jo sætte sit stempel, fordi det er en bekendtgørelse. Det har vi ikke fået endnu, så vi ved ikke engang endnu, om beslutningen er taget.

I: Så I har ikke fået nogen tilkendegivelser om, at det er en god ide?

A: Hvis ministeriet giver Sundhedsstyrelsen lov til at nedsætte arbejdsgruppen, så skal bekendtgørelsen jo beskrives. Så skal de nok godkende det, men det var jo under den tidligere minister. Det har bare trukket i langdrag.

I: Annette, jeg kunne rigtig godt tænke mig at komme tilbage til akutmodtagelserne. Hvad betyder det for jeres faglighed?

A: Akutsygepleje er en kompleks størrelse. Man plejer jo at sige, at enhver sygeplejerske skal kunne akut sygepleje. Men der er en forskel på at kunne lave akut – mellemrum - sygepleje og akutsygepleje, hvor ordet er sat sammen. Jeg håber enhver sygeplejerske uanset, om de står på en øjenafdeling, intensiv eller hvor de står henne, kan udføre akut sygepleje og lave livreddende indsats. Der, hvor forskellen er i forhold til akutsygepleje er, at akutsygeplejerskerne på en akutafdelingen, står med uafklaret kritisk syge og akutte patienter og skal varetage sygeplejen i en akut kontekst.

Akutsygeplejerskerne er fagligt dygtige til at vurdere patienterne og lave det, jeg kalder "find de syge – syge". Vi skal finde den ustabile, akut kritisk syge patient. Det er der, hvor vi er specielle i vores korte kontakt. Vi skal også have kompetencer i forhold til at finde ud af, hvis patienten skal forblive indlagt, hvilken afdeling patienten skal på. Hvis patienten skal sendes hjem, hvilke ting skal så iværksættes, så forløbet bliver godt. Så der er et tæt samarbejde med andre afdelinger, læger og primærsektoren. Akutsygeplejersken skal kunne favne alle aspekter af sygeplejen, dvs. både besidde dybde og bredde faglighed. Det er essensen af akutsygeplejen. Akutsygepleje kræver både hjerne, hjerte og hænder.

Der er mange forskellige måder at organisere akutsygeplejen på i akutafdelingerne. Nogle steder skal akutsygeplejerskerne jonglere mellem arbejdet på en skadestue, akutmodtage-sektionen og traumemodtagelsen. Der er alle mulige former for organisering med mere eller mindre succes, er jeg nødt til at sige, fordi det kræver også utrolig stor viden og en stor omstillingsparathed. Der, der er fælles for os, tror jeg er, at vores hjerter banker for de akutte patienter, det hurtige flow, den kompleksitet patienterne kan komme med, udredningen og behandlingen. Det tætte tværfaglige samarbejde har også stor betydning. Vi er hinandens forudsætninger og det har stor betydning.

I: Hvor er balancen mellem bredde og dybde? Der må vel være et balancepunkt for, hvor bred man kan være, hvis man også skal være i dybden? Man skal vel kunne fungere overalt i en akutmodtagelse eller tænker I, der skal ske en specialisering?

A: Nej, det tror jeg ikke. Det har vi jo også diskuteret i forhold til vores uddannelse. Jeg tror, at man skal have en meget, meget stor bredde i sin faglighed. Og så tror jeg, man godt kan specialisere sig ind i en yderligere faglighed, for eksempel som behandlersygeplejerske. Det er helt klart en specialkompetence, som ikke alle akutsygeplejersker skal have. Det kræver mange års erfaringer og rigtig store faglige kompetencer at blive behandlersygeplejerske. Det er også noget af det, som gør, at afdelinger fungerer bedst der, hvor man har fået lov til at fordybe sig i et speciale. Men man skal også kunne vurdere ved modtagelsen og i forløbet, om patienten er en medicinsk eller kirurgisk patient. Og alt det akutte i modtagedelen, der tager imod medicinske og kirurgiske patienter og traumerne og så videre. Alt det med den store brede faglighed. Og så skal man have lov til at have en dybde i faglighed, så på den måde. Ja, så må sige, så specialiserer vi os.

Specialuddannelsen skal gerne give os den store brede faglighed. Og så må man gå i dybden med det sted, afhængigt af, hvor man er ansat henne, fordi vi organiserer os forskelligt. Det er jo en af de store udfordringer. Der er jo en stor udfordring i, at vi stadigvæk gør det på 21 forskellige måder. Vi skal måske ikke have 21 måder at gøre på. Det mener vi heller ikke som fagligt selskab.

I: Prøv at fortælle lidt mere om det, så jeg kan forstå det?

A: Vi har været meget optaget af, hvad det vil sige at være akutlæge. Forstået på den måde, hvordan er samspillet mellem os, som sygeplejersker, og dem? Vi er enormt unikke i og med, at vi er et team. Og det er nogle gange svært med de forskelle i organisering at finde ud af, hvad vi vil gerne skal have af kompetencer. Vi vil selvfølgelig gerne have nogle akutlæger, som er godt klædt på og som kan finde de syge patienter og være med til at hjælpe os, så vi sammen får lavet gode behandlingsplaner for de her patienter. Så tror jeg, at vi selvfølgelig også gerne vil have anerkendelse for vores faglighed. Det vil vi, ligesom lægerne, også gerne have. Vi står med den samme brede faglighed som akutlægerne. Så skal vi også have samme anerkendelse.

Akutmedicin er det største paradigmeskift i sundhedsvæsenet i nyere tid. Der er fokus på symptomer frem for diagnoser. Akutsygeplejerskerne er med til at finde og se symptomerne i samarbejde med lægerne. Det er akutsygeplejersker, der ofte først ser patienten, og vi skal være gode til at give vores vurderinger til lægen. Men modtagelsen, behandlingen og plejen forgår tværfagligt. Akutområdet er et område, som er unikt i forhold til tidligere opfattelser af, hvad sygepleje også er.

I: Hvis du så ind i en krystalkugle, hvor synes du så, at I skal hen ud over specialuddannelsen?

A: Så skal vi have mere tværfaglighed og lave meget mere sammen, også med uddannelse. Hvis jeg kigger ind i min pipeline og skulle lave sådan en krystalkugle. Så håber jeg da, at faglighederne har mere fokus på hinanden. Sygeplejersker er ikke bare en serviceperson, for at sige det på en pæn måde. Man skal have mere øje for hinandens både faglighed og forskelligheder. Vi er jo dybt afhængige af hinanden.

Der tror jeg endda de andre sygeplejefaglige selskaber har skelet til os, fordi vi er jo den nye pige i klassen. Så både lægerne og os har også skullet godkendes af de andre faglige selskaber, inden vores område overhovedet blev optaget i Dansk Sygeplejeråd. Nu er vi ikke længere dem, de andre ikke vil lege med - tværtimod. De vil de rigtig gerne lege med os. De er jo også dybt afhængige af, hvad vi laver nede på akutafdelingen, for patienterne lander jo i stamafdelingerne næste formiddag. Men vi har da stadig vores kampe med de andre afdelinger. Der var en sygeplejerske fra en stamafdeling, der for nylig sagde til mig, om akutafdelingen, altså vi ikke bare kunne forsvinde?

I: Hvorfor sagde vedkommende det?

A: Jamen, jeg tror det var sådan en frustration over, at vi er sådan lidt irriterende. Forstået på den måde, at vi er dem, der skubber patienterne videre og siger, at nu skal I modtage patienten. Man er jo, især som sygeplejerske, hårdt ramt på den post, fordi vi har run på i akutafdelingen. Vi er dem, der ringer klokken et og siger, at nu skal I tage imod patient nummer 3 i aften. Det er der, hvor de synes, vi er irriterende, samtidig med, at også er rigtig glade for, at vi vender rigtig mange af patienterne, som de ikke skal se.

I: Hvis vi så prøver at kigge fremad. Hvad synes så akutmedicinsk selskab bør gøre, som deres næste skridt, ud over at støtte, at I skal have en specialuddannelse?

A: Så skal de arbejde for, at vi bliver lidt mere ens på de 21 akutmodtagelser, hvis det er det lægefagligt selskab, som vi snakker om. Der kunne jeg godt tænke mig, at de arbejdede mere ens, for så ville der være større vished for patienterne, og ikke mindst, hvad de enkelte akutafdelinger kan og vil. Det gælder også samarbejdet med kommunerne og det præhospitale område, så der en tydelig vision og ikke mindst forståelse af hinandens områder. En mere tydelighed omkring visiteringen og ansvaret i forhold til patienten, borgeren. Hvilke kompetencer, der findes i det kommunale regi, så det bliver mere ensartet og gerne en opkvalificering af kompetencerne i det kommunale regi og flere ressourcer til området. Nogle patienter er blevet tabt et eller andet sted i nogle systemer, fordi kommunerne gør det også på forskellige måder. Gerne et tættere samarbejde med lægevagten for eksempel. Hvordan vi visiterer fra lægevagten til en akutafdeling? Hvad er det for nogle regler, man følger ud fra patientens behov? Det ved jeg godt er svært, men hvis jeg skulle ønske. Så organiseringen bliver lidt mere ens, så der ikke er forskel på, om du bliver indlagt i Aalborg, Hjørring eller Aarhus.

I: Hvorfor betyder en mere ens organisering noget?

A: Altså det er også, så vi kan se på, hvad for nogle kompetencer er der de forskellige steder. Der skulle jo helst ikke være forskel på, om du møder en dygtig akutlæge i Odense eller om du møder ham oppe i Hjørring. Det tænker jeg handler rigtig meget om organisering og det handler selvfølgelig også rigtig meget om, at vi har nok akutlæger. Så er det vel også mit ønske, at der kommer flere akutlæger. At man gør specialet mere attraktivt, så de unge synes det er speciale, man skal ind i. Så det ønsker vi da også. Vi ønsker nogle flere at arbejde sammen med – både læger og sygeplejersker.

I: Er der tilsvarende udfordringer inden for akutsygepleje?

A: Det er der. Vi har svært ved at fastholde. Vi kan egentlig godt tiltrække, fordi de unge sygeplejersker synes det er lidt spændende. Vi kan godt få dem til at komme ind ad døren, men har svært ved at fastholde dem, når de begynder at få familie og med de mange vagter. Det er et problem nogle steder.

I: Og det giver vel en ekstra udfordring, når du siger, at I skal have brede og dybe kompetencer. Det er jo en dårlig kombi?

A: Det kommer an på, hvordan man ser det. Det giver jo også en unik mulighed for, at blive meget fagligt dygtig. Heldigvis er der mange sygeplejersker, der har været i området i mange år, men sygeplejersker vil gerne have en god karrierevej – derfor er specialuddannelsen også et must for os. Sygeplejersker vil gerne lære og vil gerne blive fagligt dygtige, og det kan uddannelse gøre. Sygeplejersker elsker, at der er mulighed for at få en karriere. Jeg kan se, hvor mange af de gode, kompetente folk, der forsvinder over til intensiv eller anæstesien, fordi de der kan få en specialuddannelse. Akutsygeplejersker vil gerne have anerkendelse og det får de blandt andet ved en specialuddannelse og det vil helt sikkert fastholde og rekruttere flere til området. Og det har vi brug for.

Hospitalsledelse og akutmedicin

Interview med Jens Friis Bak, lægefaglig direktør, Regionshospitalet Gødstrup, Region Midtjylland

J: Jens Friis Bak
I: Interviewer Lars Oberländer

I: Prøv at fortælle om din baggrund. Hvem er du?

J: Jeg har været ledende overlæge i Århus på Endokrinologisk afdeling. I 2010 kom jeg til Hospitalsenheden Vest som lægefaglig direktør, hvor vi var i Herning og Holstebro. For et års tid siden flyttede vi i nye rammer i Gødstrup. Da jeg kom her, havde de haft en akutafdeling siden 2009, så de var tidligt ude med at etablere en fælles akutmodtagelse med egen afdelingsledelse.

I: Prøv at fortælle mig, hvornår du første gang hørte om akutmedicin?

J: Det var omkring 2007 med akutprogrammet, at vi begyndte at snakke om de fælles akutmodtagelser. Dengang talte man jo ikke om et akutmedicinsk speciale eller akutmedicin, men bare om speciallæger i front og fælles akutmodtagelser. Faktisk står der ikke akutlæger et eneste sted i rapporten fra 2007. Men det var den måde, som fik os til at sige, at for at løfte det, må vi have nogle speciallæger, som interesserer sig for det akutte; og så må vi have nogle akutlæger.

På det tidspunkt havde de ikke noget speciale, så vi fik andre specialer til at bemande akutafdelingerne. Fordi vi ikke havde speciallæger nok fra de intern medicinske specialer, og en hæmatolog kan ikke nødvendigvis se en gastroenterologisk patient. Derfor var det vigtigt, at vi fik nogen, der havde nogle brede kompetencer og den brede indgang til at håndtere de akutte patienter.

På den måde var det hospitalerne, der fandt ud af, at akutlæger var en måde, der kunne løse udfordringen med speciallæger i front. Det er jo farligt, at patienterne kommer i hænderne på et forkert speciale. Og vi hverken har eller har råd til så mange specialelæger. Derfor fandt vi en anden pragmatisk løsning, som vi så i udlandet, hvor de havde nogle akutmedicinere og dermed en speciellæge i front. Det var der, at jeg først stiftede bekendtskab med akutmedicin. Det var født ud af en nødvendighed, da vi skulle indføre de fælles akutmodtagelser med speciallæger i front.

Jeg kom fra Århus, hvor der var lavet en akutafdeling med andre end akutmedicinere, men jeg havde hørt, at man i Herning havde fået nogle akutmedicinere til at varetage opgaven. Det var jo en interessant udvikling. De første var ikke uddannet i akutarbejdet, men de interesserede sig for området og havde forskellige baggrunde; nogle var ortopædkirurger, nogle intern medicinere og nogle af dem var almen medicinere. Fælles for dem var, at de interesserede sig for det akutte og så bliver vi nok også nødt til at sige, at kvaliteten måske også var lidt blandet.

I: Var det der, du mødte Tommy Andersson?

J: Ja, jeg mødte Tommy her i 2010. Da jeg blev ansat, havde han været her et halvt års tid og havde noget erfaring med fra Linköping om akutmedicin.

I: Men det er din rolle at få det sat i system i Gødstrup og uddannet nogle eller hvordan?

J: Ja, den her akutafdeling var blevet etableret og man fik skaffet økonomien ved at flytte penge fra hele hospitalets drift og dermed også de andre afdelinger. Pengene brugte man til at etablere en akutafdeling, som skule tage sig af det akutte. Jeg tror, at det var cirka 100 millioner, der blev fundet til at få den bygget op. Den var så bemandet med akutsygeplejersker og akutlæger. På den måde startede det, og efterhånden kom der et spørgsmål om, hvad er der egentlig brug for? Jamen, der er egentlig brug for nogen, der er godkendt til at lave det her - altså, en læge med en speciallægeuddannelse i akutmedicin.

Det var lidt svært i Danmark, fordi vi havde ikke specialet. Derfor fik vi en aftale med regionen om, hvis der var nogle yngre læger, der kunne se sig selv som akutmedicinere, kunne vi lave en aftale med svenskerne om uddannelse.

De var gode til det og ville garantere, at de fik en ordentlig svensk uddannelse i akutmedicin. Det var Tommy Andersson, som havde kontakter derovre. Der var heldigvis en stribe af yngre læger, som gerne ville tage den uddannelse. Vi måtte selvfølgelig garantere, at vi ville ansætte dem bagefter – hvis de i øvrigt gennemførte uddannelsen tilfredsstillende - endda som overlæger.

Det blev løst på en måde, hvilket vi er rigtig glade for i dag. Vi har fået nogle gode akutmedicinere, som har den rigtige uddannelse og er virkelig gode. Det var lidt dristigt for alle parter at gøre det, men det har vi gjort, og de er stadig hos os.

I: Hvad sagde de bagvedliggende afdelinger til, at du tog deres penge for at uddanne nogen i et nyt speciale.

J: Heldigvis var jeg kommet til lidt senere, men der var ikke stor glæde omkring det at lave en ny afdeling, hvor man ovenikøbet havde flyttet pengene fra de andres budget. Fødslen af den her regulære afdeling og det akutte koncept, som det var, det var ikke nemt. Lad os bare sige det. Der var mange, der syntes, at det skulle helst lukkes hurtigst muligt igen. Det var da også en udfordrende periode og ikke en let begyndelse, men det var båret af nogle, som troede på idéen. Det var svært - særligt i starten.

I: Men så kom du som lægefaglig direktør og skulle håndtere det svære med de bagvedliggende. Hvad var historien om det? Hvordan gik I til det og overkom den modstand?

J: Som udgangspunkt fik vi forklaret baggrunden for det, altså kravet om speciallægen i front. De vidste godt, at de ellers skulle stille med en speciallæge, en intern medicinsk læge hver dag. Vi har selvfølgelig andre måder at gøre det på, men nu var det sådan, og vi måtte forklare baggrunden for det. Det var også en måde at opkvalificere det akutte arbejde, da vi kommer fra en historie om at akutarbejde, det er sådan noget andenrangs arbejde.

Forud for 2007 var det turnuslæger, der tog imod, når man kom ind i på afdelingen. På det tidspunkt, når lægen ikke kunne finde ud af det, så ringede vedkommende til en ven med lidt mere erfaring. Derfor var vi enige om at støtte kravet om en akutafdeling og holdt fast. Desværre har vi også set, at det er noget, som man skal løfte og hjælpe med at skubbe på. Heldigvis var der også nogen, der tilbød at hjælpe. Og så var der nogen - folk er jo forskellige - som ikke forsømte en lejlighed til at sige, at det ikke virker. Sådan er det jo med implementering. Jeg tror, at det vigtige var, at vi var ret stålsatte. Den er der, den skal udvikles og videreudvikles.

I: Hvad bliver efter din mening næste skridt i forhold til akutmedicin? Hvor skal de hen nu, hvor de har fået deres speciale og deres akutsygepleje?

J: Vi har respekt for det, vi nu har. I nogle år har vi været meget optaget af at sige, at akutafdelingen skal løse problemerne for de akutte patienter. Men nu er vi faktisk lige i en fase, hvor vi skal have skærpet, at det skal være de rigtige patienter, der kommer ind på akutafdelingen, da vi har opdaget, at der kommer alt for mange patienter ind akut, som ikke skulle komme på en akutafdeling.

Det er jo helt fjollet at se på, at der for eksempel dukker folk op til udredning for kræft. Det er jo ikke akut. Der er nogen, der bliver nødt til at sige, hvad der er akut, elektivt eller subakut. Det er faktisk nogle diskussioner, vi har i øjeblikket: Hvordan kan vi nu få skærpet arbejdet i vores akutafdeling? Modtager vi de patienter, som hører hjemme på en akutafdeling? Vi begynder at få det tegnet det mere skarpt op, fordi det tidligere har været en indgangsvej for alt muligt. Det er næsten for nemt at komme ind på en akutafdeling, og det skal vi altså til at have gjort noget ved.

I: Andre steder ved jeg, at man også arbejder med at akutmedicinerne skal mere ud. Er det også nogle tanker, som I går med om at specialet skal mere ud?

J: Vi har jo manglet akutmedicinere til at være i akutafdelingerne, så jeg tror, vi foreløbig skal beholde dem dér, da de er en stor mangelvare i Danmark. Jeg tror ikke, at vi skal sende dem andre steder hen. Men vi skal have et bedre samarbejde præhospitalt, fordi de også har visitationer i det præhospitale. De kan nogle gange blive kaldt ud til en patient. Når de så kommer derud og ser, at der er stabile forhold, og patienten ser okay ud, så kan patienten bare blive hjemme. Og så tale med sin egen læge inden for de nærmeste dage. Hvis du ringer 1-1-2 i dag og får en ambulance, så ender du på en akutafdeling. Der bliver vi nødt til at lave en skarpere visitation i forhold til, om en patient måske ikke skal ind på en akutafdeling, hvor han så ligger nogle timer, for at blive sendt hjem igen. Det er sådan set gode, spildte kræfter.

I; Har I nogle ting, som I gerne vil være med til at tone akutmedicin i Danmark hen imod de kommende år. Er der noget, de skal være bedre til? Du siger selv, at vi kommer fra et dårligt udgangspunkt for nogle år siden.

J: Jeg vil anbefale specialet, at man skal blive lidt skrappere til at definere, hvad det er for nogle patienter, som skal være på en akutafdeling. Specialet har ladet sig inspirere noget af det, der har været i Sverige og andre steder, som har spændt meget vidt. Der er rigtigt meget, man gerne vil tage sig af, men de bliver nok nødt til at skære. Det vil være mit råd til specialet.

Jeg synes heller ikke, at akutlægerne og selskabet har været skarpe nok i forhold til de praktiserende læger. Det er jo lykkedes de praktiserende læger at tale sig ud af en forpligtelse i forhold til vagtlægeordningen, men hvor skal de patienter så ind henne, når vagtlægerne ikke ser dem om natten? Det bliver måske i akutafdelingerne, hvor vi også mangler folk. Det bliver en udfordring, at almindelige medicinske opgaver skal ses af akutmedicinerne, eksempelvis for ondt i halsen og ham med helt almindelige ting, som kan vente. Det synes vi ikke rigtigt hører hjemme på et hospital. De skal skærpe deres profil og være en sorteringsmekanisme, så det bliver lidt finere sorteret, hvad der kommer ind i akutafdelingerne.

I: Hvis du skulle give dem en af de vilde, altså et lidt mere vildt råd, hvad skulle det så være?

J: Hvis jeg sådan tænker ud af boksen, så har vi en del diskussioner med vores akutafdeling lige i øjeblikket. Altså, vi lægger lidt arm med dem engang imellem, fordi de synes, at de er den vigtigste afdeling på hospital. Det tror jeg alle afdelinger synes - og heldigvis for det. Men de skulle have lidt mere respekt for hele hospitalet, og respekt for det elektive. Det er rigtigt, at akut overtrumfer alt. Og ja, vi er nødt til at lukke ned for noget elektivt nogle gange, fordi det akutte er presset. Det er jo også rigtigt, men de skal så også have lidt respekt for det elektive. Hvis vi ikke håndterer det elektive, så bliver de elektive patienter på et tidspunkt akutte. Hvis patienterne er blevet sat på venteliste og ikke kommer ind, så kommer de på et tidspunkt, når lidelsen udvikler sig og bliver akut. Derved får vi bare en endnu større opgave, som kunne være håndteret i god ro og orden, som så skal håndteres i uro og uorden kl. 3 om natten. Specialet skal interessere sig for, at det elektive kommer til at fungere, for ellers rammer det dem som en boomerang.

I: Har du mere, som du tænker, at du gerne vil sparke ind?

J: Det skulle måske være, at vi begynder at tænke mere på, hvordan skal akutafdelingerne se ud? Det er både fysisk, men også organisatorisk. Det er jo et nyt speciale, og jeg tror ikke, at der er to akutafdelinger, der fungerer ens. Hos os ligger patienterne i gennemsnit 6 timer i akutafdelingen, måske endda mindre nu. Andre steder kan man ligge op til 24 timer med et gennemsnit på 14 eller sådan noget. Der er bare forskel på, hvor hurtigt man skal igennem en akutafdeling, og så sender vi mellem 70 eller 50 procent hjem igen.

Et andet interessant perspektiv er, om der på et tidspunkt kommer en model for, hvordan man bygger den bedste akutafdeling? Det får mig også til at sige, at nu har man lige bygget et nyt hospital med en ny akutafdeling. Måske skulle man en dag tænke på, hvordan skal en akutdeling være konstrueret for at være højeffektiv og patientsikker, samtidig med at personalet har gode arbejdsvilkår. Det er simpelthen noget, som jeg synes, man skulle tage fat på.

Jeg tror ikke, at vi har nogle akutafdelinger i Danmark, der er perfekt konstrueret. Jeg tror man kunne hente inspiration i USA, selv om det er anderledes end i Danmark. Det er nu, man skal begynde at tænke lidt ud af boksen med eksperimenter, fordi det er så ny en organisering. Hvordan bygger vi den næste akutafdeling? Vi bliver nødt til at bygge noget, som patienterne kan fungere i sammen med vores personale. Det skal ikke være ligesom Chicago, men der må være en eller anden mellemvej, hvor man tager det bedste. Det burde vi nok udfordre. Vi skal have fundet en model for at lave en rigtig god akutafdeling.

Akutmedicin på sygehuse, regionalt og nationalt

Jens Peter Steensen, tidligere adm. sygehusdirektør, Storstrømmens Sygehus, lægelig direktør OUH, formand for FAM-gruppe i Region Syddanmark og medlem af FAM-gruppe i Danske Regioner samt overlæge i Sundhedsstyrelsen.

I det følgende vil jeg fokusere på udviklingen på Fyn og i Syddanmark 2008-16, altså fra udarbejdelsen af de regionale visioner, frem til de fuldt kørende akutmodtagelser. Til sidst vil jeg knytte nogle kommentarer til opfølgningen i Sundhedsstyrelsen og fremsætte nogle forslag til fokus fremadrettet.

Den regionale sygehusplanlægning i Syddanmark

Udpegningen af de fremtidige akutsygehuse i Region Syddanmark skete politisk i løbet af 2007. Der tilbagestod dog en diskussion om sygehusene i Aabenraa og Svendborg. Det første drejede sig om, hvor det nye akutsygehus i Sønderjylland geografisk skulle placeres – i Aabenraa eller lidt sydligere. Det andet vedrørte, om der skulle være to eller kun ét akutsygehus på Fyn.

Det første problem blev løst politisk inden for regionsrådets egne rammer – Aabenraa blev akutsygehus for Sønderjylland. Spørgsmålet om Svendborg blev derimod et længerevarende tovtrækkeri, indtil regeringen endte med at fastslå, at der kun skulle være ét akutsygehus på Fyn, sygehuset i Odense. Der blev derfor længe planlagt med fem akutsygehuse i regionen – og realiteten var også, at der fortsat blev modtaget mange akutte patienter i Svendborg. Først senere blev akutindtaget i Svendborg gradvist koordineret og flettet sammen med Odense.

Sundhedsstyrelsens krav til de nye akutmodtagelser var meget enkle: Befolkningsunderlag på mindst 200.000 indbyggere, fire akutspecialer (intern medicin, kirurgi, ortopædkirurgi og anæstesiologi-intensiv) med speciallæger i tilstedeværelse døgnet rundt og adgang til et nærmere defineret diagnostisk udstyr 24/7. Tankegangen var, at samling af sygehusfunktionerne på færre matrikler ville give et større patientunderlag, mulighed for øget specialisering, nem adgang til flere specialers vurdering af de akutte patienter og dermed øge behandlingskvaliteten. I praksis var vejen til dette endemål dog ikke så enkel og ligetil.

I 2008-09 udarbejdede to arbejdsgrupper i regionen først en beskrivelse af opgaver, funktioner og arbejdsgange i den fælles akutmodtagelse, og bagefter for samspillet med det øvrige sygehus. Arbejdsgrupperne bestod af repræsentanter for specialerne og for sygehusledelserne og blev ledet af den lægelige direktør fra Sønderjylland, Henrik Villadsen. Der kom to gode og visionære rapporter ud af arbejdet, og flere nye ord kom ind i fagsproget: FAM, flowmaster, assist m.fl.

Herefter overgik den videre planlægning og implementering af FAM-visionen til de enkelte sygehuse og deres ledelser. I Odense og Svendborg tilfaldt ledelsesopgaven mig som den ansvarlige direktør på akutområdet. I begge sygehuse dannede vi en planlægningsgruppe med deltagelse af de fire store akutspecialer, som gennemførte den detaljerede planlægning i løbet af 2009-10. Særlige byggegrupper stod for etablering af de fysiske faciliteter, som blev styret af regionens byggeadministration. I Svendborg tilpassedes de eksisterende modtagerammer, mens der i Odense opførtes en helt ny bygning. En vigtig samarbejdspartner i udviklingen af FAM i de år og i årene efter var Michael Hansen-Nord, der blev den første cheflæge i FAM på OUH.

Nogenlunde samtidig med overgangen fra overordnet regional planlægning, til planlægning og implementering på de enkelte sygehuse, etablerede Region Syddanmark en "FAM-gruppe", som skulle følge og koordinere etableringen samt udviklingen af FAM'erne. Gruppen bestod af repræsentanter for sygehusledelserne og af afdelingsledelserne i FAM'erne. Jeg blev udpeget som formand for gruppen og bestred posten frem til 2016. Samtidig indgik jeg som repræsentant for Region Syddanmark i Danske Regioners "FAM-gruppe".

Sideløbende med arbejdet i Region Syddanmark var de andre regioner også i gang. Især arbejdet i naboregionen - Midtjylland – fulgte vi nøje, fordi sygehusstrukturen i Midt meget lignede den i Syd. Men også, fordi udmeldingerne fra Midt var klare og markerede vilje til udvikling. En af udmeldingerne fra Midt var, at den Fælles Akutte ModtageEnhed – FAME som de kaldte den, indtil FAM-ordet overtog – skulle være en afdeling på linje med andre kliniske afdelinger.

Akutafdelingen skulle have sin egen stab, egen vagtfunktion, kort sagt kunne opdyrke en særlig ”korpsånd”, ligesom andre afdelinger. Lægerne i akutafdelingen skulle have deres egen speciallægeuddannelse målrettet det at tage imod alle slags akutte patienter og kunne håndtere dem i de første (uafklarede) timer/dage. Akutlægen med den særlige speciallægeuddannelse skulle være den centrale person i FAM, der ledede arbejdet, tilkaldte specialister fra specialafdelingerne, overvågede uddannelse og sikrede flowet fra akutafdelingen videre ind i sygehuset. Kort sagt satte kursen for akutområdet.

I Syddanmark var tilgangen også, at FAM skulle være en selvstændig afdeling med egen ledelse. Sygeplejerskerne skulle alle ansættes i FAM, men det skulle kun gælde en mindre gruppe speciallæger (og KBU-lægerne). Det store flertal af speciallæger og yngre læger skulle fortsat være ansat i de forskellige akutte specialer, men arbejde en del af tiden i FAM. Den tilgang, vi havde i Syddanmark, var begrundet i flere forhold:

For det første var der overhovedet ikke meldt noget ud om en ny type speciallæge fra Sundhedsstyrelsen. Tværtimod var de 20 akutsygehuse, som skulle kunne dække Danmark, netop udregnet med udgangspunkt i, at der akkurat var tilstrækkeligt med speciallæger i de fire store akutspecialer til at kunne stille en tilstedeværelsesvagt på akutsygehusene over hele landet.

For det andet var vi i Region Syddanmark bekymrede for, at et krav om et nyt speciale ville betyde årelang udsættelse af de forbedringer, som fælles modtagelse af akutte patienter og tilstedeværelse af speciallæger i relevante specialer fremme i front ellers ville betyde. Det akutte område havde i mange år været stedmoderligt behandlet – nu var der udsigt til konkrete forbedringer, og de måtte ikke blokeres i årevis af et ønske om noget endnu bedre.

For det tredje var vi bekymrede for, at de øvrige akutte specialer ville få en undskyldning for at trække sig tilbage til deres egne afdelinger: "Ring, når I har afklaret, hvad patienten fejler, så tager vi over". På den måde kunne akutområdet miste virkelig mange speciallæger med akuterfaring fremme i front, som det ville tage et tiår eller mere at erstatte med uddannelse af nye speciallæger i akutmedicin.

Forslaget om akutmedicin som speciale havde en stor appel. Dels i forhold til helt unge læger, der så en spændende karriere i de nye akutmodtagelser for sig, dels i de allerede etablerede specialer med mange akutte patienter. Her så mange speciallæger en mulighed for at blive aflastet for noget af det tunge vagtarbejde. Og i hvert fald var man, eksempelvis inden for intern medicin, ikke indstillet på at skulle i tilstedeværelsesvagt, sådan som udmeldingen om de nye akutmodtagelser fra Sundhedsstyrelsen jo indebar. Hertil kom, at mange speciallæger i intern medicinske specialer – trods "common trunk" (fællesdelen) i deres uddannelsesforløb – ikke følte sig kapable til at dække så bredt et felt, som funktionen som medicinsk bagvagt ville kræve i en FAM.

Uenigheden om akutlæger eller ej fyldte i de næste 4-5 år ganske meget. Nordjylland, Midtjylland og Sjælland pressede på for at få etableret en speciallægeanerkendelse i akutmedicin, og anså det som en væsentlig årsag til, at det gik langsomt med at få realiseret visionerne for de nye akutmodtagelser – ud over bygningen af de rent fysiske forhold. I Syddanmark anså vi omvendt et krav om speciallæger i akutmedicin som blokerende for at kunne komme hurtigt videre med FAM. Det var ikke nemt, at ville flytte en stærk gruppe speciallæger lidt oppe i årene fra vagter i tilkald, over i vagter med tilstedeværelse. Og da slet ikke, når f.eks. naboregionen – Midtjylland – fortsat kunne tilbyde speciallægerne vagter på tilkald i de akutte specialer eller i hvert fald uden tilstedeværelse om natten. I Sygehus

Lillebælt, der geografisk var særlig følsom for denne problematik, førte man lav profil mht., hvordan vagtforholdene skulle være i akutspecialerne.

Region Hovedstaden, Danske Regioner, Sundhedsstyrelsen, Lægeforeningen og de lægevidenskabelige selskaber forholdt sig neutrale og hældte nærmest til, at nu måtte man se at få FAM'erne i gang, og så kunne man tage det med et evt. speciale hen ad vejen. Foreninger og faglige selskaber var ikke ubekendte med mange medlemmers ulyst til at skulle gå i tilstedeværelsesvagt. Men omvendt var et nyt speciale ikke en del af det overordnede planlægningsgrundlag, foreningerne havde været med til at udforme, og som sikrede samling af sygehusfunktionerne, specialisering, nyt apparatur og nybyggerier for mange milliarder kroner. Noget, som lægeforeningerne og specialerne havde plæderet intenst for i mange år.

I Syddanmark holdt vi fast i en model, hvor de fire store akutspecialer var bærende elementer for det lægelige arbejde i akutmodtagelsen. I Odense ønskede vi hurtigt at opbygge en mindre stab på 8-9 speciallæger i FAM, som kunne indgå i ledelsen af afdelingen, sikre flowmasterfunktionen i dagtid ugen rundt, overvåge videreuddannelse samt indgå i vagtarbejdet sammen med speciallæger fra andre akutte afdelinger. Til den faste stab i FAM ville der være brug for erfarne speciallæger med overvægt af læger fra det medicinske område, som var det område, der leverede flest patienter til observation og indlæggelse i FAM, og som der især var brug for at få et bedre greb om.

Karrieremæssigt forestillede vi os, at akutmedicin i første omgang kunne være en fagområdeuddannelse bygget oven på en relevant anden speciallægeuddannelse, for senere at kunne blive til en egentlig selvstændig speciallægeuddannelse. Sundhedsstyrelsens akutmodel var enkel i sine krav og sikrede meget præcist, at man ude omkring i regionerne nåede frem til at beslutte netop den sygehusstruktur, styrelsen og de faglige specialselskaber anså for at være den rigtige.

Et overordnet mål var at højne kvaliteten af den akutte behandling, men udover de fire typer af speciallæger med tilstedeværelse døgnet rundt og et større befolkningsunderlag for de enkelte afdelinger, var der ingen anvisninger på vejen til højere kvalitet – endsige beskrivelse af, hvilke særlige problemer og kvalitetsmål, man gerne ville løse/indfri (ud over det, der naturligvis generelt kan siges at ligge i akkreditering, kliniske databaser, kliniske retningslinjer, hygiejneforskrifter, målinger af patienttilfredshed osv.).

Vi fokuserede fra starten på tre områder: Patientflow, tilstedeværelse af en flerhed af speciallæger med akutkompetencer i FAM og uddannelse af sygeplejersker. Det første, fordi der åbenlyst var brug for fokus på flow i noget, der ellers ville ligne en overfyldt hovedbanegård i myldretiden nu, hvor man samlede ankomsten af mange afdelingers akutte patienter ét sted. Det andet, fordi vi mente, at en markant højnelse af den lægefaglige kvalitet helt fremme i front, kunne skabe ro over modtagelse af patienterne, få sat den rigtige udredning i gang, højne patientbehandlingen og sikre fremdrift i patientforløbene. Det tredje – uddannelse af sygeplejersker – skulle bl.a. sikre den nødvendige bredde i plejepersonalets kvalifikationer, så de kunne arbejde i forskellige områder i FAM og ikke kun f.eks. i skadestuen eller med medicinske patienter.

Flow og patientforløb

Vi kunne ikke planlægge og dimensionere FAM på gammeldags manér ud fra data om antal patienter og gennemsnitlig indlæggelsestid. Den skabelon passede ikke til den nye fælles akutmodtagelse med gående og liggende patienter med mange forskellige sygdomme, behov for forskellige typer af lokaler samt skiftende aktivitet og patientmix henover døgnet, ugen og året. Fokus på patientforløb og flow, frem for på senge, var kendt fra korttidsafsnit, men i den slags afdelinger er det jo typisk planlagte patienter med kendte, afgrænsede problemstillinger, der skal gennemgå bestemte procedurer, man har med at gøre. Vi var i tvivl om, hvordan vi skulle gribe opgaven an – de mange forskellige typer af patienter med vidt forskellige tilstande i en akutmodtagelse gjorde opgaven uoverskuelig.

Hjælpen kom fra en uventet kant i form af økonomiprofessor Søren Holm med speciale i "containerlogistik", der efter mange år i Californien var vendt hjem til Danmark og nu var ansat ved Syddansk Universitet. Hans tilgang var ikke klinikernes fokus på *forskellene* mellem patienterne, men i stedet fokus på *lighederne* i patientforløbene. Hans spørgsmål var enkle, f.eks.:

Gående eller liggende patient?

Klinisk vurdering af patienten ved modtagelse:
- Hvor skal vurderingen foregå?
- Hvilke kompetencer (medarbejdere) kræver opgaven?
- Hvor lang tid tager den?

Derefter videre til de næste led i patientforløbet:
- Omklædning til hospitalstøj?
- Journaloptagelse?
- Blodprøver?
- Billeddiagnostik?
- Gennemgang?
- Vurdering fra andre specialer?

Erfarne sygeplejersker og læger i forskellige specialer vurderede de enkelte trin i udredningen af typiske akutte tilstande inden for deres fagområder og nåede frem til, at der reelt kun var 7-8 forskellige "logistiske patientforløb". Der var tale om mange forskellige sygdomme, men rent logistisk var det de samme trin patienterne skulle igennem. Bortset fra de meget korte forløb (f.eks. i skadestuen) tog de forskellige patientforløb typisk 1½-2 timer i "effektive minutter", altså den tid som de enkelte trin i et forløb summede op til. Vi fastsatte så, at et patientforløb maksimalt burde vare fire timer inkl.

skiftetid mellem de enkelte led i patientforløbet og under hensyntagen til individuelle forhold, tilfældige små kødannelser i patientstrømmen osv. De fire timer vakte bred genklang blandt lægerne fra de forskellige specialer. De fire timer gav mening også klinisk og var genkendeligt fra "the four hour criterion" fra det engelske NHS. De fire timer blev den gyldne standard, som vi både planlagde ud fra (naturligvis med ekstra fysisk kapacitet), og som vi målte vores "succes" på ift. flow.

Målsætningen blev, at mindst 85% af patienterne skulle have en "behandlingsstyrende diagnose", der var forankret i patienthistorie, klinisk undersøgelse, blodprøver og billeddiagnostik inden for fire timer efter ankomst. Der blev sat oversigtsskærme op i FAM, hvor man kunne man se, hvor langt patienterne var i forløbene. Og vi lavede statistik over, hvor lang tid patientforløbene tog inden for de store specialer, ikke bare i Odense og Svendborg, men efterhånden i alle FAM'erne i regionen. Det medicinske område nåede en ganske god opfyldelsesgrad (i gennemsnit 4-6 timer), mens de kirurgiske specialer var sværere at få med.

Supplerende udarbejdede en mindre gruppe af overlæger på vegne af regionens FAM-gruppe korte beskrivelser af udredningsforløb for de akutte patienter med udgangspunkt i symptomer. Dvs. forslag til kliniske, laboratoriemæssige og billeddiagnostiske undersøgelser, som ville være relevante at få udført akut ved symptomer på akut abdomen, ondt i brystet, feber osv., såkaldte "akutpakker". I en så kompleks organisation som FAM måtte der være enighed om, hvordan patienter udredes, og det skulle aftales i god ro og orden i dagtid, så det ikke blev et konfliktemne midt under akutarbejdet, når der er travlt og lunterne korte. Samtidig ville akutpakkerne kunne understøtte, at udredningen af patienterne ikke gik helt i stå, fordi lægerne pludselig fik fokus på andre patienter. Primus motor i arbejdet med akutpakkerne var cheflæge Christian Christiansen fra Sydvestjysk Sygehus og overlæge Jan Dahlin fra OUH.

Mange læger vil mene, at man ikke kan "skemalægge" håndteringen af akutte patienter. Patienter er forskellige. I akutmodtagelsen skifter patientklientellet hele tiden, og nye patienter med behov for førsteprioritet kan dukke op når som helst. Man kan som læge ikke tage ansvaret for de enkelte patienter og samtidig være hæmmet af organisatoriske og ressourcemæssige hensyn, som er irrelevante i forhold til at sikre den enkelte patient den bedst mulige behandling.

Denne grundlæggende tilgang blev der på intet tidspunkt sat spørgsmålstegn ved! Men der er jo ikke længere tale om en simpel organisation med et begrænset antal involverede medarbejdere. Patientforløbene indebærer adskillige trin og mange medarbejdere. Og jo større FAM'erne bliver, jo større bliver behovet for overblik og koordination.

Det er det samme mønster – med årstidsvariation - der gentager sig døgn efter døgn for den store gruppe af akutte patienter. Det er vigtigt, at det, der faktisk kan forudses og planlægges, bliver planlagt, så man undgår unødige køer, langvarig observationer af uafklarede patienter, stresset personale på grund af "crowding" (overfyldthed) i afdelingen osv. Langt de fleste akutte patienter kan med fordel gennemgå udredning og observation i løbet af for eksempel 4-6 timer, der fører frem til en velbegrundet, foreløbig diagnose, som det videre patientforløb kan besluttes ud fra. Kunsten er at sikre de relativt få patienter med behov for maksimal indsats her-og-nu får al den hjælp, de skal have, samtidigt med at flowet stille og roligt fortsætter for den store gruppe af akutpatienter.

Vi nåede et stykke af vejen i FAM i Odense, ikke mindst for de medicinske patienter (hvor forholdene ovenikøbet yderligere forbedredes med etablering af et "medicinsk nødkald" for de meget dårlige patienter). Men der var fortsat vanskeligheder med både at skulle håndtere den brede gruppe af akutpatienter og de få hyperakutte patienter på én gang, uden at skulle sætte flowet i stå med jævne mellemrum. Det krævede overblik, hvor blandt andet informationsteknologi var vigtig. Og det krævede et hurtigt og smidigt samspil med det øvrige sygehus, så vindkedelfunktionen både pladsmæssigt og personalemæssigt ikke alene skulle løftes af FAM.

Etablering af et fast samarbejdsråd, der jævnligt mødtes, bestående af afdelingsledelserne fra FAM og de store akutspecialer, var et vigtigt overordnet samarbejdsforum, der holdt misforståelser og udvikling af en "dem-og-os"-kultur fra døren på ledelsesniveau. Og vagtfællesskabet for speciallægerne havde stor betydning – det højner forståelsen for, hvad der foregår i FAM, når man med jævne mellemrum selv arbejder der eller måske ligefrem har en koordinerende klinisk rolle aften-nat. Også arbejdet med Patientsikkert flow havde absolut en positiv betydning.

Som det fremgår af ovenstående var det muligheden for at levere god behandlingskvalitet og effektiv drift, der fyldte, når vi talte om flow i FAM. Men dybest set må det også være et basalt krav, at man som akut patient eller pårørende, kan forvente at få en foreløbig diagnose og en plan for, hvad der videre skal ske inden for en rimelig tid. Den tidsalder er forbi, hvor patienternes og de pårørendes tid ikke betød noget. Tænk bare på, hvordan tidsbestillinger og tidskrav er kommet ind i alle de planlagte undersøgelser og behandlinger, herunder ikke mindst på kræftområdet.

Fremtiden tilhører ikke det synspunkt, at patienter og pårørende jo ikke tager skade af at vente i en skadestue eller i en seng på en gang. Nej, som regel ikke, men patienternes forventning om at blive behandlet ordentligt – og med en vis indføling – er stigende, også selv om man ikke er dødssyg.

Speciallæger i FAM

Et andet hovedfokus i planlægning og implementering af FAM-modellen var speciallæger i tilstedeværelse i FAM døgnet rundt. Ikke kun de fastansatte speciallæger i FAM, men også speciallæger fra andre relevante akutte specialer – dvs. intern medicinske specialer, ortopædkirurgi og kirurgi. Ønsket var motiveret af patientbehandling, uddannelse, hospitalsdrift samt langsigtet rekruttering og fastholdelse.

Patientvurderingen umiddelbart efter ankomst til FAM ("½ times vurdering") skulle foretages af en speciallæge med erfaring i akut vurdering og visitation. Det var næsten udelukkende intern medicinske speciallæger, der indgik i denne funktion, da problemstillingerne som regel var medicinske. Yderligere skulle en speciallæge ind over, når anamnese og undersøgelser klinisk, laboratoriemæssigt og billeddiagnostisk var gennemført og der skulle fastlægges en behandlingsplan for patientens videre forløb (4 timers plan): Udskrives med evt. ambulant opfølgning, fortsat observation i FAM, videre til operation eller specialafdeling inde i sygehuset osv.

Speciallægerne var provokerede ved det ofte fremførte krav fra politikere og i medier om "speciallæge i front" – de følte, at deres tid blev brugt på nogle udfordringer, der kunne løses på et lavere kompetenceniveau. Sammen med de andre regioner i Danske Regioners FAM-gruppe omdefinerede vi kravet til "speciallæge med i front". Den ansvarlige speciallæge behøvede ikke at håndspålægge samtlige akutte patienter, men de skulle være inde over, hvad der foregik og blev besluttet trin for trin, afhængig af de yngre lægers konkrete kompetencer. Det kunne ikke nytte, at de godt nok var på sygehuset, men konstant befandt sig fysisk meget langt væk fra FAM og reelt ikke var en del af den akutte modtagelse.

"Speciallæge med i front" har også meget med uddannelsen af yngre læger at gøre. Én af gevinsterne ved samlingen af patienter og specialer på færre sygehuse med nye faciliteter og apparatur skulle jo netop være, at lægeuddannelsen kunne foregå patientsikkert og trygt for de yngste læger. Kravet om fast tilstedeværelse af speciallæger på sygehuset og i FAM vakte modstand blandt dele af speciallægerne. I de håndværksmæssige fag – kirurgi, ortopædkirurgi – og på det intensive område – anæstesiologi – forsvandt modstanden mod tilstedeværelse på hospitalet efterhånden. I de specialer drejede det sig mest om, hvor tæt speciallægerne skulle være på FAM. De ville godt opholde sig på sygehuset, men de kunne ikke se nogen grund til f.eks. løbende at følge med i skadestuen. En speciallæge kiggede jo på skadesedlerne dagen efter, som én sagde. Og evindelige kødannelser og uforudsigeligt lange ventetider er jo bare sådan, det er i en skadestue

I de intern medicinske specialer var der langvarig modstand mod tilstedeværelsesvagt. Medicinerne havde ingen tradition for døgntilstedeværelse og anså det som noget de yngste læger tog sig af i de første år af deres lægeliv. Mange medicinere opfattede kravet om tilstedeværelsesvagter som at "fyre med mahogni". Speciallægerne skulle reserveres til de specialiserede opgaver om dagen i ambulatorierne. Dér ville de gøre mest gavn, mens det akutte arbejde udmærket kunne varetages af unge læger. De unge skulle jo lære det akutte!

Jeg husker møder med de kommende FAM-vagthold af medicinske speciallæger i Odense og Svendborg, hvor stemningen kunne være ret giftig. Reelt var kravet vel en aften-nattevagt ca. hver anden uge for den enkelte speciallæge, der indgik i et vagthold. Men hjemme på de enkelte afdelinger fordelte man nogle steder yderligere vagten på flere speciallæger, så den enkelte speciallæge måske kun fik én FAM aften-nattevagt hver eller hver anden måned! Reelt mere en gæst i FAM end en værdifuld bagvagt.

Nogle af de medicinske specialer – f.eks. reumatologi – var arbejdsmæssigt temmelig langt væk fra de store akutte medicinske tilstande. Og i andre specialer var speciallægerne på et tidspunkt tilbage i tiden kun blevet uddannet ret snævert i deres grenspeciale – f.eks. endokrinologi - og manglede erfaring med de brede medicinske tilstande. Kardiologerne, hvor specialet kan indebære en del håndværk, kunne udmærket forstå behovet for tilstedeværelse på sygehuset, men mente sig til gengæld ikke at være kvalificerede til at beskæftige sig med mere end hjertesygdomme.

Cheflægerne på afdelingerne var loyale over for at skulle levere afdelingernes deltagelse i FAM-vagten. Men det var ikke nogen nem opgave for dem. På landsplan holdt lægeforeningerne og de faglige selskaber sig neutralt i baggrunden. De var udmærket klar over mange medlemmers modstand mod vagter med tilstedeværelse, men foreningernes fremtoning var præget af, at de også godt vidste, at øget tilstedeværelsesvagt for speciallæger var en del af den samlede "pakke": Lukning af de mange små sygehuse med akutmodtagelse, samling og vækst på de store sygehuse og øgede muligheder for specialisering på de nye supersygehuse.

På landsplan var der modsætninger mellem regionerne, som kom til udtryk i Danske Regioners FAM-gruppe. Nord- og Midtjylland samt Sjælland så et nyt speciale i akutmedicin som løsningen på tilstedeværelseskravet, og anså i det hele taget et nyt speciale for at være nøglen til at få FAM'erne bemandet og udviklet. Man ville gerne have nogle speciallæger, der satsede på en karriere inden for det akutte område. Der blev også henvist til, at ganske mange lande i Europa har et akutmedicinsk speciale, herunder Sverige. Modstanden mod tilstedeværelsesvagter i de eksisterende akutspecialer havde formentlig også betydning for holdningen.

I Syddanmark holdt vi fast i det oprindelige krav om tilstedeværelse af de fire store akutspecialer som de bærende elementer i akutarbejdet rent lægemæssigt. Akutområdet har alle dage været noget de fleste speciallæger ikke satser mere på end nødvendigt pga. den tunge vagtbyrde. Vi så for os, at hvis vi alene satsede på akutlæger, ville en stor gruppe læger i andre specialer med viden og erfaring inden for akutområdet hurtigt glide væk, og det ville tage årtier at erstatte dem. Vi ville gerne være med til at udvikle et speciale i akutmedicin, men her og nu var vores fokus på at få løbet FAM'erne i gang med de specialer og speciallæger, vi allerede havde, sammen med et mindre antal fastansatte speciallæger med relevant baggrund i selve FAM.

Akutlægerne var ofte på banen og argumenterede for deres sag. Som udgangspunkt ønskede de at kunne tage alle akutte opgaver i FAM på sig. De så sig selv som dem, der udførte, ledede og fordelte speciallægearbejdet i FAM. Vi syntes akutlægerne spredte sig over for meget og gik ind på områder, hvor andre specialer i forvejen havde akutfunktioner, der godt kunne integreres i FAM-modellen. Desuden mente vi, at akutlægerne undervurderede, hvor mange speciallæger, der ville være brug for i FAM-arbejdet, hvis akutområdet virkelig skulle have det løft, akutreformen havde lagt op til. Vi frygtede, at FAM ville blive et sted, hvor der uden for dagtid kun ville være én speciallæge i tilstedeværelse og derudover mange ret unge læger.

Sammen med Christian Christiansen fra Sydvestjysk Sygehus besøgte jeg svenske akutafdelinger i Lund, Stockholm og Linköping i forsommeren 2014. Bemandingen uden for dagtid svarede flere steder til vores forestilling om en enkelt speciallæge og en stribe unge læger i vagt. I Lund var man dog ved at omorganisere sig, så de medicinske afdelinger fremadrettet skulle stå for modtagelsen af de akutte medicinske patienter, og også andre steder var man ved at supplere akutlægerne. I Sverige havde man på det tidspunkt haft akutspecialet i ti år, og det var ikke vokset til noget stort speciale.

Et anden udfordring på akutområdet er, at kun meget få læger kan holde til – og kan holde ud! – at gå så meget i vagt, som der er behov for i en FAM. Det almindelige billede var da også, at mange af de lidt ældre akutlæger – 50+ år – på de svenske sygehuse kørte på nedsat kraft mht. vagtbyrde og i stedet havde opgaver inden for f.eks. uddannelse og administration.

Realiteten er, at man ikke kan regne med, at speciallæger i akutmedicin kan fungere med fuld vagtbyrde i 30-35 år. ”Nyttetiden” vil være kortere. Det kræver, at der uddannes ekstra mange, og at der findes fornuftige funktioner til de ældre i den sidste halvdel af deres erhvervskarriere. I andre specialer kan man med alderen som regel glide over i mindre vagtbelastede funktioner og i planlagte ambulatorier. I Syddanmark vurderede vi, at der skulle uddannes væsentligt flere akutlæger, end der ellers blev lagt op til. Region Hovedstaden holdt sig i mange år ude på sidelinjen i konflikten om akutlæger eller ej, men meldte i 2016 ud, at man ønskede akutlæger. Det samme gjorde de lægevidenskabelige selskaber, Sundhedsstyrelsen og Danske Regioner, og i Syddanmark valgte vi så at følge med. Vores model med en blanding af FAM-speciallæger og speciallæger fra de fire store akutspecialer i tilstedeværelsesvagt var indarbejdet og ville ikke falde sammen, selv om der blev oprettet et speciale i akutmedicin. Tværtimod ville det nu være fint at få gang i en speciallægeuddannelse i akutmedicin. For yngre lægers videreuddannelse var FAM’erne i Syddanmark en succes. Først og fremmest var der en helt anden ratio mellem yngre læger og speciallæger døgnet rundt, end det ellers har været "normalt" i det akutte modtagearbejde, og flere af FAM'erne fik priser for deres uddannelsesindsats og -miljø.

Patienttilfredsheden var mere jævn, men det var – som jeg husker det – svært at adskille, hvad der var patientoplevelser i FAM, og hvad der var oplevelser senere i patientforløbene. Og man kunne ikke sammenligne FAM'erne mellem de forskellige sygehuse. Det var derfor svært – i hvert fald den gang – at bruge LUP'erne i forhold til patienternes vurderinger.

Opfølgning i Sundhedsstyrelsen ti år efter

Sundhedsministeriet havde til opgave at følge op på akutreformen fra 2007, herunder byggerier og udvikling af de fælles akutmodtagelser. Opfølgninger på akutmodtagelserne fandt sted i 2014 og 2016. Begge rapporter viste, at man var på vej med realiseringen af de fysiske faciliteter, men at det kneb med at realisere speciallægetilstedeværelsen i akutmodtagelserne døgnet rundt. Overordnet var det indtrykket, at sygehusene afprøvede forskellige vagtordninger, der alle sigtede mod at højne kvalifikationerne i vagttid. Og det gik trods alt fremad.

Der var en idé om, at Sundhedsstyrelsen skulle vurdere, hvor langt man var nået med at realisere 2007-planlægningsgrundlaget på akutområdet ca. ti år senere og udstikke retningslinjer for de kommende ti års udvikling. Det blev en meget bred gennemgang af lægevagt, beredskabsordninger, akut transport, fælles akutmodtagelser, akutfunktioner i kommunerne, akut psykiatri osv. med inddragelse af både praktikere, organisationer og ledelser. Det var en udmærket gennemgang, som kom godt rundt i alle dele af akutvæsenet.

Mere snævert i relation til de fælles akutmodtagelser blev der stillet krav om et formaliseret, tæt samarbejde med psykiatrien, som tidligere havde kørt i et separat planlægningsspor. Mht. FAM'erne generelt, var der mere tale om små justeringer. Tre akutsygehuse, der geografisk ligger afsondret og har vanskeligheder med befolkningsunderlag og bemanding, fik særlige regler, og akutkrav på børne- og ungeområdet og fødselsområdet blev præciseret. Betydningen af at indarbejde den nye speciallægefigur – akutmedicineren – i lægebemandingen blev understreget, og der var opbakning til en særlig uddannelse i akutsygepleje. Derimod var der ingen lyst til at gå nærmere ind i overvejelser om f.eks. patientforløb, flow, kødannelser og hele afviklingen af akutområdet på sygehusene. Og både regioner og lægeforeninger var modstandere af alt, hvad der kunne opfattes som yderligere krav. Praktikerne var mere åbne.

Sundhedsstyrelsens vurdering af akutområdet kom i praksis til at skulle gennemføres på samme tidspunkt, som den daværende VLAK-regering bag lukkede døre var i gang med at udarbejde et oplæg til en større sundhedsreform med klyngedannelse omkring akutsygehusene. Det har heller ikke gjort det nemmere at se, hvordan man fornuftigt kunne lande Sundhedsstyrelsens gennemgang af akutområdet. Og så havde der måske i årene efter 2016, hvor akutspecialet blev vedtaget, indsneget sig en vis træthed i sundhedsstyrelse, regioner, ministerium og foreninger ved at beskæftige sig mere med FAM'erne. Nu var man nået så langt med bemandingen, man kunne, og der var oprettet et nyt speciale, som herefter måtte tage teten og trække tingene på plads. Resten blev defineret som drift – noget de enkelte sygehuse skulle tage sig af.

Afrunding – hvor står vi i dag?

Der er sket store fremskridt på akutområdet i de sidste godt 15 år. Samling af funktioner, nye bygninger, en særlig uddannelse til akutsygeplejersker, speciale i akutmedicin, krav om tilstedeværelse døgnet rundt af relevante speciallæger og nem adgang til avanceret undersøgelses- og behandlingsudstyr. Desuden et helt andet samspil med omverdenen, f.eks. på beredskabsområdet, end man nogensinde tidligere har haft.

Man skal fortsat holde godt øje med lægebemandingen i FAM. Det er vigtigt, at opgaven fortsat løftes af flere specialers læger døgnet rundt, dels af faglige grunde, men også for ikke at skabe endnu et sted, hvor nogle få får en alt for tung hverdag, mens andre kan glide af. Jeg synes forholdene mange steder konvergerer mod et hybridt samarbejde mellem akutlæger og speciallæger fra de øvrige akutspecialer.

Vi mangler at indtænke livsforløb i forhold til de forskellige typer af opgaver, man skal kunne varetage som speciallæge i løbet af en karriere. Der skal være en fortsat insisteren på, at det tunge arbejde skal løftes bredt af flere. Og der skal sikres meningsfulde udgange, når vagtarbejdet skal nedtrappes, for at man kan holde mange år endnu.

Der er både fagligt og driftsmæssigt et meget stort potentiale i at få godt styr på flowet i FAM. Fagligt for at sikre hurtigt og kompetent undersøgelse og behandling og god uddannelse under supervision. Driftsmæssigt for at kunne modtage et stærkt stigende antal ældre, uden at hverken fysiske rammer eller personalenormering får mulighed for at følge tilsvarende med.

Det akutte område har brug for gennemgå samme fornyelse, som det elektive område har gennemgået siden 1990'erne med planlægning af patientforløb, systematisk omlægning til ambulant behandling, fokus på tidsforbrug, bortskæring af overflødige trin osv. Det akutte område vil naturligvis aldrig kunne planlægges som det elektive, men der er fortsat et stort potentiale i at undgå spildtid og sikre effektiv koordination og sammenhæng, både internt i sygehuset og med eksterne parter. Det er absolut relevant med tilstedeværelseskrav for speciallæger i FAM, specialer, der skal kunne komme til stede inden for en halv time, apparatur, som skal være umiddelbart tilgængeligt osv. Men hvordan fungerer helheden? Der skal forstærket fokus på faglige funktioner, organisation, tid og flow.

Og så er der de akutte patienter, som det hele jo drejer sig om. De finder sig traditionelt i meget, men hvor forventningen om fremgang i udredningen og klar besked inden for en rimelig tid, er voksende. Det synspunkt, at måske bliver de sure, men ingen tager jo skade af at vente, har ikke fremtiden for sig. Man bliver nødt til på én eller anden måde at udvide basis for FAM, så små forstyrrelser i afdelingen eller ankomst af flere dårlige patienter på én gang, ikke sætter det hele i stå med jævne mellemrum. Og så er der brug for respekt for patienters og pårørendes tid – det er ikke en "gratis" ressource, men mennesker, der har brug for respekt og empati. Ellers ender de med at finde andre udveje i fremtidens sygehusvæsen.

Etablering & drift af FAM Odense - de første 15 år

Michael Hansen-Nord, tidligere lægelig chef for FAM Odense

Jeg havde været ledende overlæge i Svendborg siden 2002 og været med til at lukke medicinske senge i Nyborg, Fåborg og Rudkøbing, for at skabe Medicinsk Afdeling, Sygehus Fyn i Svendborg, Danmarks største. I 2008 var Sygehus Fyn fusioneret med Odense som del af det samlede OUH.

Min daværende cheflæge Peder Jest ringede til mig i 2008 og opfordrede mig til at søge stillingen som ledende overlæge på Akut Medicinsk Afdeling (AMA) i Odense. I første omgang tænkte jeg, at det da var lidt dumt at søge en stilling i en afdeling, som jeg vidste skulle lukke i 2012, når den nye fælles akutmodtagelse i Odense skulle starte. Efter lidt betænkningstid kom jeg dog til den konklusion, at jeg ville søge stillingen i AMA og tage kampen op, om at blive lægefaglig leder af den kommende FAM. Det var noget af en satsning! En god kollega fra Odense var storfavorit til stillingen. Jeg fik den og tiltrådte i januar 2009. Med stillingen som lægefaglig chef i AMA blev jeg hurtigt inddraget i forberedelsesarbejdet for den kommende FAM, som var under opførelse og organisering. De fysiske rammer var allerede stort set fastlagte. Hvad der skulle foregå i dem - og hvordan - havde jeg til gengæld stor mulighed for at påvirke.

Der fandtes og findes ingen beskrivelse af den optimale organisering af en fælles akutmodtagelse - eller andre hospitalsafdelinger for den sags skyld. For alle specialer gælder, at det er kerneopgavernes løsning, som er målet. Organiseringen er op til det enkelte hospital. Så der var ikke meget hjælp at hente. En forskergruppe i Aarhus forsøgte for nogle år siden at nå frem til, hvilken organisationsform, som var bedst egnet til en FAM. Det kunne ikke konkluderes, at en organisationsform var bedre end en anden.

Vi besluttede på OUH meget hurtigt, at vi ville satse på en hybrid organisering af FAM. Overordnet skulle der være en selvstændig afdelingsledelse, som de fleste personalegrupper var ansat under og med et væsentligt budgetansvar.

Eneste undtagelser var de tværgående funktioner (radiologi, klinisk kemi m.fl.) og de fleste læger. Ortopædkirurgi og intern medicin ville blive klart de største kliniske funktioner i den nye afdeling og med ansættelsen af afdelingsledelsen fra AMA i efteråret 2010, som afdelingsledelse i den nye FAM, blev det også hurtigt besluttet at den medicinske funktion fra AMA, skulle bære den væsentligste, ledelsesmæssige FAM-funktion. Den beslutning var ene og alene hospitalsledelsens. Den kom til at betyde, at vi som ny afdelingsledelse nu fik mere spillerum og kunne sætte flere dagsordener i den stadigt fungerende FAM-arbejdsgruppe, som arbejdede med skabelsen af den kommende FAM, ligesom vi nu kunne øve os i den eksisterende AMA.

Direktionen havde allokeret to direktører til at supportere FAM. I starten var det de lægefaglige direktører Jens Peter Steensen og Peder Jest. Vi startede månedlige møder med vores centrale specialer og tværgående funktioner, hvor også de to direktører deltog. Det var en rigtig god konstruktion, hvor de fleste kontroverser kunne lukkes umiddelbart under møderne med sikkerhed for direktionens opbakning.

Den oprindelige beskrivelse af FAM-konceptet fra sundhedsreformen i 2007 omfattede blandt andet en forventning om, at de akutte patienter primært skulle vurderes af speciallæger. Det, som blev benævnt *speciallæger i front*. Drøftelsen af, hvordan det skulle foregå på OUH blev taget på et tidspunkt, hvor diskussionen om akutmedicin som et nyt speciale, så småt var gået i gang. Diskussionen blev naturligt ledet af direktionen og der var ikke ligefrem enighed. Beslutningen blev, at det skulle være speciallæger eller H5-læger, som bemandende de centrale vagtfunktioner i FAM.

Nationalt set fastlagde akutplanen fra 2007, at der i Region Syddanmark skulle være fælles akutmodtagelser i Odense, Esbjerg, Kolding og Åbenrå. Herudover skulle der i en overgangsperiode også være en FAM i Svendborg. Regionalt blev der etableret et FAM-råd til udvikling af fælles akutmodtagelserne bestående af afdelingsledelserne, udvalgte hospitalsdirektører og ad hoc-repræsentanter.

Dette forum mødtes ca. én gang om måneden de første år, hvor udfordringer og løsninger på tværs af regionen blev vendt. Om udvalget fik den store indflydelse på udviklingen i den enkelte FAM kan betvivles, men en del udveksling af udfordringer og løsninger var dog ind imellem givende. Eksempelvis var det positivt, at vi skabte en fælles udvikling og vedligeholdelse af akutpakker og etablering af "rustbankningskurser" for de speciallæger, der skulle arbejde i FAM.

Finansiering

Der skulle findes knap 100 mio. kr. inden for hospitalets eksisterende rammer til etablering af fælles akut modtagelsen på OUH. Den del tog hospitalsledelsen sig af med den forventede modstand og vrede blandt specialerne. Kun børne- /ungeafdelingen gik fri. Det frigjorte beløb til driften var dog langt fra dækkende. Vi blev derfor tilført et betydeligt driftstilskud seks måneder efter afdelingens start.

Generiske patientforløb

Noget af det første, vi foretog os i forberedelsesarbejdet, var at lave en rundspørge blandt de centrale specialer om antallet at patientforløb, som de havde brug for i den kommende FAM. Vi endte med næsten 100 forskellige diagnosebaserede forløb. Det var en umulig opgave at honorere.

Vi skabte derfor tre tidsstyrede, generiske forløb, hvor patienterne skulle gennem de samme procedurer, men hvor bemandingen vekslede fra speciale til speciale. Ét forløb til skadestuepatienter. Ét forløb til patienter, der kom ind i afdelingen via ambulanceporten. Ét forløb til traumepatienterne. De beskrevne processer var alle med indlagte tidsrammer for løsning af delopgaverne, ledende frem mod en behandlingsstyrende diagnose. Ikke alle specialer tog lige godt imod den model og enkelte meddelte kontant, at de ikke ville have deres akutte patienter igennem FAM, selvom de bidrog økonomisk til driften af afdelingen.

Simuleringer

De tidsstyrede, generiske forløb blev grundlaget for at lave simulation af de kommende patientforløb. Således skabte vi som de første i Europa (overlægerne Mette Worsøe og Ole Nørgaard samt undertegnede) sammen med professor Søren Holm fra SDU fuld simulering af arbejdsgange i de fastlagte, fysiske rammer, baseret på de generiske patientforløb. Den form for simulering blev senere en model man brugte/bruger under forberedelserne til Nyt OUH.

Flowmaster

I efteråret 2009 var jeg i Boston til akutseminar (IEDLI - International Emergency Department Leadership Institute). Der blev jeg for første gang præsenteret for begrebet "flowmaster" – en ledelsesperson i klinikken, der kun skulle bruge tid på at lede afdelingens flow, drift og kapacitet. I Boston var der tale om en sygeplejerske, som var flowmaster for plejepersonalet. Jeg tog ideen med hjem og ændrede funktionen til at omfatte en overordnet speciallæge til ledelse af alle personalegrupper – vel og mærke uden at vedkommende skulle have konkrete, kliniske opgaver. Den model skulle lige forsvares. Hvordan kunne jeg finde på at bruge en speciallæge til kun at varetage en ren ledelsesopgave i en travl hverdag?

Overblik

I det tidligere Akut Modtage Afsnit (AMA) havde et par af afdelingens overlæger ideer til elektroniske overblikstavler, som skulle vise afdelingens belægning, status på de enkelte patientforløb og udvikling af belastning hen over døgnet. Der blev afprøvet forskellige modeller og vi endte med at vælge Cetrea som udviklingspartner. Overlæge Jan Dahlin var kontaktperson til firmaet og brugte de kommende år langt over et årsværk på at optimere funktionerne i Cetrea. Et arbejde, som stadigt foregår og udvikles på hele sygehuset.

Tid til strategisk ledelse og justeringer

Alle vores funktionsledere fik indlagt mindst én ugentlig ledelsesdag i deres vagtplan, hvor pågældende var fritaget for klinisk arbejde og ikke måtte hidkaldes til at løse bemandingsudfordringer. Den type problemer måtte løses på anden vis, eventuelt ved indkaldelse af ekstra personale.

Arbejdsmiljø

Akutarbejde er meget vagttungt for alle personalegrupper. Vi forsøgte via forskellige tiltag at mindske de afledte, negative konsekvenser for de forskellige personalegrupper. F.eks. ville jeg have 21 læger i hvert lægerul for de medicinske læger, der havde vagt i FAM. Selvom de enkelte vagtlag kunne dækkes af 7 mand, havde hensynet til deres arbejdsmiljø højeste prioritet. Vi havde 6½ vagtlag for læger og de blev alle etableret med 21 ugers rul via bidrag fra de samarbejdende, medicinske afdelinger – dog ikke uden sværdslag. På pleje- og sekretærsiden ansatte vi flere deltidsansatte, for at reducere vagtforpligtigelsen til kun at omfatte hver anden weekend.

Lægevagten

Lægevagten skulle have fysisk plads i den nye FAM bygning. Det efterlod en del lokaler, som ikke blev benyttet i almindelig dagtid. I AMA havde vi etableret et DMU-Center (Dedikeret Medicinsk Udrednings Center) – et center, hvor patienter med diagnosticerede metastaser uden kendt primærtumor kunne udredes. Den funktion blev planlagt til at benytte lægevagtens lokaler i de tidsrum, hvor lægevagten ikke var til stede. Det krævede en "forhandling" med lægevagtens ledere, men det faldt også på plads. DMU-Centret blev i 2019 samlet flyttet til Svendborg for at understøtte planerne om udviklingen af et specialsygehus.

Ledelsessekretariat

Til at betjene afdelingsledelsen havde vi ansat 2 AC-uddannede sekretærer. Den ene servicerede primært oversygeplejersker og virkede på halv tid som sekretær for vores forskningsafdeling. Den anden betjente ledende overlæge og tog sig primært af henvendelser fra forsikringsselskaber samt arbejdsplanlægning for afdelingens YL. Da vi kom i FAM fortsatte hun med at lave rulleplaner 3 måneder frem i tiden og de samarbejdende afdelinger måtte så selv sætte navne på de vagter, som de skulle dække. Hun var fænomenal til at have styr på afdelingens tidsforbrug for alle lægegrupper og jeg kan ikke erindre et regnskabsår, hvor vi udbetalte over 30.000 kr. i overarbejde.

De forberedende tre år fra min ansættelse, til åbning af vores FAM i de nybyggede lokaler den 3. januar 2012, var et meget spændende stykke udviklingsarbejde, som tydeligt og stærkt blev understøttet af vores direktion – en meget central konstatering! Uden deres opbakning var vi endt med et langt dårligere udgangspunkt for at drive en velfungerende akutmodtagelse.

De første 10 år i drift

Med indflytningen i den nye FAM-bygning ændredes vores fokus fra forberedelse, til optimering af den kliniske drift i hverdagen. Et af de områder, som fulgte med over i de nye omgivelser, var et øget pres på Sundhedsstyrelsen for at godkende "akutmedicin", som et selvstændigt, lægeligt speciale. Det er ikke nogen hemmelighed, at den udvikling var jeg (sammen med andre ledelseskolleger) imod – både i tale og i skrift. Blandt andet forstod jeg ikke, at de store specialer med meget akutarbejde, ville afgive den enorme kliniske læring, der er i at arbejde med akutte patienter. Jeg undrer mig stadig over, at den læring er på vej ud af en lang række specialer. De risikerer, efter min mening, at miste deres viden om at skelne akut, behandlingskrævende patienter, fra patienter, der umiddelbart kan sendes hjem til videre opfølgning hos egen læge. Jeg kan godt se meningen med akutmedicin på mindre hospitaler, men at OUH skulle gå den vej, forstod og forstår jeg stadig ikke. OUH har, som det eneste hospital i Danmark, adgang til alle anerkendte lægefaglige specialer – og alle med vagtfunktion. Hvorfor ikke bruge den betydelige ressource og styrke sammenholdet mellem de kliniske specialer?

Men jeg rettede ind i 2017, da akutmedicin blev godkendt som speciale af Sundhedsstyrelsen. Næsten alle mine egne speciallæger fik lavet en overgangsprofil og gennemførte den fastlagte plan for at opnå anerkendelse som akutmedicinske speciallæger. Men jeg håber ikke, at det er målsætningen i den nuværende afdeling, at andre kliniske specialer skal ud af FAM. Den enklavemodel styrker i min optik ikke den fælles forståelse for det akutte arbejde på et kæmpe hospital som OUH. Samtidig begrænses den tidligere mulighed for faglig eskalering i pressede situationer, hvis FAM'erne vil være faglige solister.

Sundhedsstyrelsen faciliterede i årene efter etableringen af de fælles akutmodtagelser, at de forskellige afdelingsledelser mødtes et par gange årligt. Da man fra nationalt hold ikke havde dikteret indholdet i de kommende fælles akutmodtagelser, viste det sig naturligvis hurtigt, at vi havde grebet opgaven vidt forskelligt an. En forskellighed, som stadig eksisterer i dag. En af de største forskelle var sygehusdirektionernes meget varierende opbakning til deres fælles akutmodtagelse. Det var en skræmmende erkendelse, som blandt andet udmøntede sig, at der i visse akutmodtagelser var hyppige udskiftninger af de lægelige chefer. I perioden 2012 – 2016 var der ansat 36 forskellige lægelige chefer i Danmarks 21 fælles akutmodtagelser. Selv i dag (2023) er der enkelte steder, som fortsat skifter lægelig leder næsten årligt.

Eskaleringsmodeller og sårbarhed

Aktiviteten i FAM svingede forventeligt over døgnet, afhængigt af vejrlig, årstid, helligdage og andre forhold. Det var nogenlunde enkelt at forholde sig til disse kendte kaosdage i vagtplanlægningen. Men ind imellem kom der overbelastede dage, som ikke kunne forudses, hvor patienterne bare strømmede til modtagelsen eller skadestuen at ukendte årsager. Vi savnede løsninger. Skadestuens eskaleringsmodel blev styret af afdelingsledelsen i Ortopædkirurgisk afdeling. Det medicinske vagthold fik derimod selv til opgave at levere en model, hvor jeg som ledende overlæge ikke blev involveret – og den opgave løste de bare til perfektion.

De arbejdede med to modeller. Hvis presset så ud til at holde over mange timer, havde flowmaster beføjelsen til at indkalde ekstra personale med efterfølgende orientering af undertegnede. I andre situationer, hvor mængden af akutte patienter på vej ind i afdelingen var så stor, at dette kunne forudses, at vi ikke kunne tilse dem alle inden for den fastlagte tidsramme, blev det løst ved, at flowmaster ringede rundt til bagvagterne i de medicinske afdelinger (hvor langt de fleste også havde en bagvagtsfunktion i FAM) og bad dem om at hjælpe en time eller to. Denne early-warning funktion udviklede sig hurtigt til, at hvis man blev kaldt for at hjælpe i FAM, så vidste man, at man selv ville være glad for den assistance fra gode kolleger, hvis/når man næste gang selv sad som flowmaster. Oftest blev det faktisk kun til en eller to timers arbejde i FAM, så var afdelingen igen i balance med en relativt beskeden indsats. I modsat fald kunne afdelingen kæmpe et halvt døgn på at få ryddet op, og i al den tid have mange utrygge patientforløb. Det var godt kollegialt arbejde, og i særdeleshed godt for de akutte patienter.

Bygninger og fysiske rammer

Byggeriet var holdt inden for den bevilgede ramme på 180 mio. kr. og skulle tjene som et eksperimentarium for Nyt OUH, som allerede dengang var på tegnebrættet. Med idrifttagelsen viste der sig både gode og dårlige sider. De første par år blev der ombygget for knapt 10 mio. kr. i takt med, at vi blev klogere. Den mest hastende ombygning blev iværksat ganske få uger efter åbningen. Det viste sig, at arkitekterne havde en ide om, at patienterne skulle mærke personalets nærvær hele tiden. Det bevirkede, at man havde indrettet ubeskyttede plejestationer på de enkelte afsnit – stationerne var simpelthen bare et par borde midt på gangen uden afskærmning. Kort efter åbningen kom vores administrerende sygehusdirektør Jane Kraglund og spurgte, om jeg ville bruge en halv time på at vise hende rundt i FAM. Da hun så de åbne stationer, hvor CPR-numre og sygehistorier kunne høres fra de nærmeste 4 patientstuer, besluttede hun umiddelbart, at der skulle etableres afskærmede stationer. Det arbejde blev gennemført ret hurtigt. Der blev de første år foretaget mange andre små og mellemstore justeringer, til vi syntes, at rammerne passede til vores patientarbejde.

Uddannelse og forskning

FAM var et yndet uddannelsessted på OUH, Odense. Alle KBU-forløb i organisationen havde forløb i FAM, foruden I-læger og H-læger fra diverse specialer. Der tilkom så hen ad årene faste KBU- og I-forløb efter akutmedicin var blevet godkendt som selvstændigt speciale. Den medicinske uddannelsesfunktion var meget velfungerende med en ihærdig uddannelsesansvarlig overlæge Sune Laugesen. Afdelingen blev i 2014 bedømt som OUH's bedste uddannelsesafdeling. Det var vi stolte over! Den senere etablering af H-forløb for akutmedicinere blev beskrevet, men ingen H-forløb var endnu startet i FAM, da jeg forlod afdelingen i 2021. På forskningssiden blev der etableret en forskningsenhed i FAM, hvor Annmarie Lassen blev leder og den første professor i akutmedicin i Danmark.

Mødefora

Vi lagde os meget hurtigt fast på hyppige møder med vores funktionsledere. Ugentligt (mandage og onsdage) holdt vi overlægemøder, ledergruppemøder og møder med de nærmeste funktionsledere i plejen. Dertil kom månedlige MED-udvalgsmøder mm. Alle møder med udsendte dagsordener og efterfølgende referater. Dertil kom 1 – 2 todages seminarer om året. Baggrunden for den prioriterede mødekadence var, at afdelingens personale hele tiden fik input fra det øvrige OUH. Vi ville sikre, at vores funktionsledere hele tiden var informeret om OUH´s driftssituation. Ovenstående model viste sig særlig central i den første fase af Corona-pandemien. De første 4 måneder af pandemien holdt vi daglige (også søndag og helligdage) morgenmøder med vores funktionsledere. Alle dage blev der udsendt et informationsbrev fra afdelingsledelsen til alle medarbejdere og nærmeste samarbejdspartnere. Senere blev kadencen mindre og "Corona-Nyt" ophørte midt på efteråret.

Beredskab

Beredskabet var ledet af ortopædkirurgisk bagvagt. I min optik var det en dårlig model, al den stund, at flere af de pågældende speciallæger knapt nok kendte FAM – specielt ikke den del, der lå uden for skadestuen. Inden min fratrædelse i 2021 var der enighed om, at beredskabsledelsen skulle overgå til flowmaster i FAM, men aftalen var endnu ikke ført ud i praksis.

Heliport

I de første år landede redningshelikopterne mellem 500 – 3.000 meter fra FAM. Det betød tidskrævende omladninger og forsinkede forløb hos disse, oftest tidskritiske patienter. Efter nogle år fik vi bevilget anlæg af en heliport på et areal ca. 100 meter fra vores ambulanceindgang. Det var en super god løsning af flere årsager. Dels var transporten fra helikopter til FAM meget hurtig. Dels skulle patienterne ikke omlades mere en én gang og endelig var bemandingen af heliporten begrænset til landinger og afgange. Det kan man ikke nøjes med, når heliporten er placeret på taget.

Arbejdsmiljø og sikkerhed

Vi konverterede allerede fra starten en sygeplejestilling, til en stilling som arbejdsmiljøkonsulent. Vi ansatte en ergoterapeut (Trine Ann Peterson) fra OUH′s arbejdsmiljøorganisation. Det viste sig hurtigt at være en god ide. Opgavesættet var blandt andet at overvåge afdelingens arbejdsmiljø, opdatere og udvikle sikkerhedsplaner, deltage i introduktionen af nye medarbejdere, sikre overfaldsalarmer til alle, deltage i ledergruppe- og MED-udvalgsmøder mm. Senere i forløbet uddannede hun sig på eget initiativ til at gennemføre eskalerings- og deeskaleringsmetoder – et arbejde, der blev obligatorisk at gennemgå for alle personalegrupper. Hun foretog også forberedelser af varslede besøg fra Arbejdstilsynet og førte ordet under selve besøgene. Der kom rigtig mange, gode ting ud af hendes arbejde, til glæde for arbejdsmiljøet og afdelingsledelsen. I 2018 vandt vi sygehusets arbejdsmiljøpris (i 2022 vandt de for anden gang denne pris, red.).

Besøg fra ind- og udland

I løbet af de første ti år havde afdelingen over 200 internationale delegationsbesøg, hovedsageligt arrangeret af Healthcare Denmark. Vi nåede at have besøgende fra alle kontinenter bortset fra Sydamerika og Antarktis. De var primært interesseret i de tidsstyrede, generiske patientforløb og vores oversigtstavler. Det vakte undren, men også anerkendelse. En pudsig ting, som de fleste bemærkede var, at der var dagslys i afdelingen. De fleste akutafdelinger rundt omkring i verden er uden dagslys og arbejdet i kunstig belysning døgnet rundt hører vist ikke til de store, arbejdsmiljøgevinster. Fra Danmark har vi haft besøg fra mange hospitalsledelser, primært fra Region Hovedstaden. Dertil kommer besøg fra diverse ministre, herunder tre forskellige statsministre og flere regionsrådsmedlemmer, hvoraf flere fulgte medarbejderne på en vagt.

Ledende overlæge og klinisk arbejde

Fra mine tidligere ansættelser vidste jeg, at opgaven som afdelingsleder med deltagelse i det kliniske arbejde for mig, var en dårlig løsning. Så jeg holdt mig bevidst ude af klinikken og agerede ikke som "buffer" for det kliniske personale. Hvis jeg skulle have deltaget i det kliniske arbejde, var og er det min holdning, at ledelsesopgaver svigtes – og det var/er afdelingen ikke tjent med.

De røde telefoner

Efter "angrebet" på FAM i 2012 (se senere) udtalte den daværende politimester i Odense, at FAM skulle beskyttes yderligere. Det betød blandt andet, at der blev installeret to røde vægtelefoner i FAM med direkte linje til Fyns Politi. Man skulle blot løfte røret og lægge på igen. På under 5 minutter var der politi i afdelingen. Fantastisk sikkerhedstiltag fra Fyns Politi!

Akutlægebil

På de ugentlige overlægemøder blev det jævnligt diskuteret, at mange akutte patienter fra byens plejehjem enten blev vendt ved ankomst eller patienterne blev returneret efter få timers ophold i afdelingen. Det blev til nogle rigtig dårlige patientforløb med klart frustrerede patienter, pårørende og FAM personale. Vi diskuterede det ofte i lægegruppen, uden rigtigt at finde den gode løsning. Løsningen kom uventet, og for mig helt ud af den blå luft. En af afdelingens speciallæger (Claus-Henrik Rasmussen) troppede en dag op på mit kontor og spurgte, om jeg lige ville gå med ud i ambulanceporten – han havde noget, han gerne ville vise mig. I ambulanceporten stod så en akutlægebil, hvor der på siden stod "FAM akutlæge". Han havde i al hemmelighed fået stillet en akutlægebil til rådighed af Ambulance Syd og præsenterede en model for udrykning af en FAM-læge til de plejehjem, hvorfra der var bestilt en ambulance til transport af beboer til FAM. Under præsentationen i ambulanceporten kom jeg hurtigt i planlægnings- og finansieringsmode. Det kunne den Claus-Henrik godt fornemme og han spurgte kontant: "Er du med eller ej?". Næste dag havde han sin første tur til et plejehjem, hvor han forebyggede den første indlæggelse!

Sporing

Noget af den sidste teknologi, som jeg var med til at implementere, var et sporingssystem. FAM-bygningen er ca. 10.000 m2 i tre etager og meget tid kunne bruges på at finde et bestemt hjælpemiddel. Det anskaffede sporingssystem gik i sin enkelthed ud på, at udvalgte hjælpemidler blev chipmærket og registreret som unikke enheder. På opsatte oversigtsskærme rundt omkring i afdelingen kunne må se et ønsket hjælpemiddel og gå direkte til den anviste lokation. Det var meget tidsbesparende for personalet.

Akutpakker

De tidsstyrede, standardiserede patientforløb blev, i regi af Region Syddanmark, udbygget med "Akutpakker". Akutpakkernes ide var, at patientforløbet skulle styres af patientens dominerende symptom og den bagved liggende udredningsalgoritme. Denne symptomtilgang var så så småt blevet anerkendt verden over og den syddanske model indeholdt 34 somatiske og 4 psykiatriske symptomer. Det gav en nem patienttilgang og introduktionen til det akutte patientarbejde bestod i al sin enkelthed i at sætte sig ind i udredningsalgoritmen af de 38 symptomer.

Afrunding

Otte måneder efter indflytningen i den nye fælles akutmodtagelse havde H.K.H. Kronprins Frederik annonceret, at han ønskede at besøge FAM i Odense. Det betød, at vi i dagene op til den 21. august 2018 jævnligt havde PET på besøg, hvor man gennemgik afdelingen med sporhunde. Lidt over midnat den 21. august var der et knivstikkeri i Odense og en hårdt kvæstet patient blev indbragt til vores traumeorganisation. Kort efter offerets ankomst samlede der sig ca. 70 unge mennesker ved indgangen til FAM, som ville ind og finde offeret. De to betjente fra Fyns Politi, som stod i indgangen, lukkede helt forståeligt dørene op for ikke at eskalere episoden yderligere. De unge mennesker "indtog" bygningen og løb rundt for at finde offeret. På et tidspunkt stod en stor gruppe af de unge mennesker på gangen ud for præcis den traumestue, hvor man var i gang med at behandle offeret. På stuen besluttede traumelederen, at hvis gruppen kom ind på stuen, skulle hele traumeholdet på stuen træde til side og overlade offeret til gruppen. Det var god ledelse. Efter knap 10 minutter i afdelingen forlod hele gruppen FAM igen – de havde vist fået et tip om, at offeret havde forladt afdelingen.

I alle mine år som leder har jeg undladt at tage min mobiltelefon med i soveværelset – jeg havde tillid til kompetencerne på vagtholdet. Den morgen stod jeg som vanligt op kl. 05:45. Der så jeg, at der var ca. 10 ubesvarede opkald fra både min oversygeplejerske og flere opkald fra PET. Da jeg hørte om hændelsen var jeg temmelig hurtigt i tøjet, for at ile til afdelingen. PET ringede igen. De ville vide, om dagens kronprinsebesøg kunne gennemføres. Det kunne det og blev det. Dagen forløb ellers nogenlunde fredelig bortset fra utallige opkald fra pressen og en del samtaler med min direktion. Seks måneder senere blev jeg ringet op af en journalist fra Information efter Statsministerens omtale af forløbet i Folketinget. Vi havde med det samme selvfølgelig fulgt op i forhold vores medarbejdere og etableret mulighed for skallukning af FAM. De materielle skader beløb sig til 475 kr. for en smadret rude til et alarmsystem.

Jeg er umådelig stolt af afdelingens udvikling igennem årene og beæret over, at man ledelsesmæssigt viste mig den tillid, som gjorde oplevelsen mulig. Det var fascinerende at nyde det privilegium, som det var at være med til at gentænke kendte strukturer og samtidig tænke helt ud af boksen i forhold til at skabe noget nyt og unikt.

Akutmedicinerne skal være i akutmodtagelserne

Interview med Søren Wistisen Rasmussen, lægefaglig vicedirektør og speciallæge i ortopædi og akutmedicin, Det Nære Sundhedsvæsen, Region Sjælland

H: Søren Wistisen Rasmussen
I: Interviewer Lars Oberländer

I: Vil du ikke prøve at starte med at fortælle mig, hvem du er?

S: Jeg er speciallæge i ortopædkirurgi. Det blev jeg tilbage i 1997. Og så er jeg uddannet i traumatologi i København. Jeg har mest været på traumecenteret på Rigshospitalet, bortset fra min hoveduddannelsesperiode, og så blev jeg i 2002 specialeansvarlig overlæge for skadestuen og modtagelsen på Bispebjerg hospital. Der havde jeg ansvaret for skadestuen i 5 år. Dengang var det jo sådan, at det var ortopædkirurgerne, der havde ansvaret for skadestuerne i Danmark. Man mente historisk at skadestuen, det var nok mest folk, der kom ind med brækkede arme og brækkede ben, flækkede øjenbryn og andre skader. Sådan var det jo dengang. Så kom jeg ind i det her felt med akutmodtagelser, fordi, når man var på skadestuen, så fik man jo også hjertestop ind eller folk, der var alvorligt medicinsk syge ved siden af alle dem med brækkede arme og brækkede ben.

På Bispebjerg Skadestue var der stor adskillelse mellem medicinske patienter og de kirurgiske, når de sad i venteværelset og ved ankomst. Så det begyndte vi at kigge lidt på. Det kan jo ikke være rigtigt, at det var en ortopædkirurg, der stod i en skadestue og modtager en medicinsk patient, der er rigtig dårlig med en mediciner på tilkald. Så der tænkte vi på Bispebjerg, om vi ikke kunne lave et eller andet koncept, så det er medicinere, der bliver kaldt ned, hvis der var en dårlig medicinsk patient. Konceptet på Bispebjerg kom på daværende tidspunkt til at hedde akutmedicinsk skadeskald. Hvis patienten opfyldte visse kriterier og var rigtig dårlig, udover selvfølgelig hjertestop, som jo havde været kendt i mange år, så var det medicineren og narkoselægen, der blev tilkaldt. Det var det første sted i Danmark, som jeg erindrer det, der lavede dette efter et australsk forbillede. Det var endda i fjernsynet, da man indførte det. Det var et samarbejde mellem rigtig mange afdelinger på hospitalet. Tidligere var det jo sådan, at hvis du kom ind med en svær skade, så blev de jo modtaget af alle mulige narkoselæger, ortopædkirurger og så videre. Men, hvad med den dårlige medicinske patient? Jeg tror, at det var der, det startede. Det er jo et koncept, som i dag er kendt i hele Danmark.

I: Så det startede du med, mens du var på Bispebjerg omkring årtusindskiftet.

S: Det er meget sjovt, fordi dem, der var ligesom var gennemgående i arbejdsgruppen bag de her akutmedicinske skadeskald. Det var mig, sagde hunden, og så en mediciner, der hedder Jan Dahlin, som har været akutmodtagelsen i Odense i mange år. Så det akutte medicinske skadeskald i Danmark blev vist i nyhederne af Jan og mig.

Så var det sådan, at i efteråret 2007, da amterne stadig var, så blev jeg skadestuechef i det gamle Roskilde Amt. Og så kom regionerne og derved Region Sjælland. Det var tilbage i juni 2007, der udkom en akutrapport fra Sundhedsstyrelsen om omlægning af akutområdet i Danmark. På det tidspunkt var der 42 modtagelser af patienter i Danmark. Det skulle nedbringes til 21. I forbindelse med den, nedsatte man i Region Sjælland nogle grupper, der skulle lave den nye akutplan for Regionen. Der var jeg så med som repræsentant for skadestue/ortopædkirurgien, i den overordnede arbejdsgruppe i Region Sjælland, som skulle lave oplægget til det nye akutte koncept. Så man beslutter politisk, at der i Region Sjælland skal være fire akutsygehuse fremadrettet.

Regionen startede man med at tage en tur til Boston for at finde ud af, hvilket akut koncept de havde på Beth Israel Deaconess Medical Center. Det dannede forbilledet for, hvordan man laver en akutafdeling de her fire steder. Så man indførte det i Nykøbing Falster, i Slagelse, i Holbæk og i Køge. I Region Sjælland havde man organisatorisk delt regionen i to med en del nord for Vest motorvejen og en del syd for motorvejen. Det vil sige, at der var Faxe, Køge, Roskilde, Holbæk og Kalundborg sygehus i den ene del. Så var Slagelse, Næstved, Nykøbing Falster og Ringsted i den anden. Der var også et i Stege. Det skulle man nu lave om på, så der kun var 4 steder i regionen, hvor du modtages, hvis du var akut syg. Det blev så politisk vedtaget, at der var nogle sygehuse, som skulle nedlægges. Ting, der skulle omlægges og så lavede man de fire akutsygehuse i regionen.

På daværende tidspunkt slog man så nogle ledende lægestillinger op i de her nye akutafdelinger. I Slagelse blev lederen en narkoselæge. Det blev en mediciner i Nykøbing. Det blev også en mediciner, Henning Jans i Køge, mens stillingen i Holbæk ikke blev besat i første opslag. Så fik jeg en henvendelse omkring - jeg tror, at det var i december 2008 – som betød at jeg blev sendt til Holbæk, hvor vi i afdelingsledelsen, ledende oversygeplejerske Tove Fuglevig og jeg, så arbejdede fremragende sammen i årevis. Men altså, man vedtog på det politiske niveau, at der den 1. april 2009 skulle der være fire velfungerende akutmodtagelser i regionen.

I: Det var hurtigt. Så der er 4 måneder til at få det op at stå?

S: Ja, vi starter så 1. februar i et parløb med Køge, hvor vi laver en type implementering af en akutafdeling. De andre sydpå laver et lidt andet forløb. Det, vi beslutter er, at vi laver uafhængige akutafdelinger. Det vil sige, at vi modtager alle akutte patienter uanset om de er ortopædkirurgiske, kirurgiske eller medicinske eller hvilket speciale det er. Altså en Independent Emergency Department, ligesom de har i Boston.

I: Gælder det også kardiologiske og gravide? Altså alle akutte patienter?

S: Nej, der er faktisk de to grupper, som vi ikke modtager. De bliver indlagt direkte i en afdeling. Det er gravide og ikke super akutte medicinske børn. Alt andet skulle igennem akutafdelingen. Så vi laver denne independent model og laver hundredevis af retningslinjer. Den 1. april måtte vi udsætte det i 14 dage, og så starter vi den 15 april 2009 i Holbæk og Køge. Vi overtager de kliniske basisuddannelseslæger fra de andre afdelinger samme dato. Der røg de ned i akutmodtagelsen.

Og så gik vi i gang den 15. april og jeg kan huske allerførste vagt. Vi var 3 erfarne og så de andre. Det var ligesom at lave et åbningstilbud i Bilka med frit valg på alle hylder. Det er sjovt. Vi fik over 105 patienter igennem det første døgn. Det gik faktisk okay og så begyndte vi derfra, inden akutmedicin var et speciale. Det er jo klart, at det her var løsningen.

Jeg havde tidligere skrevet en del artikler om akutmodtagelse helt tilbage fra slutningen af firserne om omlægninger af lægevagtordningen og flow i akutområdet. Det, der var problemet var, at når du kom i en akutmodtagelse dengang stod den yngste turnuslæge eller vikarer og medicinstuderende. De skulle så have fat i en ældre og mere erfaren kollega, der stod med andre opgaver. Så vi dannede et bagvagtslag med forskellige kompetencer. Den første afdelingslæge jeg ansatte i den nye akutafdeling, var speciallæge i almen medicin. Jeg, som ortopædkirurg, var ansvarlig for skadestuedelen samtidig en mediciner og en thorax-kirurg. Og så startede vi op. Der var en rigtig god arbejdsgruppe med de andre afdelingsledere i regionen, hvor vi fandt ud af, hvordan vi kunne forbedre det her koncept. Selvfølgelig var der rekrutteringsvanskeligheder nogle steder, men det lykkedes at få sådan en slags Boston-koncept op at køre. Så fandt vi ud af, at for at det kører - fordi der var jo rigtig megen modstand – så skal du have en vis basis af erfarne speciallæger og der er en kritisk masse på 7-8.

Dengang var vi så nogle ledende overlæger, der gik ud i medierne. Vi holdt virkelig stand. Det startede med Inger Søndergaard. Hun var uddannet i akutmedicin i USA Så var der mig og Dan Brun Petersen sammen med nogle andre kræfter fra Jylland. Vi arbejdede videre om det her og fandt nogle alternative løsninger hist og pist. Jeg tror ét gennembrud var banebrydende. Vi lavede en samarbejdsaftale med svenskerne sammen med akutmodtagelsen i Herning. Der var der en svensk ledende overlæge, som kom fra Linköping. Så lavede vi et fælles udviklings- og uddannelsesprogram i Linkøbing for udvalgte læger med interesse for akutmedicin.

Vi i Region Sjælland startede ligeledes et samarbejde med region Skåne. De manglede, at deres akutmedicinere kunne få noget anæstesi. Så det hjalp vi dem med, og så byttede vi, hvor de fik hjælp, og vi fik vores læger over og de fik deres akutmedicinske uddannelse i Skåne. De første startede i Linköping så kom Malmø og Lund og så i Helsingborg og Ystad. Det samarbejde gjorde jo, at vi fik uddannet akutlæger, som fik deres ophold i Sverige og derfor kunne vi meritere deres uddannelse til danske forhold. De kunne så fylde op i vores bagvagtsrækker.

Samtidig gjorde man det, at hvis vi havde nogle almenmedicinske uddannelsesforløb. Jamen, så hjalp vi dem jo til, at de skulle blive lidt længere og fik merit, hvis de manglede noget. Så fik de ophold på det, de manglede. Det var meget håndholdt. Hvis du var rigtig god almen mediciner og manglede for eksempel et ophold på traumecenter. Så fik du det, så du kunne meritere noget af din uddannelse.

I: Jeg har hørt, at du var en af frontløberne ved tidligt at etablere den fælles akutmodtagelse i Holbæk. Og med den tidsfrist, som du taler om, hvordan reagerede de andre afdelinger, som skulle aflevere budget og mandskab og indflydelse?

S: Jeg har aldrig set så mange sure mennesker, som da vi startede op. Jeg tror, at en af årsagerne til at, at det bliver en succes i Holbæk. Det var, at den daværende ledende overlæge på medicinsk afdeling simpelthen bare sagde, at sådan bliver det fremover. Kirurgerne og især urologerne var meget skeptiske Med hensyn til ortopædkirurgien og anæstesien var der ingen problemer. Der var nogle hurdler. Du kan ikke lave sådan noget uden, at du har nogle allierede på et sygehus.

I: Det var det, der gav dig gennembruddet, at du havde nogle allierede?

S: Det var ikke bare en sygehusledelse, der sagde det her. Det var regionsledelsen. Jeg snakker blandt andet om den daværende regionale, lægefaglige direktør, som havde været med i Boston plus den lægefaglige vicedirektør i den nordlige del af regionen, der sagde, at det her skal bare gennemføres. Det var deres stålfasthed. Du kan ikke indføre det her, hvis du ikke har støtten. Der var steder, hvor det krakelerede. Det var nok på grund af manglende opbakning fra ledelserne. Det vil jeg vove at påstå i dag. Men i vores del var der ingen tvivl.

Jeg havde kun orlov fra min egen stilling i en begrænset periode. Så da jeg blev lidt træt af alle de sure ansigter, overvejede jeg at gå tilbage til mit gamle speciale og fik også mulighed for dette på deltid i en kortere periode. Derefter valgte jeg akutmedicinen til, på grund af den spændende udvikling. Opbakningen var der jo og så fik vi samlet en hob af gode kræfter. Og på et tidspunkt havde vi nok den stærkeste bagvagtskæde i Danmark. Det var tilbage i 2014 tror jeg, at vi blev udpeget som den bedste afdeling i Region Sjælland.

I: Det er så også det, dine kollegaer siger, at I lavede den bedste og første succesfulde akutmodtagelse i Danmark?

S: Det glæder mig og jeg havde jo rigtig mange gode hjælpere til det. Hvis du har ansat de første akutmedicinere, der brænder for det. Det hjælper jo på det hele.

I: … vel også, at du kunne samle det gode hold omkring dig?

S: Men det gjorde vi også på mange forskellige måder. Vi kom op på rigtig mange erfarne akutmedicinere og så kan det køre. I dag er dette bagvagtshold af erfarne akutmedicinere nøglepersoner og ledere af akutafdelinger spredt over hele Sjælland, endda med afstikkere til den anden side af Storebælt.

I: Hvad var næste skridt så?

S: Jamen, afdelingen kørte jo rigtig godt og så fik jeg en anden udfordring. Så tog jeg tilbage i en kort periode og blev ledende overlæge på akutmodtagelsen på Bispebjerg og Frederiksberg hospital. Det var sådan, at man skulle lukke et hospital og så har man jo en helt anden opstilling i Region Hovedstaden. De har ikke uafhængige akutmodtagelser. Der er en væsentlig forskel med de sammensatte. Så der er en kæmpestor forskel, om du er på et mindre provinssygehus eller de kæmpestore akutmodtagelser i hovedstaden. Der er en væsentlig forskel på de to i det akutmedicinske område. Man bliver nødt til at lave forskellige typer af akutafdelinger og akutmodtagelser afhængig af størrelse, af optageområde og sammensætningen af sygehuset. Du kan ikke lave en uafhængig akutafdeling på de helt store. Så er der provinsstørrelser som Holbæk, Horsens, Nykøbing Falster, Køge, Kolding, Randers, Viborg, Hjørring, Åbenrå og Gødstrup. Og så er der igen, hvis du kommer til Aalborg, Aarhus og Odenses akutmodtagelser, så er det en anden model, der skal til. Hvis det skal lykkes på et provinshospital, så er det samarbejdet med de rette kompetencer i akutafdelingen, for ellers holder det ikke. Hvis du ikke har de lægefaglige kompetencer i dit bagvagtslag, så begynder det at falde fra hinanden. Så det kræver en stamgruppe af erfarne akutlæger. Så kører det. Hvis du ikke har det, så bliver du nødt til at lave et eller andet kludetæppe af kompetencer så patienterne får den bedste behandling rettidigt.

I: Hvor længe var du på Bispebjerg?

S: Jeg var der et par år og så fik jeg et tilbud fra min gamle region om, at de skulle omlægge deres akutområde i Region Sjælland. De spurgte så, om jeg ville tilbage og lave noget udvikling der. De manglede åbenbart noget gammel viden og det sagde jeg så ja til og regnede med, at jeg skulle sidde i en blå skjorte i et regionshus og være djøffer frem til min pension. Det var i marts 2020. Tre dage efter jeg var startet fik jeg en henvendelse. De havde en ny udfordring, der hed Covid-19. Og så har jeg været i det beredskab siden. Så jeg er vicedirektør i Region Sjælland med alt med Covid; test, vacciner etc. Men jeg har stadigvæk kontakter til akutafdelingerne, fordi jeg er øverste lægefaglige ansvarlige for lægevagten i region Sjælland.

I: Hvis nu skal jeg spørge dig, sådan skudt fra hoften, hvad er det næste skridt akutmedicinen skal tage i Danmark. Hvad skal de være opmærksomme på?

S: Det, der sker i øjeblikket er, at alle bliver presset. Vi bliver nødt til at gøre nogle ting, så dem, der kommer ind i akutmodtagelserne er de virkelig syge. Så en gatekeeperfunktion, som sorterer inden akutafdelingen. Og så er der ambulancetjenesten, men den kommer jeg tilbage til. Om det er i kommunerne eller andre muligheder i ambulancerne eller andet, som gør, at folk ikke kommer ind i akutafdelingen, hvis de ikke har brug for det. Vi skal selvfølgelig også tiltrække og uddanne dygtige, unge læger. Men, hvis man kommer ind i den spiral, der siger, at vi har for travlt. Vi kan ikke sove om natten, vi bliver skældt ud af alle de andre afdelinger og vi gør det ikke godt nok. Så kommer vi ind i en ond spiral, som vi ikke kan komme ud af. Akutspecialet skal have de rigtige patienter. Hvis plejehjemsbeboere skal behandles derhjemme, så skal de blive hjemme. Akutmodtagelserne skal beskyttes. Det er bare et eksempel.

Et andet eksempel er et projekt med præhospitale enheder med nogle paramediciner, som vi startede for halvandet år siden. Hvis der ringes 1-1-2 og det vurderes, at der ikke behøver komme en ambulance ud med blå blink. Det er måske nødvendigt med en blodprøve, så skulle patienten alligevel hjem, så finder ud af det der ude. 60% af dem, de kommer ud til, kunne blive i hjemmet, frem for, at de kommer ind på en akutmodtagelse. Det vil sige, at akutmedicin skal se akutte patienter. Akutmedicinere havde for nogle år siden en ide om, at det var dem, der vendte folk i døren, så de ikke kom op på en medicinsk afdeling. Nu ved vi, at de skal se de rigtige patienter.

I: Så dit budskab er, at specialet skal være lidt mere skarp på, at de ikke skal være de første sorteringsmekanisme?

S: Ja, de skal se de patienter, der er virkelig syge og dårlige, fordi de er vant til at se den gruppe. Men der skal være noget før, fordi det er den eneste måde vi kan undgå, at de kommer til at vente 30 minutter i en ambulance.

I: Du går i en lidt anden retning end dele af selskabet som siger, at de skal længere ud, så det er dem, der sorterer allerede der. Der siger du. Nej, I skal stå i døren og modtage dem, som andre har sorteret som tidskritiske syge?

S: Det mener jeg i dag. Det mente jeg ikke for fire år siden. Se på den situation, der er opstået i England. Jeg prøver ligesom at tage skridtet videre, så 30% af Danmarks plejehjemsbeboere ikke skal ende med at dø i en akutmodtagelse. Hvorfor skal de ikke dø i deres eget hjem. Ja, så jeg har ændret holdning. Ja, det må jeg sige efter mange år i akutmedicin, som nummer 80. akutmediciner i Danmark eller sådan noget.

Vi skal have profileret specialet og der skal være nogle ordentlige arbejdsforhold. Det har de i Boston og de andre store steder i USA. Hvis du står fremme i en akutmodtagelse, så modtager de rigtig mange skudsår, hjertestop og alt muligt hele tiden. Det kan du ikke stå i hele tiden. Derfor havde de, at du havde tre måneder i den store og så havde du en periode på et mindre sted. Man skal have noget andet, før man står i front igen, så du kan nå at sunde dig. Du skal ikke gå i fem-skiftet døgnvagt og det er et spørgsmål om volumen af læger. Enhver almen medicinsk uddannet skal være seks måneder i en akutmodtagelse. Når du eksempelvis ender ude i almen praksis, så er du ikke særlig godt rustet til tage dig af patienter, der bliver akut dårlige. Du skal stadigvæk have en lægevagt engang imellem. Alle specialer skal have et uddannelsesforløb på seks måneder i akutmodtagelsen med fagligt tunge akutmedicinske bagvagter bagved som supporterer og superviserer.

I: Hvis jeg nu spørger dig om den vilde. Nu har du fortalt om alt det fornuftige og det rationelle. Men, hvis du skulle komme med et vildt forslag til Dansk Selskab for Akutmedicin. Hvad skulle det være for et initiativ eller en idé, de skulle arbejde videre med?

S: Nu tænker jeg virkelig dybt. Rekruttering. Vi skal ændre den med, at man altid har travlt og aldrig har det sjovt eller aldrig sover. Det er jo ikke særligt indviklet eller udviklende for specialet, ligesom sygeplejerskerne siger, at vi har det så hårdt. Vi skal sige, at vi har det godt. Gør specialet attraktivt. Det er spændende og så med variationen i specialet. Først sidder du med gamle fru Jensen og så sidder du med et ungt menneske. Altså variationen. I stedet for bare at sige ej, hvor har vi det hårdt. Gud, hvor har vi for mange patienter. Det, der stjæler tid i dag, det er dem, som ikke fejler noget. Det skal de arbejde for. At dem, der ikke skal komme ind i akutafdelingen, de skal sorteres fra, inden de kommer. Der er noget modstand der ude, det skal væk. Vi har jo nogle modstandere inden for de andre lægefaglige specialer. Alle vil altid sørge for sit lægefaglige speciale.

Og så skal de se på, at nogle af de kliniske retningslinjer vi har i Danmark promoverer nogle bestemte specialer. De vil gerne bestemme. De kampe bliver vi simpelthen nødt til at kæmpe. Jamen, jeg vil ikke have vagter om natten, fordi jeg skal sidde i et ambulatorium om dagen. Glem det. Det akutte område er et fælles område. Det opgør bliver vi nødt til at tage med de specialer, der synes de er meget værd. Og der er ingen tvivl om, at vi engang imellem ikke skal finde vores venner på sygehuset. Måske skal vi en gang imellem finde vores venner ude i almen praksis.

Danmarks første professor i akutmedicin

Interview med Annmarie Lassen, professor i akutmedicin og overlæge i Fælles Akutmodtagelsen, OUH

A = Annmarie Lassen
I = Interviewer Lars Oberländer

I: Annmarie, prøv at fortælle mig, hvornår du første gang hørte om akutmedicin?

A: Det gjorde jeg nok fra Henrik Villadsen, daværende lægelig direktør i Sygehus Sønderjylland. Han har jo været forskellige steder, men inden han kom til OUH. Han havde fået en opgave på baggrund af Sundhedsstyrelsens udmelding om, at de mange akutafdelinger skulle blive til 21 med læger 24/7 og alt det der. Han havde fået en opgave fra Region Syddanmark og skulle lave en rapport om, hvordan vi skal have implementeret det.

I: Hvornår var det?

A: Sådan 2008. Og der inviterede han mig med i den gruppe på cirka 30 af alle mulige slags. Det var også første gang, at jeg var med i sådan noget arbejde med at lave den rapport. Som simpelthen handlede om, hvordan skal Sundhedsstyrelsen udmelding implementeres i praksis i Region Syddanmark? Der sad nogle embedsfolk fra regionen og der sad alle mulige strategiske folk, der var udvalgt. Der udkom den udmelding fra Sundhedsstyrelsen og der sad jeg og var infektionsmediciner og arbejdede med sepsispatienter og havde også noget sepsisforskning. Jeg havde ikke arbejdet i den gruppe ret længe, som altid var fredag eftermiddag i Vejle, før det op for mig, at det var ind af den dør, som alle mine patienter ville komme i fremtiden. Sådan, hvis der virkelig skulle stå speciallæger i døren hele døgnet rundt, så ville jeg ikke længere have med mine yndlingspatienter at gøre, fordi de så ikke ville blive set af mit speciale. Så kunne jeg jo også høre at rigtig meget af det handlede om organisation, fokus på flow og på drift og hvordan skulle det hele så bygges sammen.

Parallelt havde jeg så min første Ph.d. undervejs, som jeg skulle være hovedvejleder for. Daniel Henriksen. Han skulle lave en Ph.d. om sepsis incidens og prognoser baseret på, hvordan folk kom ind og ikke på deres udskrivningsdiagnoser. Det var noget af det, som jeg i forvejen havde snakket med Henrik Villadsen om, mens vi havde kørt i tog sammen. Det gjorde vi ret tit. Jeg sagde til ham, at I ved overhovedet ikke noget om, hvor mange, der kommer ind af døren. I aner det overhovedet ikke. Det kan jeg simpelthen tydeligt huske, at I ved det ikke. Og så siger han, nå nej, vi ved, hvad de bliver udskrevet med, men hvad de kom med. Så simpelthen det der med at blive klogere på, hvad de kommer ind ad døren med og hvem, der havde adgang til at blive klogere på det…

I: Så det var der du tænkte, at akutmodtagelsernes formering…?

A: Det var der jeg tænkte, at akutmodtagelserne vil få en enorm vigtig og central rolle i den primære kliniske håndtering af patienterne og det var der jeg hørte omkring. Det var en milliard folk, som talte om politik og effektivitet og flow og drift og bla bla bla… Og parallelt med, at jeg så blev spurgt på baggrund af den protokol på den sepsis Ph.d., om jeg havde lyst til at … at der kom Michael Hansen-Nord (ledende overlæge, som stod i spidsen for etableringen af FAM på OUH, red.) og spurgte mig, efter jeg havde overtalt ham til, at vi måtte lave det studie på hans nye afdeling. Der spurgte han, om jeg ville være forskningsleder i AMA.

I: Og den nye fælles akutmodtagelse?

A: Og den nye fælles akutmodtagelse, når vi flyttede fra den gamle AMA (Akut Modtage Afsnit, red.) – det blev jeg simpelthen nødt til at sige ja til af to årsager. Dels var der den der enorme faglige nysgerrighed efter at kunne gå i gang med at beskrive, hvem der kom ind ad døren. Og så synes jeg simpelthen, der var en grundlæggende nødvendighed i, at der også var klinikere, som også havde hjertet i det her, fordi der var så mange driftsfolk, der var så mange skrivebordsfolk, der var så mange politikere og der var så mange forventninger. Det er sådan helt klassisk. Alle synes det er en god ide. Eller mange synes det var en god ide og alle havde en forventning til, hvad det skulle løse. Det var bare forskellige forventninger. Der var 0,0 klinikere og i hvert fald ingen patientrepræsentation. Det var heller ikke moderne den gang.

I: Så han bad dig så om at komme over?

A: Ja, han bad mig så om at kommer over og være forskningsleder i den gamle AMA og så gå med over i den nye FAM og bygge det op. Og jeg syntes det var svært. Jeg syntes det var let at sige ja til forskningsdelen, men svært, svært, svært at sige nej til mit infektionsmedicinske speciale, som jeg virkelig holdt og holder meget af. Men akutmedicinen vandt, blandt andet, fordi jeg kunne forhandle mig frem til at få noget beskyttet forskningstid. Og det var simpelthen rå forhandling.

Det handler om, at det vil jeg gerne, men så skal jeg have meget forskningstid. Fordi jeg ellers kan ikke bygge noget op fra 0. Der var ingen kollegaer, der var ingen speciallæger, jeg kunne ikke love mine kommende Ph.d. studerende adgang i specialet eller nogen form for karrierevej. Jeg kunne ikke give dem et kontor, jeg kunne ikke give dem en computer, jeg kunne ikke og en ski'. Men Daniel, han var med og han startede og han klunsede alle møblerne rundt omkring. Han gik rundt og fandt borde. Og ikke mindst, så fandt han de computere ved de sekretærer, som havde de programmer, som vi havde brug for i forskningssammenhæng. Så byttede vi, så vi kunne få adgang.

I: Hvad har det så med akutmedicin at gøre?

A: Jamen en del af det arbejde, som Henrik Villadsen var formand for i regionen. Som en del af den rapport kom der en politisk beslutning, efter indstilling fra den gruppe, så vidt jeg husker, så havde hver af akutafdelingerne ikke bare forskningsmulighed, de havde forskningspligt. Og jeg tror det med forskningspligt til de fem akutafdelinger var vi vist den eneste region, der havde – og det var en politisk beslutning. Der kom også en pose penge. Jeg tror det var 500.000 det første år til hver, som så blev trappet ned over fem år. Så kunne man få sparket noget – altså på regionens dengang fem akutmodtagelser – fokuseret forskningsledelse ind. Og så var vi jo kun os fem knap og nap. Vi så hinanden i øjnene og sagde, at vores opgave er ikke og bekæmpe hinanden. Vores opgave er, at hjælpe hinanden med at blive gode. Vi vil lave et forskningsfællesskab og vi har hinandens ryg og vi ved, vi kan hjælpe hinanden med projekter.

Så der mødtes – jeg tror det var hver tredje måned, vi mødtes. Der sad Mikkel Brabrand i Esbjerg, han var ikke færdiguddannet speciallæge, men var Ph.d. studerende i Esbjerg. Og så Christian Backer Mogensen fra Aabenraa, som jo havde haft en baggrund som ledende overlæge i akutafdelingen i Kolding, men så tog til Aabenraa og blev forskningsleder dernede. Og så var der ham, som nu desværre er død, fra Svendborg, Lars Stubbe Teglbjærg. Han var infektionsmediciner og var med fra Svendborg nogle af gangene. Og så var der sådan lidt forskellige med fra Kolding også, sådan lidt on and off. Og dem, der ligesom blev tilbage i den hårde kerne i citationstegn. Det blev så Mikkel og Christian og Annmarie. Og det har vi fået rigtig meget godt ud af.

Regionen øremærkede også nogle forskningspenge til akutmedicinsk forskning og så søgte vi sammen. Så det der med at lave det fællesskab og så med adgang til at kunne søge midler, hvis vi kunne komme op med gode projekter. Og noget af det som jeg havde erfaret fra tidligere var, at jeg var en stopklods for datamanagement. Så noget af det, som jeg var meget opmærksom på, var, at vi havde brug for datamanagement og adgang til data. Det er lykkedes os at få penge til driften af det i flere år, men det er jo stadigvæk fra måned til måned, at vi drifter vores datamanagement og datasøgning.

I: Men havde du også en rolle på den nationale scene i formeringen af forskningen i akutmedicin?

A: Nej, det havde vi ikke. Kun i Region Syddanmark, hvor vi var blevet ansat. Jeg startede jo ikke med at være professor. Jeg startede med at blive ansat som overlæge og forskningsleder og lektor var jeg i forvejen. Så blev der slået et professorat op. Altså et syddansk professorat, som var betalt af Tryg. Der må have været noget lobbyisme der, formentlig med udgangspunkt i Aarhus omkring... og de havde i virkeligheden en kandidat deroppe, en ung superaktiv endokrinologisk kandidat, der havde arbejdet med - jeg har glemt, hvad han hedder, men som havde arbejdet meget inden for det der område. Men Tryg, de gav 7 millioner til hver af de tre universiteter, der blev til fire med Aalborg senere.

Og så var SDU bare de første, altså de var de hurtigste til at få det slået op. Og i opslaget stod, at man skulle understøtte udbygningen af det akutmedicinske i det syddanske. Dvs. også region Sjælland. Så tænkte jeg lidt over, hvordan vi kunne understøtte det og så lavede vi vores halvårlige Hindsgavl-møder. Så lidt efter kom professoratet i Aarhus.

I: Så du var simpelthen den første professor i akutmedicin i Danmark?

A: Jeg var den første professor i akutmedicin i Danmark. Før der var et speciale. Det var 1. november i 2010 tror jeg. Og så kom Hans Kirkegaard i Aarhus, der lige er gået på pension. Og i København blev det Lars Rasmussen, der som Hans er anæstesiolog. Lars holdt så op inden de fem år, vi havde fået af Tryg. De blev forlænget, men vi fik først fem år og det var en forhandling mellem Tryg og universiteterne. Det var meget forskelligt, hvordan universiteterne valgte at frigive Tryg's penge.

SDU var totalt reelle, kan jeg godt tillade mig at sige. De satte alle 7 millioner på en konto og bad mig betale 5% ind i overhead, men ellers gik det så til 50% af min løn og så kunne jeg ellers disponere over resten, som jeg ville. Og det var en kæmpe hjælp at have de løse midler til drift, som ellers er svære at skaffe. Både Region Midt og Region Syddanmark gav penge ind i akutsystemets forskning. Det har jeg ikke indtryk af, at Region Hovedstaden gjorde. Og Region Sjælland var jo slet ikke på banen dengang. Det er de jo så kommet senere heldigvis.

I: Man kan så sige, at nu har du så fået en forskningsenhed og en struktur. Hvad så med databaser og deslige?

A: Jeg havde jo så først og fremmest brug for nogle kollegaer og nogle samarbejdspartnere. Der var jo ikke nogen akutmedicinske seniorlæger eller noget. Og der rakte jeg simpelthen ud i netværket og til alle vennerne. Alle dem, som jeg kender. Jeg har jo været på OUH siden 1991. Jeg gik simpelthen ud og spurgte. Jeg prøvede alle medicinske specialer, men også abdominalkirurgerne ud fra min gastromedicinske fortid. Og der var jo heldigvis forskere, som jeg kunne samarbejde med, fordi du kan ikke køre det op alene. Og databaser, der troede vi jo oprindeligt, at vi kunne lave en database over alle akutte patienter i Syddanmark og så lave opdatering hver tredje måned og lave projekter ud fra det. Det kan man i princippet godt – men så begyndte de at stramme reglerne for, hvad man måtte, så helt rimeligt må man kun få udleveret data fra LPR og så videre – det var dengang man fik dem tilsendt på disketter, ja, det var vildt – til afgrænsede og særlige projekter. Så der sadlede vi om til at lave afgrænsede, konkrete projekter.

I: Og der var stadig ikke et nationalt samarbejde?

A: Nej, vi havde simpelthen så travlt med at få det her op at stå. Parallelt kommer RKKP systemet. Altså parallelt med det her er der jo Dansk Selskab for Akutmedicin, som de unge vilde, som man kan kalde dem. De unge vilde virkelystne, der laver kongresser, altså danske, det var fedt.

I: Altså uden jer, som havde det forskningsmæssige?

A: Kun det, de selv lavede. De var jo mega gode til de små hurtige – hvor meget forskning kan man få for 500 kr. projekter og sådan noget. Mega gode. Så det lavede de og det var dejligt. Jeg tror, at jeg kom ind i systemet med at levere postere til den 4. kongres, som de holdt i Roskilde. Små, forsigtige postere og jeg følte mig bare så lille. Jeg følte bare, at der var så mange forventninger fra så mange sider. Og en del folk gik og sagde, at der er vores professor. Jeg må have været den eneste på det tidspunkt, der var der. Jeg følte at de forventede, at jeg skulle stå oppe på den der scene og kunne knap nok sidde på den – det var nok i 2011 eller 2012. Og indtil der havde de andre ordnet alt. Altså, det er dem, der er pionererne. Og jeg ved ikke, hvordan lobbyismen ind i Tryg var. Og så byggede vi stille og roligt op derfra. Vi har så fået Ulf Egelund, som er akutmedicinsk overlæge og professor i Lund. Han er en kæmpe inspiration for mig. Han var meget tidligt inde og sige, at det gælder om at få en kritisk masse af akutmedicinere og forskere. Og så gælder det om i de år. Der går det fra at få rene beskrivelser af, hvem der kommer ind af døren, til at vi begynder at lave mere intervention og analytisk præget forskning. Vi er stille og roligt gået fra de talbeskrivende og blevet bedre til at inkludere flere andre forskningsmetoder, det kvalitative og det antropologiske, som egner sig godt til det akutmedicinske felt, fordi nu går vi så mere og mere ind i det, som jeg gik ind i feltet for at forhindre, nemlig organisationsforskningen. Men nu synes jeg, vi ligesom kan gøre det på en måde, hvor – selvfølgelig hænger organisationen sammen med det tilbud, som vi giver af klinisk care til vores patienter. Organisation og outcome og der er nok at lave…

I: Hvis jeg lige må gå lidt tilbage. Jeg ved jo, at da de første fagbeskrivelser der kom, der havde du i hvert fald en tanke om det, hvad var det?

A: Ja. Jeg var ikke helt med. Jeg var almindelig akutmedicinsk overlæge og professor og forskningsleder og sad ikke ved forhandlingerne om fagbeskrivelserne og hvem der skulle gøre hvad. Men da de udkom syntes jeg, at der var rigtig meget fødsel og kirurgi, og meget lidt akutgeriatri. Og jeg var bekymret. Jeg kommer jo fra en intern medicinsk baggrund, så jeg var selvfølgelig bekymret for, om de kommende speciallæger, der skulle stå i døren og være med til at modtage komplekse, syge medicinske patienter. Om de havde nok ballast med, til at kunne gøre det. Og det er jeg stadigt bekymret for. Det tror jeg, at det bliver en udfordring for os på lang sigt.

Vi skal slet ikke være geriatere, men en væsentlig del af vores population er akutgeriatri eller gamle damer, der har brækket armen – og armen skal selvfølgelig sættes på plads – men altså man skal være god til at – akutmedicin er jo et akutdiagnostrisk speciale. Der er noget håndværk, men der er rigtig meget akut diagnostik sammen med stabilisering. Og man kan sige, at i starten, der var anæstesiologerne og der var mange anæstesiologer, der – Lars Knudsen for eksempel oppe i Aarhus – som gik ind i det. Men de gik lynhurtigt ud af det igen, fordi de fandt ud af, at det var jo ikke blå blink. En væsentlig del af det er jo gammel dame fundet på gulvet med eller uden commotio eller med eller uden brækket lårben eller whatever. Eller ung med angst.

I: Så da den udkom prøvede du så at koble din forskning til det eller var det rent empirisk underbygget?

A: Det var jo ligesom med fagbeskrivelsen. Den er jo fagpolitisk. Set udefra, så er det den engelske fagbeskrivelse og andre specialer og fagbeskrivelser. Det har man taget i venstre hånd, mens man forhandler med højre og ser, hvor langt man kan komme med de forskellige specialer.

Nu ved jeg, hvor jeg kom fra med databaser parallelt i starten der. Der kom der jo også fra danske regioners side et ønske om, at man indførte en akut database for akutte patienter. Det er jo modsat de andre RKKP kvalitetsdatabaser. De er typisk kommet fra fagmiljøerne og er vokset op fra ildsjæle til noget, der nu understøtter mange gode kvalitetsformål. Så kom akutdatabasen, som et politisk ønske. Det var, fordi det stod i økonomirapporten. Jeg anede ikke, hvad økonomirapporten var. Nu ved jeg det. Nu ved jeg godt, hvad økonomirapporten er. Den er vigtig. Den har regionerne stor respekt for. At man skulle kunne vise de nye akutafdelingers effektivitet eller kvalitet. Så derfor brugte de RKKP-systemet til at sige, at det ville være godt at have en akutdatabase. Det må oprindeligt være tænkt som sådan. Hurtigt blev den splittet op i en traume database, en præhospital database og en akuthospitals database. Det var nogle virkelig store møder. Det var nogle med virkelig mange folk, fordi alle søjlespecialerne synes jo de skulle være med. De er nu stille og roligt gået væk. Nu er der kardiologerne og neurologerne og ortopædkirurgerne og abdominalkirurgerne tilbage. Vi har inviteret psykiaterne, men de er ikke dukket op. Og jeg deltog. Som professor tror jeg faktisk. Det var jo også usædvanligt, at de valgte, at tage Hans og mig med som professorer, og Lars var inviteret, men han takkede nej tak. Og så var der jo en repræsentant for hver regionerne, og der var udpeget forskellige. Jeg var ikke formand dengang og kan simpelthen ikke huske, hvem der var formand. Det kan være, at det var Poul Bartels.

Efter nogle år ville vedkommende i hvert fald ikke være det længere og gav det videre til Henrik. Jørgensen, tror jeg han hedder. Som nu, hvis nok er lægelig direktør i Region Sjælland, men som dengang var abdominalkirurg oppe i Nordsjælland et eller andet sted. Han sad der som erfaren sammen med mig, som var en akutmediciner eller et eller andet. Så vi var et delt formandskab i nogle år, hvorefter han blev ansat i Sundhedsstyrelsen og trak sig ud. Så har jeg været formand siden. Det er jeg også i dag. Vi tog to gode beslutninger up front i styregruppen. Der er 1,6, 1,7 eller 1,8 - afhængigt af, hvordan man gør det op - millioner akutte hospitalsforløb per år i Danmark. Så vi besluttede, at vi ville ikke registrere noget som helst i hånden. Vi vil kun lave variabler, man kunne trække elektronisk. Fordi, hvis du bare skulle bruge 2 minutter per patient. Det ville være helt galimatias at lave det ligesom NIP-skemaerne. Nej. Det var nyskabende dengang.

Den anden gode beslutning, vi lavede var, at vi – og der var jeg skyldig - eller i hvert fald mig, der argumenterede det igennem, at vi ville ikke kun se på FAM'erne. Det handlede ikke kun om at se på de patienter, der kom ind på akutmodtagelserne. Vi ville se på samtlige, akutte patienter i landet. Fordi, det er jo epidemiologen, der kommer ind. Fordi, hvis ikke vi har styr på alle akutte patienter, så kigger vi jo bare på en lokal organisation. Det var godt. Det gør, at vi ligesom stadigvæk har styr på de akutte patienter i Danmark.

I: Er det samme spændende møde, som jeg har hørt omtalt, hvor Annmarie stod op og sagde, sådan vil jeg have det, oppe i Århus?

A: Har jeg sagt det? Det kan jeg ikke huske. Det kan godt være. Det kan jeg simpelthen ikke huske, men de kan godt være, fordi hvis vi ikke har det, så kunne vi ikke kunne måle det. Og i øvrigt viste det sig, at vi overhovedet ikke vidste, hvem der kom ind på en FAM. Hvilket var til alles, og ikke mindst Danske Regioners meget store overraskelse. Vi skal se på det brede, så kan vi altid skære FAM'erne fra og sige, at det er dem. Det her. Jeg synes jo, at det var en god beslutning. Og Vi har slet ikke kunnet lave det andet.

Hvis vi nu, når journalisterne ringer og siger, hvordan kan det være og sådan noget? Så ved vi, hvor mange akutte patienter, der har været og kan levere tallene. Vi ved, hvor meget det er øget. Det er så og så mange procent der og der, og lige præcis sige, at det er på den afdeling. Hvis ikke vi havde gjort det, så vi ikke kunne sige det til journalisten. Jeg er dårlig til at tage æren alene, men det kan da godt være. Jeg var nok med til at afkortere diskussionen. Men, vi vidste ikke, hvem det var dengang, fordi vi kunne ikke identificere dem elektronisk, fordi det viste sig, at patienterne var bundet op på SHAK-koder (Sygehus-afdelingsklassifikation, red.) dengang. SHAK-koderne betyder rigtig meget for økonomien på de forskellige sygehuse og regioner. De havde mange forskellige måder at styre deres økonomi på, så det var ikke entydigt, hvordan man navngav FAM'erne i systemet og slet dem, der ikke var navngivet, men var under for eksempel infektionsmedicin eller geriatrisk eller whatever. Det skulle der rettes op på i økonomirapporten og der synes jeg faktisk, at danske regioner lavede et stykke helhjertet arbejde med at få akutafdelingerne tildelt et eget nummer i SHAK-koderne. Det lykkedes. Nu ved vi, hvem der kommer i akutafdelingerne, altså deres elektronisk adresse.

I: Må jeg hoppe tilbage til den her fagbeskrivelse? Den er jo ret interessant, at den 1. professor i akutmedicin i Danmark sådan set var imod en fagbeskrivelse?

A: Jamen. De 5 regioner så officielt forskelligt på, hvordan man skulle det her, især Region Syddanmark. De var meget opsatte på, at vi skulle have specialernes FAM'er. Så man kom ned i FAM som speciallæge og var der som akutmedicinsk speciallæge og så akutte patienter, men havde sin faglige baggrund i et af de traditionelle specialer. Altså, ligesom man havde i de gamle FAM'er. Jeg er jo vokset op som intern mediciner i OUH-regi eller hvad skal man sige. Intern medicinsk akutmediciner. Og jeg kommer fra en stærk faglighed både på gastroenterologisk afdeling og på infektionsmedicinsk afdeling. Jeg havde virkelig, virkelig, virkelig svært ved at forestille mig, at den stærke faglighed kunne undværes. Jeg havde svært ved at se den stærke faglighed eller kultur, der ligger i en stærk fag faglighed, som ikke har noget med flow at gøre, men som har med noget klinik at gøre - eller hvad man skal kalde det. Den kunne jeg ikke lige se repræsenteret på det tidspunkt i det akutte miljø. Der var jo 0,0 speciallæger i det. I al respekt, så kom de jo ikke med nogen meget tung akutmedicinsk faglighed. De kom med en drøm om, hvad akutmedicin kunne være. Og så var jeg jo i en region, der mente noget andet. Jeg endte med at kigge Anders Hede og de andre 3 professorer i øjnene, og sige, jamen, jeg kan ikke skrive under på et manifest, som går imod min ledelse. Det kan jeg ikke. Det vil jeg ikke og det gør jeg ikke. Så fik jeg fred.

I: Det er jo den følsomme, men også spændende udvikling…?

A: Altså der var jo en forskellig tro. Så skal det siges, at så kom der et fagområde og siden et speciale. Og så gik vi all in. Både Michael Hansen-Nord og Annmarie. Siden specialet er kommet, der er vi gået all in. Og jeg synes, at det har udviklet sig til et område med potentiale for en høj faglighed. Og i alle de 10 år, jeg har tilbage, før jeg går på pension – eller hvad det nu er der – der vil jeg være med til at kæmpe for en høj faglighed på området. Altså en høj klinisk fag faglighed og ikke kun drift og flow. Jeg tænker, at jeg har lært mega meget af at blive fast læge på en akutafdeling. Jeg synes jeg virkelig. Jeg havde en fest på ortopædkirurgisk afdeling, da jeg supplerede ind til akutmedicinen. Nødkaldene og den særlige faglighed, der ligger i at være erfaren i nødkaldene. Den havde vi ikke før. Så jeg er speciallæge i intern medicin, så er jeg speciallæge i infektionsmedicin og så nu også speciallæge i akutmedicin. Det har aldrig været meningen, men sådan er så blevet. Jeg har aldrig tænkt, at jeg vil ende med at have tre specialer. Og det er jeg glad for.

Altså i 1880 for mere end hundrede år siden, da jeg var helt ung turnuslæge, som det hed dengang. Jeg havde haft mine første 14 dage på en intern medicinsk afdeling i Grenaa. Så havde jeg fredag aften en forvagt. Der kom 5-6 meget syge patienter ind i løbet af et par timer. En 60-65 årig mand med et stort infarkt og lungeødem og ung pige med pneumoni og en gammel dame med obs. meningit og en patient med lunge exacerbation. Og jeg tænkte bare fedt, det er det hele. Jeg troede, at jeg skulle være gynobs læge, indtil den fredag aften. Der var der ingenting, der hed akutmedicin. Det var det, du spurgte om, hvornår jeg mødte akut medicin? Det var den fredag aften på Grenaa Sygehus. Ja. Det var det bare. Jeg vidste, at det var det, som jeg ville. Og jeg vidste med det samme, så skulle jeg være den intern mediciner, der tog sig at det.

I: Var du senere inspireret fra USA. Kiggede I andre steder hen?

A. Ja, jeg og de øvrige i den første gruppe kiggede på hinanden – den, der syddanske med Christian, Mikkel og Annmarie primært. Hvordan kommer vi så videre fra det her? Så siger Mikkel, skal vi ikke tage kontakt med ham der Nate Shapiro i Boston, som de jo allerede dengang var begyndt at have et samarbejde i Århus eller i hvert fald ham. Vi vidste jo også, at Bo Madsen var derovre, som amerikansk akutmediciner på Mayo. Dem kendte de jo, de vilde akutdrenge. Mikkel sagde: skal vi ikke tage over at besøge Nate, som var forsker og et fantastisk stort forbillede. Og så fik vi lov til at komme over og besøge ham. Og så hjalp han os og sagde ja til at blive adjungeret professor.

I: Men det overbeviste dig alligevel ikke om, at man kunne opretholde en høj faglighed i akutmedicin?

A: Jamen, jeg synes det var…. det kunne de jo godt USA. Det var dem. Det var bare svært for mig, at se det ske i Danmark. Altså, jeg kunne slet ikke se det for mig, at der kom tilstrækkelig faglighed i det i Danmark.

I; Kan du ikke prøve at fortælle lidt mere eller er det for sensitivt at fortælle historien?

A: Jamen, vi har stadig et stykke vej at gå. Der er ikke mere i det. Jeg troede ikke på det. Jeg var selvfølgelig også bekymret for, hvis man tog det akutte ud af specialerne, hvordan? Jeg havde simpelthen svært ved at se det for mig. Jeg har stadig svært ved at se det for mig, når man tager det akutte ud af specialerne. Og at de så stadig kan levere det, de formodes at levere under en indlæggelse for eksempel. Bliver de gode nok til at se. Man kan så sige, at som det er nu, der er der jo så mange af de - især intern mediciner - som under hele deres uddannelse, alligevel er så meget i FAM, så de bliver ved med at have det med sig. Men om 20 år, så er de her jo ikke. Altså, det bliver en anden virkelighed.

Det kan jeg også huske fra dengang, vi sad i den forberedende gruppe i 2008 i regionen under Henrik Villadsen. Det var ligesom, hvad gør det her ved sygehuset? Altså, når man putter alle de akutte derned, hvad gør det så ved sengene på resten af afdelingerne? Og hvad gør det ved patientpopulationerne i specialerne? Altså i hvert fald i akutmedicin eller i infektionsmedicin. Det har jo taget den første del af forløbene af de svært syge. Det ligger jo i FAM. Det er jo blevet meget mere - altså ikke også, at de ikke har dem – men det er jo ligesom et døgn inde i forløbet. Fra mit synspunkt får de dem jo, når alt det sjove er sket. Det er jo en personlig ting. Det gør det jo lidt specielt for endokrinologer, at de får har svært ved at modtage deres egne patienter. Altså, det er jo os, der modtager ketoacidoserne. Det tager jo også rutinen ud af deres speciale. Men endnu har alle de der folk. De har jo en masse akut erfaring, fordi de jo har gået på akutafdelingerne.

På sigt er det en trussel for specialerne, at de mister deres akut faglighed. Det vil jo stadig vare mange år, hvor der er folk, som har lært det. Og det samme gælder sygeplejerskerne. Hvor meget akut faglighed har de om nogle år? Og det havde de tidligere, fordi de fik dem jo op og behandlede dem.

Det er jo to sider af den samme mønt. Vi er jo meget bedre til at modtage de meget syge patienter og vi er meget bedre til at behandle. Altså gennemsnitligt bliver en patient med sepsis bedre modtaget i dag end dengang. Infektionsmedicinerne vil sikkert slå mig ihjel for at sige det, men gennemsnitligt bliver man bedre og hurtigere afklaret gennem FAM. Selvfølgelig afhængigt af, hvem det er på vagt. Det er klart. Og man kan altid komme til at lave fejl. Vi er jo også et akvarie, fordi i Odense modtager vi jo over 200 patienter i døgnet. Hvis man nu har en fejlrate på ½ procent, så laver man en fejl i døgnet. Vis mig den produktionsenhed, der har en fejlrateprocent på ½ procent. De er jo glade i produktionen, hvis den er under 2 procent eller, så har vi 4 fejl i døgnet. Hvad for nogle fejl kan vi forestille os? Et overset brud, en fejldiagnose en alvorlig infektion. Der er jo masser. Men altså, det er så højvolumen, at selv en meget lav fejlrate slår igennem.

I: Så derfor siger du, at de bagvedliggende specialer, de får udvandet deres akutte erfaring på sigt?

A: Vi har det allerede, men det bliver mere og mere udtalt på sigt, men lige nu går de intern medicinske uddannelseslæger jo stadigvæk en del i akutafdelingen, hvor de går der sammen med akutlæger, der kan undervise dem. Så får man jo det bedste med fra begge verdener, ikke? Altså akutmedicin. Det er mit speciale, mens de andre var på vej til noget andet.

I. Så, hvad er det næste skridt for akutmedicinen, hvis du skal prøve at kigge ud i fremtiden?

Vi skal have flere speciallæger og vi skal selvfølgelig blive ved med at arbejde med flow. Men på trods af flow behovet, så bliver vi nødt til at fokusere på fagligheden og insistere på en høj faglighed, selvom det nogle gange går ud over flow. Er vi en organisationsforvalter eller er vi et lægefagligt speciale? Det kan ikke adskilles. Det er en del af akutfagligheden at kunne holde flow, men flowet er så dagligt åbenlyst, fordi der ligger så mange folk, at vi er i risiko for at miste den dybe faglighed og vi mangler udviklingen af den dybe faglighed. Det er akut geriatri for eksempel.

Derudover skal vi have nogle gode arbejdsvilkår. Det nytter ikke noget, at vi tror, at vi kan presse folk ud i en høj vagthyppighed. Der er så travlt og det er så hårdt, fordi det jo også er belastede vagter. Så folk bliver slidt ned af det og så mister vi dem. Og så mister vi den viden, der ligger hos de folk. Man skal have folk nok til at bygge en sustainable organisation, så man rent faktisk holder på de folk, der har høj faglighed. Det nytter ikke noget at give folk fuld tid som ren vagttid. Alt for mange nattevagter per måned, fordi så bliver de slidt ned og så forsvinder de. Og så er der en kritisk masse. Der er også klinisk, kritisk masse i dagligdagen.

En del amerikanske afdelinger har en andel af klinikernes tid, som er klinisk tid. Det tror jeg er 2/3. Og så 1/3, der er noget andet. Det kan være undervisning. Det kan være kvalitetssikring. Det kan være forskning. Det kan være whatever, men noget andet. Så man i alle akutstillinger sørger for at gøre, at akutmedicinerne kan holde til det. Altså, så man ikke bare drifter, men også udvikler faget og kan være i det som menneske.

I: Det er lidt sjovt, at du siger, at jeg gik ind i det her arbejde for, at det ikke kun var flowfolket og administratorerne, der udvikler faget. Og nu siger du, at det her efter 10, 12, 14 år senere, stadigvæk er udfordringen?

A: Det er en del af det. Jamen, det er det da. Men du får mig aldrig til at være tilfreds med faglighed i det. Vi skal arbejde med fagligheden. Vi skal arbejde med alle folks faglighed døgnet rundt. Det var jo også det, der var grundtanken. Grundtanken fra Sundhedsstyrelsen i 2007. Det var jo, at alle mennesker i hele landet. Døgnet rundt. Alle ugens dage. Hele året skulle de møde special faglighed i akutområdet. Og nu kan vi jo ikke alle sammen møde den bedste faglighed, fordi det vil jo i sagens natur altid være de bedste 10 procent eller de bedste 40 procent eller, hvordan man nu definerer det, men den skal være høj. Ligesom kardiologerne siger, at vi skal have folk, der har forstand på det, vi laver døgnet rundt. Bum bum bum. Sådan skal det også være hos akutfolkene.

Ikke kun folk, der kan sørge for et hurtigt flow, men folk, der både kan sørge for et godt flow, og en god og stabil modtagelse og stabilisering og en højt kvalificeret akut udredning. For mig er det en af de vigtigste fagligheder. Og så er der nærværet omkring patienterne med, hvad er det egentlig, der er dit problem? Som jo tit er noget andet eller nogen andres. Det skal altid formuleres på et højt fagligt niveau og alt det, har vi gamle jo ansvaret for at være med til at udvikle og bære.

I: Så det du siger er, at det at der altid skal være et højt fagligt bundniveau, er ligesom kongemarkører? Hvad siger din forskning inden for området om det her – holder det, lykkes vi med det?

A: Jeg aner ikke, hvad forskningen siger på det område. Det må vi jo gå ud og måle på. Bundniveauet skal selvfølgelig være højt, men vi skal hele tiden gøre det bedre. Vi vil jo redde verden. Vi vil redde verden hver dag. Gøre det bedre hver dag.

I: Det gør alle læger jo, men du har jo en speciel forskningsrolle?

A: Man kunne være mere fokuseret og systematisk med det. Altså, hvad ved vi om at gøre det godt nok hele tiden? Er der noget, vi kan gøre bedre? Den patient, der endte på intensiv. Kunne vi have undgået det? Den patient, der blev genindlagt. Hvorfor blev han genindlagt? Var det noget, vi kunne have undgået? Hvad skulle vi have gjort for at undgå, at folk ender i septisk chok? Hvordan kan vi blive bedre til at følge op, hvad var det egentlig det her, hvor jeg mistænkte et urinvejs fokus. Var det egentlig det eller der, hvor jeg mistænkte sepsis? Hele den der. Alt det, der er bygget ind i søjlespecialerne. Der er et begrænset antal patienter, som bliver fulgt over tid. Så man ved til konferencerne, jamen jeg troede, de havde... så vi bærer den erfaring med, når vi tog fejl, med ind i vores uddannelser og vores daglige stabilisering af vores kompas i, hvordan vi vurderer patienterne. Det gør vi jo ikke i akutmedicinen, fordi vi sender dem hjem. Bum bum bum. 4 timer fedt. Godt hurtigt forløb. Afklaret bum, men jeg ser jo ikke vedkommende i overmorgen. Når han kommer ind igen? Vi kunne godt lære noget mere af vores forløb, end vi har haft plads og overskud til lige nu. Jeg synes, at vi er kommet langt i akutmedicinen. Jeg er stolt af mit speciale, men selvfølgelig skal vi gøre det bedre. Jeg kan sgu da ikke gå på arbejde og tænke, at man ikke vil gøre det bedre i dag, end vi gjorde i går.

I: Med du ved faktisk ikke endnu, om vi gør det godt nok?

A: Det gør vi ikke. Vi ved jo godt for eksempel, at der på nogle sygehuse har været en weekend effekt med større dødelighed i weekenden. Det er kendt på verdensplan, at der er en crowding effekt. Når der er en situation med for mange patienter, så er der en højere dødelighed. Flere left without being seen, en højere dødelighed eller længere liggetid, som vi kender det fra Gødstrup. Alt det der. Vi ved, i hvert fald dengang vi målte på det i Odense, at vi ikke havde nogen weekend effekt. Det kan være lidt tilfældigt. Det er jo bare det grove mål. Det er jo bare mortaliteten og hvad er godt nok? Der er mange forskellige perspektiver på, hvad der er en god behandling. Man skal jo altid have den bedst mulige behandling under de givne vilkår eller hvad man nu skal sige, ikke?

Men nogle gange, så har man jo fra sygehusets side, at man siger, at det er en unødvendig indlæggelse. Hvad er en unødvendig indlæggelse for patienten? Hvis man spurgte dem. Hvis udtalelse har mest ret? Det skal man spørge politikeren eller mennesket om. Der er ikke nogen, der har ret i det her. Det hele hænger sammen. Man har sådan et slags fællesskab, der skal køre med sygehuset og akutsystemet. Man har nogle ressourcer, der er politisk tildelte. Man har en aftale mellem borgerne og systemet, som hænger sammen med en dansk velfærdsstat. Det er jo sådan nogle balancer, man har, der baseret på, at man kan få den akutte hjælp, man har brug for, når man har brug for det op til et rimeligt højt fagligt niveau. Altså, du kan jo ikke spørge en patient, vil du have en god nok behandling? Jeg vil have den bedste behandling. Det er da mit liv, ikke?

Tag bare den der diskussion om amputationerne. Der var heldigvis ikke så mange forebyggelige amputationer, som man troede i første omgang. Det er heldigvis færre, men for dem, der får det. Det er da en katastrofe. Hvornår er en behandling så god nok? Så siger systemet. Jamen, det er kun 2%. Ved du hvad? Det kan man ikke sige, at det er godt nok. Det er da for fanden mit ben. Altså, så det er ikke godt nok for mig. Det skal være bedre i morgen og sådan skal akutområdets faglighed udvikles. Vi når det aldrig. Men vi skal da have ambitioner om at gøre det. Altså, vi skal da have en vision om at levere det, folk har brug for. Og så er der en begrænsning. Selvfølgelig er der det. Og den skal vi leve i og med. Vi kan ikke bare give folk alt de vil have, men det er jo sådan en forhandling, der hele tiden kører.

I: Hvis du skal give akutområdet et godt råd, hvad skal det næste skridt så være?

A: Det er akutgeriatrien. Og det er ikke kun, fordi det er der, som jeg selv nærmer mig. Det er fordi, at det er en kæmpe befolkningsgruppe, der kommer med komplekse problemstillinger. De taler lige direkte ind i sektorovergangene og hvem er det egentlig, der har brug for den her indlæggelse? Er det patienten eller er det de pårørende, er det egen læge eller hjemmehjælpen?

Plejehjemmene er jo et negleted area. Akut plejehjemsbeboere. Det er sådan et område, vi ikke har beskæftiget os systematisk med overhovedet, ind til for få år siden. Så skal vi akutmedicinerne ud af akutmodtagelserne og ud på vejen. Det ved jeg godt, at nogen vil sige, at det synes de altså ikke. Eller skal man bruge de praktiserende læger, som ikke har tid. Det er jo sådan en system ting. Hvordan har vi bygget akutomsorgen for plejehjemsbeboerne, når der ikke er noget tilbud fra egen læge, hvis det er noget, der ikke kan vente. Han kan jo ikke gå fra sine planlagte patienter, eller typisk ikke gå, og ikke efter kl. 5 om eftermiddagen. Det er jo ikke sikkert, at man kan vente, hvis man ligger der med sin brækkede hofte eller er faldet og har slået hovedet og skal have syet en flænge eller sådan noget. Så kan man jo ikke nødvendigvis vente. Det er jo faktisk de fleste timer. Det er vel nærmest 2/3 eller sådan noget.

Der sker jo akutte ting for alle mennesker, og plejehjemsbeboere er mega skrøbelige. Hvad har vi af tilbud til dem? Vi har, at der kan ringes 112 og så kommer der en ambulance eller en lægeambulance. Men de er jo ikke gearet til at bruge en time på at finde ud af, hvad den bedste løsning er for dig. Så kan man ringe til en vagtlæge. Det er også en akkordlønnet person, som heller ikke kan nødvendigvis kan bruge en time på at finde ud, hvem du er? For, om du måske har noget, som du måske skulle på sygehuset for eller måske er det ikke den bedste løsning for lige netop dig. At snakke med pårørende og få det landet og få fulgt op. Der skal være nogen, men sådan er systemet jo ikke bygget.

Hvor skal vi blive bedre med det akutmedicinske? Vi skal blive bedre til at få flere akutmedicinere. Vi skal blive bedre til at rekruttere. Vi skal blive bedre til at fastholde. Vi skal blive bedre til at udvikle fagligheden. Og så skal vi blive bedre til at være mega stolte af den mega vigtige opgave, vi faktisk løser. Får vi en lys ide, skal vi jo også være åbne. Skal folk komme direkte eller skal de blive derhjemme? Eller skal de noget andet? Det tror jeg, at vi skal arbejde videre med, for det hører jo også med til at have en effektiv akutmodtagelse i fremtiden. Med høj faglig kvalitet, som jo også frisætter værdi i resten af sygehuset, så de kan tage sig af de højt specialiserede funktioner.

Forskning for 0 kroner

Interview med Mikkel Brabrand, professor i akutmedicin og overlæge i Fælles Akutmodtagelsen, OUH

M: Mikkel Brabrand
I: Lars Oberländer

I; Kan du starte med at fortælle mig, hvilken speciallæge du er?

M: Jeg er kardiolog, intern mediciner og akutmediciner, så jeg har to et halvt speciale, da intern medicin og kardiologi hænger sammen. Jeg startede på en anden vej, dengang jeg skulle vælge for mange år siden. Der troede jeg, at jeg skulle lave anæstesi, indtil jeg selv fik børn og opdagede, at jeg ikke kan stå med dårlige børn uden at tage dem med, når jeg kom hjem. Så måtte jeg finde en anden vej og så ringede jeg faktisk til Inger Søndergaard og spurgte hende. Jeg har kendt hende i mange år. Hvad fanden skal man vælge, når man gerne vil arbejde med akut medicin, men ikke ved hvilken vej, man skal gå? Og ikke kan tage til udlandet og ikke kan tage specialuddannelsen i Danmark? Og så sagde hun enten kardiologi eller infektionsmedicin.

Dengang søgte man jo ikke. Der havde man jo point og den, der havde flest point, valgte først. Jeg havde så mange point, at jeg kunne vælge og vrage, og boede i Esbjerg og kunne få kardiologi i Esbjerg. Så tænkte jeg, at jeg tager bare kardiologien. Ikke, fordi jeg skulle arbejde som kardiolog, men så kunne jeg bare rykke over i akutmedicin.

I: Hvor kendte du Inger Søndergaard fra?

M: Fra selskabet, hvor hun var blandt de oprindelige. Jeg tror, at vi var vist seks, der startede selskabet. Der var Inger en af dem. Jeg tror faktisk, at det var hjemme hos Inger, hvor vi første gang sagde, at nu skal vi have et selskab for akutmedicin. Jeg kan huske, at vi syntes, at man skulle gøre noget ved situationen for de akutte patienter og løfte niveauet. Så så jeg også et læserbrev af Peter Hallas i ugeskriftet, som han skrev sammen med en anden, som jeg ikke kan huske navnet på. Men det var med, at nu skal der også snart ske noget. Så jeg skrev til Peter og spurgte, om, hvad der skulle laves og så begyndte vi at skrive sammen. Så blev vi enige om, at vi skulle gå den videnskabelige selskabs vej. Det kunne det så ikke blive, fordi vi ikke var en anerkendt speciale, men vi kunne i hvert fald være en faglig organisation med interesse for det akutte arbejde. Efterhånden så blev vi jo et fagområde, så vi kunne komme med til bords. Så blev vi jo et fagområde, og så blev vi så sidenhen til et selvstændigt speciale.

Men det startede med, at vi ikke gjorde godt nok. Der var jo ikke nogen, der interesserede sig for de akutte patienter. Det var jo bare sådan en kæmpe gruppe af mennesker, som kom på sygehuset og blev håndteret af yngste mand, som ikke kunne sige nej til at holde kalderen. Det blev gjort ustruktureret og uhensigtsmæssigt, uden større planer og uden større indsigt og uden nogen som helst videnskabelig opbakning ud over, at det er bare det, vi plejede at gøre. Og det synes jeg bare ikke var godt nok i forhold til, hvor mange patienter, der var syge.

Det faglige niveau var så forbandet lavt, så det måtte vi simpelthen kunne gøre bedre. Og så synes jeg, at det var enormt sjovt med de korte kontakter og hurtige forløb, hvor man gjorde en stor forskel for nogle mennesker. Og så gik man videre, frem for at sidde i et ambulatorie og se på kronikere hele dagen. Her kunne man få lov til at gøre noget hurtigt og komme videre. Det er ligesom derfor, at man kalder akutmedicinerne for guldfisk. Vi taber jo hurtigt interessen, så det passer godt til mig selv. Nu har jeg så været det i snart 20 år.

I: Hvornår tænkte du noget om akutmedicin?

M: Det må være før, jeg fik min ansættelse i Esbjerg. Jeg havde et par perioder som lægevikar inden i skadestuen i Viborg. Og så havde jeg en kort tur oppe på medicinsk afdeling på Frederikshavn Sygehus og så tilbage på skadestuen. Alle steder så jeg det samme, nemlig det med, at der er en hel masse mennesker, som fejler noget normalt og noget banalt. Men, hvor interessen for det bare ikke var der for dem i resten af sygehuset, fordi det var jo sådan noget, som en hund kunne finde ud af. Men de var jo fandeme dårlige. Nogle af dem var enormt syge, men det var der bare ikke rigtig nogen, der tog sig af.

I: Så kom du med og stiftede selskabet og er med til den stiftende generalforsamling?

M: Ja, Peter (Hallas, red.) bliver så den første formand i de første halvandet år. Så bliver jeg den, der tog den efter Peter. Jeg sagde ja, selv om jeg ikke ser mig selv som den store politiker. Jeg ser heller ikke mig selv, som den store organisator. Men der var ligesom ikke rigtig andre, der havde lyst til at løfte den på det tidspunkt. Så tænkte jeg, at så tager jeg den i en periode. Men da der så kom et talent, som Dan Brun Petersen, der også havde interesse for organisationen og for ledelse, så var det for mig et helt naturligt træk at lade ham køre. Det tror jeg, at det også ligger mere til hans person end til min person. På det tidspunkt arbejder vi omkring, hvad er akutmedicin? Hvem er vi? Hvad vil vi? Hvad er det for nogle patienter, vi håndterer?

Jeg var med til et møde i Sundhedsministeriet med Jakob Aksel Nielsen. Vi havde fået foretræde for ham, så vi kunne forklare, hvad akutmedicin var. Altså, hvad det gik ud på og hvorfor vi syntes, at vi skulle have et speciale og ikke bare skulle være sådan nogle underlige mærkelige mennesker alle kiggede skævt til. Det var ret sjovt. Vi var 6 - tror jeg nok - der var derinde og de var 5. Og man skal være lige mange på hver side. Jeg kendte ikke spillereglerne og kom til at sætte mig forkert. Jeg skulle sidde over for ministeren, men satte mig nede for bordenden. Det var kaos, for alle kiggede på dem, der sad overfor på midten og jeg sad så dernede og var ikke med som backing group. Det var mig, der skulle føre ordet. Og de hentede en eller anden, der kom gående på gangen, som arbejdede i ministeriet, så de også var 6.

Og så skulle vi prøve at sælge, hvorfor konceptet akutmedicin var vigtigt, og hvorfor vi skulle have opmærksomhed og sådan. Jeg tror også, at de bare var trætte af, at høre på os, som skriver læserbreve. De var nok trætte af, at høre på vores brok også, så det nok mere det, end at de havde lyst. Men vi fik lov til at få foretræde og for at kæmpe vores sag.

I: Det var så formandstiden. Hvad så professionelt, du er så blevet en kardiologisk speciallæge i 2014?

M: Ja, men der var jeg meget i tvivl, om det skulle være noget intern medicin. Jeg fik min første søn og han var syg og indlagt i 3 måneder, da han blev født. Og jeg kunne se, at jeg tog alt med hjem, der havde med børn at gøre. Det var ikke nogen god ide for mig. Så da jeg skulle vælge en karrierevej, så blev det akut medicin og jeg blev så ansat i en introstilling i intern medicin, og fik så ansvaret for deres akutmedicinske modtagerenhed i en periode, hvor jeg var daglig leder af den. Der blev min skæbne beseglet og jeg kunne se, at der var brug for specialet.

Det var godt set af min chef dengang, han var en klog mand, som hedder Torben Knudsen. Vi kom ret hurtigt til den erkendelse. Nej, vi fik faktisk at vide, af nogle samarbejdspartnere, at for at få et fuldt speciale, så skulle man have konferencer. Man skulle have tidsskrift og man skulle have forskning og uddannelse.

Vi havde et tidsskrift. Her blev jeg også inviteret ind i starten. Det var faktisk ret sjovt. Jeg var totalt grønskolling og skulle være med til at lave et tidsskrift om akutmedicin. Det var så en opgave, som Peter Hallas og Lars Folkestad og jeg tog på os, men det videnskabelige manglede også, så vi skulle skabe videnskab. Peter havde skrevet et par artikler. Jeg havde aldrig skrevet en artikel i mit liv og Lars Folkestad var jo også helt ny. Men vi blev enige om, hvor svært kunne det her videnskab være. Altså, hvorfor skal man bruge så lang tid på det og lave lange studier, der kan beskrive akutmedicin? Vi havde ikke en eneste krone på lommen, men skulle skabe noget, der kan få noget politisk impact.

De første artikler er udelukkende lavet ud fra et 100% politisk synspunkt. Altså, hvordan kan vi lave mest mulig ravage, nemmest muligt? Så det var det, vi arbejdede ud fra. Hvordan kan vi beskrive den virkelighed, vi færdes i, og synes er så uretfærdig og så forkert? Så det gjorde vi. Vi lavede vores første artikel ud fra, at vi vidste at dengang var det jo meget med, at det var den yngste læge, der tog sig af patienterne. Det vidste vi jo godt. Så vi ringede simpelthen til samtlige akutmodtagelser eller alle sygehuse, der tog mod akutte patienter i Danmark. Så var det altså med hej, hvem er du? Hvor længe har du været læge? Og, hvem er på arbejde sammen med dig lige nu? Det gjorde vi på alle tider af døgnet, også midt om natten. Det var ikke så populært, men det gjorde vi og fandt ud af, at det var en forvagt, der var helt nyuddannet. De havde ingen uddannelse overhovedet. Bagvagten var gået hjem for længe siden. Og det skrev vi sammen til en artikel til Ugeskrift for Læger. Vi har aldrig prøvet det før. Men igen, hvor svært kan det være? Og vi fik den antaget.

Så gik der lang tid, før den blev publiceret. Så pludselig en morgen klokken 6, så ringer min telefon. Det er Danmarks Radio, der gerne vil have et interview, fordi Peter var taget på ferie. Lars har lagt sig syg, så du er den eneste af de tre forfattere, som vi kan få fat i. Jeg kan egentlig ikke huske den. Altså, jeg kan godt huske vi har skrevet den, men ikke, hvad vi egentlig fandt sådan i detaljer. Så fik jeg lige 10 minutter til bogstaveligt talt lige at læse artiklen, og så ringer de tilbage og vi laver det her interview. Så ringer til TV 2 og så ringer Politiken og så ringer hele den danske presse. Jeg har heldigvis forskningsdag, så jeg sidder hjemme den dag, for jeg får ikke lavet en skid, men taler med journalister hele dagen og er helt høj. Min mor er helt i den syvende himmel for hendes dreng er i fjernsynet.

Jeg ved ikke hvad, men vi får den opmærksomhed, vi vil have. Nemlig, at de akutte patienter bliver ikke behandlet på et særligt højt niveau fagligt set. Der er nok i 2008 eller 9 vil jeg tro, så lige her, hvor det med fagområdet akutmedicin begynder at røre på sig. Det er det første, vi laver. Og stiller så også nogle flere spørgsmål omkring, hvor meget uddannelse de har. Om de flytter patienter mellem sygehuse og sådan noget. Vi er godt klar over, at det er helt af helvede til og får også det bekræftet. Formålet var at ruske lidt op i andedammen. Og det lykkedes. Det er nok også derfor, at vi får foretræde for ministeren kort efter, fordi de kan godt se, at det her ser rigtig skidt ud. Det var noget, at de folk der var på vagt, havde i gennemsnit 2,8 måneders erfaring. Og så var bagvagten bare gået hjem og sådan noget. Det var i hvert fald noget, som man ikke syntes om politisk.

I: Og det var så startskuddet?

M: Ja, det var nok Peter, der satte det i gang faktisk, fordi han ligesom fik givet os blod på tanden. Og så var det jo sjovt at lave de her ting og finde ud af nogle ting og belyse nogle ting. Så tog det fart og så var det jo sjovt. Og så gik der sport i, hvor meget kan vi lave for lidt eller ingenting. Vi satte en ære i at lave projekter, der ikke kostede mere end et par kroner, men kunne give os publikationer. Og det kørte vi i mange år. Det med budgetforskning.

I: Det er da tankevækkende, at du sidder på et, i parentes, provinssygehus og i en region, som i starten er tilbageholdende omkring akutmedicin, og så bliver du blandt de toneangivende på området, og udfordrer de store...?

M: Ja, men det skal de have. Jeg blev faktisk aldrig kontaktet og skældt ud af nogle af de store. Der var en masse ballade i selskabet og der var en masse ballade med de andre videnskabelige selskaber og med andre specialer og sådan noget. Men i Region Syddanmark har jeg faktisk aldrig fået henvendelser fra nogen, der syntes, jeg skulle holde min kæft.

Det var selvfølgelig interessant at sidde på et lille perifært sygehus, men jeg havde nogle virkelig gode chefer, som passede på mig. Og som hjalp mig. Og som også kunne se formålet med at prøve at gøre det bedre for patienterne, så de var faktisk sådan - jeg tror ikke, at de sagde det højt offentligt - men de var faktisk meget pro at prøve at løfte det faglige niveau. Jeg tror ikke, at de var for specialet, men de var for det med faglighed. Og det betyder også meget, at man får den støtte til at sige. Okay, vi skal i hvert fald gøre det bedre. Det kan godt være, at vi ikke skal have et speciale, men vi skal behandle vores patienter ordentligt.

I: Okay, så der var ikke modstand og der var god støtte på dit arbejde. Så må du jo på et eller andet tidspunkt også lave din Ph.d.?

M: Den kom sådan lidt naturligt, da jeg vidste, at det skulle være noget inden for akut medicin. Og det vidste jeg, at jeg ligesom skulle holde mig inden for det område, som jeg havde fundet min kærlighed til. Jeg vidste, at jeg skulle være kardiologisk speciallæge, men selvom jeg var i uddannelse som kardiolog, skulle jeg ikke være kardiolog. Og så gik jeg til Torben Knudsen, som dengang var min chef og en mand, som jeg havde og stadig har en kæmpe stor respekt for. Han er et fantastisk menneske. Jeg vidste, at han havde en disputats bag sig, så jeg sagde til ham, at han måtte kunne hjælpe mig? Han ville gerne hjælpe mig, men vidste ikke nok om epidemiologisk akutforskning. Men hans gamle kammerat fra – jeg ved faktisk ikke, om det var fra deres studie, men i hvert fald mange år tilbage - som hedder Jesper Hallas og er farmakologisk epidemiolog på SDU og professor i Odense. En absurd klog mand og han kunne alt om registerforskning.

Torben og jeg kørte sammen hjem til Jesper og drak kaffe en aften. Jesper sagde heldigvis ja til at blive vejleder på min Ph.d., som handlede om risikovurdering af akutte patienter. Det er jo ikke Jespers speciale, men han kan det der med registre og kan noget med statistik og kan noget metode og sådan noget. Så hjalp han mig i gang og ligesom guidede mig ind i registerforskningen. Jeg havde ikke lyst til at slippe det kliniske helt, da jeg også synes, jeg var god til det kliniske. Så jeg havde sådan nogle halve og hele års orlov fra min kliniske stilling til at skrive min Ph.d. Jeg havde bidt mig fast i akutmedicin og synes det var vigtigt, at vi gjorde det bedre. Men det var også rent egoistisk, for det er et skide skægt speciale. Altså, jeg kunne virkelig godt lide den akutte patient. Det var også det, jeg kunne lide ved karma eller i den kardiologiske modtagelse, så havde jeg en rigtig god dag. Men sæt mig i et ambulatorie, hvor jeg skal lave ekkoer eller kigge på pacemakere, så var jeg jo nærmest ved at gå ud mit gode skind.

I: Men du blev færdig med den Ph.d.?

M: Ja, i 2013, men før det. Det har nok været omkring 2008-9 stykker. Der blev jeg også kontaktet af en kollega fra USA, mens jeg var på kongres i Spanien, som spurgte, om jeg ville til USA og tage en specialuddannelse, for så ville de godt oprette en stilling til mig. Jeg kan huske, at jeg ringer hjem til min kone og sagde, at jeg har fået det her tilbud. Og så begyndte hun bare at grine, og så tænkte jeg, nå ja, okay. Det var så nok ikke det, der skulle ske.

I: Det var nok heller ikke en god idé…?

M: Nej, det er synd at sige, men det var flot af Philip Anderson, men nej tak. Det skulle jeg ikke, men det var da en fed drøm at have i de 10 sekunder, før den blev pillet ned.

I: Men du er professor i dag. Hvordan skete det?

M: Jeg er jo fortsat med at drive forskning i mange år. Og har nærmest kun publiceret i akutmedicin. Så på et tidspunkt talte jeg med Christian Backer Mogensen, der nu er professor i akutmedicin i Aabenraa. Det er sådan, at når der bliver slået et professorat op, så er der sådan en regel om, at der skal være 3 kvalificerede ansøgere, før de må ansætte en. Nå, men han skulle have et professorat og det var hans. Så aftalte vi, at jeg også skulle søge det, selv om jeg mente, jeg var for ung, og jeg mente – måske havde jeg publikationer nok, men jeg havde ikke vejledt noget, som var færdige som Ph.d. studerende endnu. Men jeg tænkte, jamen jeg kan da godt skrive en ansøgning, fordi altså om ikke andet, så kan jeg da hjælpe Christian. Og aftalen med Christian var, at hvis jeg søgte, så skulle jeg trække min ansøgning, hvis jeg rent faktisk viste mig at være kandidat, fordi det var Christians job. Det var Christian, der skulle have. Det må vi helt enige om, at det var hans. Han stod skrevet til opslaget. Så jeg skulle bare søge og tage det som en oplevelse, så jeg skrev en ansøgning. Så gik der noget tid og så ringede Christian til mig og sagde, at uanset, hvad der sker, så må du ikke trække din ansøgning. Jeg tænkte, at hvis det gør dig glad, så kan jeg godt bare lade den køre. Men han havde hørt noget på vandrørene og jeg skulle bare blive i feltet. Til min meget store overraskelse blev jeg erklæret egnet som professor.

Så blev jeg kaldt til samtale i Aabenraa. På det tidspunkt havde jeg 6,5 måneders orlov og sad i Hong Kong og kunne ikke lige overskue at flyve hjem fra en jobsamtale. Så jeg skrev til deres sygehusdirektør - det var Bjarne Dahler dengang - om jeg ikke godt måtte deltage virtuelt? Så jeg sad på mit hotelværelse i Hong Kong og havde faktisk lige rejst mig, bogstaveligt talt 2 timer før, fra sygesengen med 40 i feber. Og tog samtalen på Zoom eller Skype eller hvad det nu var dengang, til et job i Aabenraa, som vi begge to godt vidste, at jeg ikke skulle have. Men det gjorde jeg. Og så gik der ikke ret lang tid, og så blev jeg kontaktet af Christian om, at regionen havde besluttet at ansætte 3 mennesker på det her opslag. Så Christian og jeg og så Søren

Mikkelsen fik tilbud om at blive ansat som professorer, men jeg skulle selvfølgelig have mit professorat i Esbjerg, hvor jeg arbejdede på det tidspunkt med min forskning.

Jeg var ret glad for at arbejde med min forskning i Esbjerg, fordi den var jeg ikke klar til at slippe dengang. Jeg var ret glad for at være derude, så jeg skulle have mit professorat der på Esbjerg sygehus og Annmarie (Lassen, red.) var jo allerede veletableret i Odense som professor. Så vi var pludselig blevet 4 professorer i Region Syddanmark. På det tidspunkt var fire jo faktisk næsten mere end der var i andre lande. Der var ikke mange i Europa, som havde meget mere end fire akutmedicinske professorer på det tidspunkt. I Region Syddanmark med 1,2 millioner indbyggere.

I: Hvorfor valgte Region Syddanmark at lægge så mange kræfter i det her?

M: Jeg har aldrig spurgt. Men dengang man valgte at sige, at nu kørte man med akutmodtagelserne, der valgte Region Syddanmark jo at sætte en ret stor pose penge af til forskning i akutmedicin, for ligesom at løfte faget og løfte fagligheden. Og det gjorde de måske, fordi der var ved at være en ret god tradition for at lave akutmedicinsk forskning her. Jeg tror også, man, ligesom har set, at der var et potentiale, som kunne løfte noget for patienterne dengang. Så man kunne være med til at sige, at nu øger vi behandlingen med at gøre det lidt bedre, måske også lidt smartere. Det var enormt godt set og mange af de andre – både mine kolleger her i landet, men også i udlandet - er jo enormt misundelig på os, fordi vi havde sådan et kæmpe rygstød i starten, hvor vi jo bare kunne brage derud af og pengene var ikke et problem. Vi kunne sætte de projekter i søen, som vi havde lyst til. Det har jo været et enormt løft for specialet.

I: Hvad har det betydet for akutmedicinen i Danmark?

M: Det betyder, at vi forskningsmæssigt er rigtig godt med, fra at være et lille lorteland, som ingen rigtig har hørt om, til at vi forskningsmæssigt er blevet virkelig tunge. Når man kigger på antallet af publikationer, når man kigger på kvaliteten af publikationer inden for akutmedicin, kan vi matche de store lande. Det er jo fordi, der har været så store ressourcer sat af til forskning i akutmedicin. Faktisk synes jeg Region Syddanmark har været enormt støttende. Det kan godt være, at de var imod specialet og akutmedicin, men de var ikke imod FAM'erne. Der har de deltaget og taget det til sig og støttet os. Det skal de have.

I: Der var jo også anden aktør, som skød penge i det...?

M: Jamen, det er Tryg, som jo var de første, der smider penge i det. De penge skabte det første danske akutmedicinske forskningsmiljø ved at lave professorater. De gav penge til et professorat i Århus, et i København og et til Odense. Det var de tre universiteter, som der var dengang. Jeg tror, at det var 5 år eller 3 år, hvor de fik deres løn og en ordentlig pose penge til at etablere sig for. Det gav jo et kvalitetsløft og det har Trygfonden jo mange gange gjort ved at fokusere på et område. De har gjort det med hjertestop. De har gjort det med stroke, hvor de tager et lille område og så siger, nu kaster vi mange ressourcer ind i det. Det har jo løftet os rigtig meget.

I: Jeg har spurgt flere af deltagerne til denne bog, hvorfor Trygfonden gik ind i det her. Ved du det?

M: Nej. Det har jeg aldrig hørt. Jeg har ikke viden om, hvad det var, der gjorde, at de så så kærligt på akutmedicin. Jeg ved ikke, hvorfor de gjorde det. Måske skal du spørge Anders Hede. Han har jo været forskningschef dengang. Der har i hvert fald været noget lobbyarbejde. Det kan jo være, at de bare var altruistiske, da de hører om alle de mange akutte patienter, der får for lidt og for dårlig behandling.

I: Undskyld, nu fik jeg os lidt af sporet, men jeg kunne godt tænke mig at høre, hvor du tænker akutmedicin skal hen?

M: Der er for mig at se to veje. Dem, der synes akutmedicin kun er det her hyperakutte og så dem, der vil det hele. Akutmedicin skal være et solidt etableret speciale, men lige nu har vi en hel masse intentioner. Vi har en hel masse ildsjæle. Vi har en hel masse, der brænder for det. Vi har bare ikke man power nok endnu. Vi er ikke etablerede nok til, at vi er stabile. Vi er stadig på vej. Vi er stadig ved at skabe os, men vi har ikke et solidt fundament, hvor vi kan fortælle, hvad akutmedicin kan og hvor alle ved, hvad akutmedicin er. Der er vi ikke i dag.

I: Hvad skal der til, for at I får etableret det fundament?

M: Tid og erfaring. Og så tradition og folk nok. Det mangler vi lidt på nuværende tidspunkt. Jeg synes, at vi er på rette vej. Jeg tror, at vi skal være et speciale efter den angelsaksiske model med korte kontakter. Det er ikke lange forløb. Det er ikke udredning. Det er ikke sengeafdelinger.

I: Så, hvor ser du akutmedicinens rolle skal bevæge sig hen?

M: Jeg er af den holdning, at det bør være akutmedicinere, der driver akutmodtagelserne på hospitalet. Jeg synes, at det giver mening. Vi kan også godt være derude, men det skal lægebilerne med anæstesiologerne også, fordi vi ikke håndterer luftveje i Danmark. Det er de bedre til. Jeg vil dog vove den påstand, at langt de fleste af dem, der bliver set af en lægebil, havde været langt bedre tjent med at blive set af en akutmediciner, som er diagnostisk uddannet, som er vant til at vurdere patienter og tager beslutninger om de sygdomme. En, som ikke kun kan stabilisere en patient, fordi det er en helt anden måde at arbejde på. Så jeg synes, vi skal være på hospital, men jeg synes ikke at vi skal have de lange forløb. Jeg synes ikke, at vi skal lave stuegang på plejehjem. Men vi skal vurdere patienter og tage stilling til syg, ikke syg, ind, ikke ind og stabilisere, hvis de skal stabiliseres. Men vi skal ikke være praktiserende læger.

Jeg synes det projekt, som Claus-Henrik (Rasmussen. FAM Odense, red.) laver, er smukt. Det giver så meget mening. Det er et rigtig, rigtig flot projekt. Men det med at gå stuegang på dem dagen efter, det giver måske mindre mening for mig. Vi kan godt være med til at finde ud af, også derude, hvem der skal på sygehuset. Rigtig mange mennesker har jo sådan en opfattelse af, at sygehuset er et godt sted at være, men at være akut indlagt på sygehuset er forbundet med en højere dødelighed, højere risiko for komplikationer og flere, jo længere indlæggelser. Der er rigtig mange dårlige ting associeret med at blive akut indlagt eller komme på sygehuset. Det forstår folk ikke nødvendigvis.

Vi har en rolle i at hjælpe patienterne til at være bedre til at vælge, ved at vejlede folk i, hvad er det rigtige tilbud for dig. Der kan jeg godt se, at vi også kan have en rolle præhospital, ligesom lægevagten eller lægebilen, som kører ud og vurderer folk. Så vi kan give dem det rigtige tilbud. Rigtig mange af dem, der kommer ind med 112 eller kommer ind med en ambulance, de har ikke nødvendigvis noget behov for at komme på sygehuset. Men de har brug for råd og vejledning omkring sygdom. Og det er billigere og bedre, at vi kommer ud til dem uden for sygehuset, før de kommer ind til mig. Det koster også meget mindre. Det er mange penge for noget, som du måske ikke har brug for, med alle de risici, der så i øvrigt også er forbundet med at komme på sygehuset. Uholdbar hjemmesituation er ikke en anledning til at komme på sygehuset. Det kan være den eneste løsning, men det er ikke den rigtige løsning. Vores rolle er, at gøre en dårlig situation, så god som muligt. Og vi kan jo ikke helbrede alle. Vi kan ikke gøre alle mennesker raske. Vi kan ikke gøre alle mennesker bedre. Vi kan ikke få ting til at gå væk. Hvad vi kan, er, at få det bedste ud af en dårlig situation.

Så det deler sig ligesom. Der er meget lidt forskning på. Der er sweep and run, hvor du bare samler folk op og kører dem på sygehus så hurtigt som muligt. Og så er der stay and play, hvor du bliver og behandler dem på stedet og så kører, når der er styr på situationen. Og begge dele kan have sin berettigelse. Der er ingen, der ved, hvad der er det rigtige. Jeg tror, at der er brug for begge parter i dagens Danmark. Der er plads til og brug for, at alle de kompetencer, som anæstesien har, skal være der, og de kompetencer, vi har, skal være der. Vi skal være komplementære, men ikke i konkurrence. Så, hvis vi havde et eller andet luftvejsproblemer, vi ikke kunne håndtere, jamen, så kan vi kalde på en ekspert, der kan løse det problem, ligesom jeg gør, når jeg har en patient i FAM, der er dårlig.

Så jeg ser en komplementær rolle, der ikke er forskningsmæssigt baseret, men alene empirisk. Det er fandeme svært at lave. Det er et hamrende relevant spørgsmål, og det er et relevant spørgsmål i hele den vestlige verden. Der er jo mange forskellige konstellationer. Der er jo nogle verdener, hvor både anæstesi og akutmedicin kører uden for hospitalet. Der er verdener, hvor det kun er akut medicin. Der er verdener, hvor det kun er anæstesien. Der er ingen rigtige løsninger, ingen sort hvide svar, som er det eneste rigtige. Men der er ingen tvivl om, at der er brug for at nogen tager opgaven. Jeg har enormt kæmpe respekt for vores kolleger, der løste opgaven dengang, den skulle løses. Det gjorde vi jo ikke. Det var jo ikke akutmedicin eller intern medicinere, der løftede opgaven dengang, der blev købt akutbiler. Det gjorde anæstesien og de løser det rigtig godt. Det har jeg kæmpe respekt for, men alt udvikler sig.

I: Hvad er de største trusler mod akutmedicinen?

M: Den mest betydningsfulde, er den manglende konsolidering. Det kan være svært som ung læge at se sig ind i et speciale som akutmedicin, for de har svært ved at se, hvad det er for en fremtid, vi kigger ind i. Hvad er det for et job? Hvad er det for nogle rollemodeller? Hvor meget skal jeg gå i vagt? Hvor meget tid får jeg, hvor jeg ikke har en kalder, men hvor jeg også bare kan være mig og hvile. Det er ved at være max stress hele tiden. Hvordan kan man fylde de tomme af stillinger ud? Eller, hvordan får vi besat stillinger nok? Hvordan får vi politikerne overbevist om, at det skal ikke tage 30 år, før vi speciallæger nok? Men man skal skrue gevaldigt op, hvis det skal have en vej. Det er nok den største trussel mod specialet lige nu.

Så er der selvfølgelig de faglige kampe, om vi overhovedet skal have akutmedicin og kan de nok og kan de noget? Kan de for meget? Det er jeg nu ikke så bekymret for, men jeg er bekymret for, om vi kan nå den konsolidering af den kritiske masse, der skal til, for at vi kan hvile i os selv og sige okay. Nu er vi i hvert fald nok til, at vi kan løfte opgaven. Akutmedicinen har jo i mange år været præget af, at sygehusene har brugt akutmodtagelsen til at placere de læger, de ikke vidste, hvor de ellers skulle placere. Der er gået nogle cowboys rundt, som har givet et dårligt ry, fordi der blev gjort nogle ting, som måske var mindre fagligt velfunderede. Det er svært at ryste af sig og det kæmper vi jo også imod, at der ikke altid har være den fornødne faglighed repræsenteret i akutmodtagelserne. Det skal vi have løst, så de unge kan se deres rolle. At vi faktisk gør en forskel og vi gør det godt.

I: Så de unge med talent kan udfolde sig og se forbilleder og idoler?

M: Ja, lige præcis. Vi mangler sådan nogen, der ligesom siger, her har vi et fyrtårn, som man kan se sig selv i. Jeg har jo haft mine idoler og mine faglige forbilleder i min karriere, som jeg har lænet mig op ad og lært af. Og når de kommer i akutmedicinen, så er vi langt. Men, vi har ikke for mange af dem endnu. De er derude. Jeg kan pege på mange mennesker i Danmark, men jeg kan også finde afdelinger, hvor de ikke er. Og så er det sgu svært at etablere sig.

Akutmedicin fra en båd...

Ulf Grue Hørlyk, cheflæge i Fælles Akutmodtagelsen, Syddansk Universitetshospital Esbjerg

Jeg sidder i min båd og det blæser en pelikan udenfor. Det er en lille båd, en sejlbåd på 27 fod bygget af LM værftet i 1981, med en lav kahyt og fuldstændigt uisoleret. Mit lille varmeapparat kan på ingen måde fortrænge fugten fra Esbjergs januar luft, men der er lige blevet så varmt, at jeg ikke kan se damp i min udånding længere.

Jeg overnatter på min båd hver mandag og torsdag, fordi det bliver for meget at køre frem og tilbage til Århus hver dag.

Der står boller i karry på primussen. Min kone og mine børn skal have lasagne i aften.

Det er et udmærket tidspunkt at spørge mig selv om akutmedicin er så fedt, at det er denne livsstil værd. Er det virkeligt så vigtigt for mig at være chef for en akutafdeling, at jeg skal krybe ned i en fugtig sovepose, på en briks i en lav kahyt to gange om ugen, 165 km væk hjemmefra, for at tilfredsstille trangen til at lede en flok læger og sygeplejersker i det sydvestjyske hjørne af Danmark?

Jeg hørte første gang om akutmedicin, da jeg var utilfreds praktiserende læge i Norge. Indtil jeg startede min speciallægeuddannelse deroppe, havde jeg tilbragt det meste af min kliniske tid i modtagelser rundt omkring i Danmark i ortopædkirurgi, intern medicin og kirurgi. Stuegang fandt jeg uhyggeligt kedeligt, operationer var sjove, men tonen og arbejdsmiljøet på operationsgangen passede mig ikke rigtigt. Det eneste sted, jeg havde været rigtigt glad, var i modtagelserne. Så tog jeg et vikariat som kommunelæge på nogle øer ud for Norges vestkyst – det var kanon sjovt. Vores ambulancebåd havde 1800 hestekræfter fordelt på 2 vandjets. Det ene tog det andet, og så var jeg under uddannelse i almen medicin. Det gik helt fint, til jeg fik min egen praksis. Så blev det rigtig meget hverdag.

En kammerat i Danmark fortalte en forårsdag i 2010 om oprettelsen af en ny type afdelinger – fælles akutmodtagelser. Det var et helt nyt koncept, de skulle bemandes af en ny type læger, der skulle agere som specialister i modtagelse. Uafklarede, akutte eller ustabile patienter. Hurtigt flow, mange patientkontakter, masser af håndgreb og hurtige beslutninger.

Tanken var besnærende. Ikke alene lød det faglige indhold og de hurtige forløb, som noget, der passede fremragende til mig, men jeg savnede også selve stemningen i modtagelserne. Den løsslupne humor, de nære relationer til kollegaerne, vekselvirkningen mellem hyggelige patientkontakter og fuldt fokus og tunnelsyn i akutte situationer.

Jeg var dog lidt usikker på, om jeg efter 5 år i almen praksis var kompetent til opgaven, og om jeg overhovedet kunne få en ansættelse. Det viste sig, at min vigtigste kvalifikation var kombinationen af en speciallægeautorisation og en puls.

På mit glatte ansigt fik jeg en afdelingslægestilling på akutafdelingen i Herning. Det var det vilde vest. Det føltes som at få en rolle i "Det beskidte dusin". Vi var en sammenbragt flok af læger, der, med mere eller mindre tvivlsom baggrund og motivation, skulle agere som akutmedicinere fra det øjeblik, vi trådte ind på matriklen. Jeg havde ikke set en a-gas i 5 år, og en af mine første patienter havde blæsende nekrotiserende fasciitis. Opdagede KBU lægen, jeg havde med. Hun kunne også analysere en a-gas.

Meget hurtigt fik jeg respekt for, at akutmedicin ikke bare var noget, man kunne træde ind fra gaden og praktisere.

Det krævede et eller andet, jeg ikke helt vidste, hvad var, både at kunne skabe en god relation til en akut syg patient, kunne reponere frakturer, behandle ketoacidose, palpere et abdomen, behandle abstinenser, vejlede KBU læger, holde en god tone til en (med rette) skeptisk kardiolog og…

Det var som at arbejde i et akvarium. Alt, hvad der blev sendt ind på afdelingerne, blev studeret meget nøje af skeptiske grenspecialister, der opfattede mig, som en lallende amatør, der med mere eller mindre fortsæt forsøgte at tage livet, eller i det mindste førligheden, fra lige netop deres patienter. Alle betragtede mig og mine kollegaer fra alle mulige vinkler. De fleste synes vi, i bedste fald, var en slags kræftsvulst, der kunne skæres bort, da de havde stillet diagnosen i tide.

Min chef, ledende overlæge Tommy Andersson, var et meget tålmodigt menneske. Han tog imod så mange tæsk fra nabospecialerne, at det var fascinerende at betragte hans altid smilende ansigt, og høre på hans aldrig svigtende optimisme. Han mente, at hvis jeg meldte mig ind i Dansk Selskab for Akutmedicin, og tog uddannelsen til fagområdet akutmedicin – så skulle jeg nok blive selvsikker og glad. Vi sad og spiste frokost i kantinen, og han havde lige foreslået medlemskabet af DASEM, da en ortopædkirurg lænede sig ind over bordet, placerede sin udstrakte langemand foruroligende tæt på Tommys næse og hvæsede "dig og din fucking akutafdeling". Tommy smilede høfligt, tog en slurk vand, og gentog så sit forslag om fagområdeuddannelsen til mig.

DASEM var en øjenåbner for mig. Jeg tror ikke vi var mere end 25-30 læger til mit første årsmøde, og jeg blev valgt ind i bestyrelsen. Eller "valgt" er vist ikke korrekt, da jeg ikke tror, der var nok kandidater til at udfylde alle posterne. Det var i 2011. Øjenåbningen bestod i at møde nogle læger, det mente at specialet akutmedicin var værd at forsøge at etablere, uden at de virkede deciderede virkelighedsfjerne. Det var rolige, velfunderede mennesker, der oprigtigt troede på konceptet.

En af vores helt store udfordringer var at overbevise det øvrige sundhedsvæsen om fornuften af vores eksistens. Det gik jo meget godt. Folk blev indlagt, blev modtaget af yngste mand, lå og ventede på en lidt ældre læge, som måske, måske ikke var enig i, at patienten lå i den rigtige seng. Der blev byttet mange patienter mellem specialerne den gang.

I Herning var vi så heldige, at være en kritisk masse af læger ansat i akutafdelingen – vi kunne dække vagterne uden alt for mange vikarer, men vagtplanen var konstant udfordret, og vi var alle sammen på udkig efter nye kollegaer. Hele tiden. Nogen gange var vi heldige og faldt over en speciallæge, der havde et vist akut fokus og måske lidt erfaring, andre gange var vi mindre heldige. Vi oplevede kollegaer, der behandlede STEMI med genånding i papirspose, solgte behandlinger og cykelslanger fra baggagerummet på sin bil, eller som kunne finde på at eksplodere i frådende raseri på mindre foranledninger. Ganske langsomt blev kollegiet drejet ind på noget, der var mere homogent.

Så begyndte vi at tænke fremad. Supersygehuset i Gødstrup var tegnet med en stor central akutafdeling. Men, hvor skulle mandskabet komme fra? "Vi bygger store skibe, men uddanner ingen matroser" blev vores mantra. I Danmark var der ingen uddannelse for at blive akutmediciner. Vores chef var svensker, og i Sverige uddannede man akutmedicinere. Vi fik den tanke, at man parallelt med det politiske arbejde for et speciale, der foregik i fritiden og i regi af DASEM, kunne prøve at overbevise hospitalsdirektionen om, at de skulle finansiere, at vi uddannede vores egne akutmedicinere i et samarbejde med et svensk hospital – simpelthen starte et uddannelsesprogram, hvor vi betalte lønnen for uddannelseslægerne, mod at svenskerne garanterede for kvaliteten i uddannelsen.

Tommy Andersson, Morten Pedersen og jeg tog en tur til Linkøbing. De var med på ideen. Tommy fik overtalt vores direktion til at komme op med pengene, mod at en pipeline af specialister i akutmedicin til det kommende supersygehus. En oplagt win-win og en fantastisk ide. Der var bare lige den udfordring, at de læger, der lod sig uddanne efter programmet, ikke kunne være sikre på at få specialistanerkendelse i Danmark, al den stund at specialet i akutmedicin ikke fandtes anno 2012. Hvem kunne være skør nok til at sige ja tak til sådant et uddannelsesforløb? Et forløb, der både sikrede en usikker fremtid, men med sikkerhed garanterede at en pæn del at ungdomslivet ville komme til at centrere sig omkring et sygehus langt oppe i Sverige? Jacob Juul, daværende KBU, tidligere frømand og akutmedicinsk fanatiker, viste sig at være manden.

Dampen fra Super Brugsens boller i karry blander sig med den fugtige luft i min lille kahyt. Jeg trækker huen ned om ørerne og smager på sagerne. Lidt bedre end samme ret fra Beauvais, men ikke så god som kantinens.

Det har taget min kone mange år at acceptere, at akutmedicin er et vilkår i vores forhold. En faktor, der koster på samvær, og nærvær. Det er det, jeg drømmer om når jeg sover, og det, jeg snakker om, når jeg er vågen. Når hun ikke stopper mig.

Efter jeg skiftede arbejdsplads for mindre end et år siden, har jeg fået mange timer i bilen til at snakke i telefon. Det tager små 2 timer at køre hertil fra Århus. DASEMS tidligere formand, Christian Skjærbæk, og den nuværende, Henrik Ømark, er nogle af mine hyppige samtalepartnere. I vores lille ekkokammer vender vi alt det, vi mangler at gøre for specialet, glædes over fremskridt og fortvivles over tilbageslag. Det synes at være et vilkår for danske akutafdelinger, at kraftcentre vokser op, for så at visne, hvorefter et nyt vokser op. Den blivende succes er svær at få øje på. Er det vores egen skyld? Er vi for dårlige til at fastholde momentum og udvikle på succeser, eller møder vi uretfærdig modstand fra visionsløse hospitalsledelser, der ikke er bekymret for andet end deres næste taburet?

Jeg face-timer familien, mens jeg spiser. Virtuel familiemiddag. Igen. Min søn putter et filter på samtalen, og de ligner alle sammen kyllinger.

Jacob Juul fik følgeskab af flere i Sverige, og jeg forlod Herning for kortvarigt at være daglig lægelig leder af AMK Region Midtjylland. Jeg savnede lynhurtigt patienterne og kollegaerne i modtagelsen, så der gik ikke lang tid, før den ledende overlæge på akutafdelingen på Århus, akutmedicinens grand old man Ole Mølgaard, blev træt af at høre mig tigge om en stilling, og lod mig blive uddannelsesansvarlig overlæge på Nørrebrogade i Århus.

Genstart. Charmeoffensiv op mod de andre afdelinger. Acceptere at blive smidt ud fra de akutte kald, når anæstesien ankom, for så langsomt at overbevise dem om, at vi i det mindste ikke saboterede kaldene ved at være på stuen. Begynde at bygge en ramme op, for en slags introduktionsstillinger i et speciale, der endnu bare var et projekt, vi brugte vores fritid på at agitere for. Men patienterne var der, og den akutte ånd var der. Dygtige sygeplejersker, og en tiltagende bevidsthed om at være taktisk leder at et samlet patientflow sammen med dem.

Det bedste ved akutmedicin er kontakten til den akutte patient. Når det lykkes at skabe et klart nærvær og fælles forståelse for situationen. At møde et menneske på det værste tidspunkt i deres liv, og så være i stand til at hjælpe. Der er få kick i verden som det.

På akutafdelingen på Nørrebrogade i Århus havde jeg for første gang et ultralydsapparat i hånden, og skulle på en eller anden måde finde ud af, at bruge det. I starten synes jeg mest det var en lidt besværlig måde at finde ud af, om patienter havde ondt i maven, for billederne kunne jeg ikke få til at give mening. Hvis de sagde "av", når jeg trykkede med proben, var der nok noget galt. Det har været sjovt at opleve, hvordan ultralyd på få år er gået fra at være noget halveksotisk orakelagtigt teknologi, til et fast element i hænderne på en ny generation, der synes at være vokset sammen med maskinerne. Selv jeg er blevet semi-kompetent, i hvert fald på det mest basale.

Efter i mange år at have deltaget i DASEMs årsmøder, bestyrelsesmøder, DEMC konferencer - der blev stadigt større - oplevet tiltagende seriøse akutmedicinere blive dygtigere og mere talrige, blev jeg udfordret til at tage ansvar for alvor. En efterårsdag i 2016 overtog jeg roret fra Ove Gaardbo i Horsens og blev ledende overlæge sammen med en meget rutineret oversygeplejerske, som det hed den gang.

Pludseligt var det mit ansvar at samle en flok, der ville drive faglig udvikling af akutmedicin, samtidig med, at vi skulle drifte en modtagelse. Som så mange andre steder var den akutmedicinske del af modtagelsen udelukkende akut intern medicin. Ingen skadestue, ingen organkirurgi. Hvis kirurgerne stod på operationsgangen, måtte patienterne vente.

Hvordan skulle man skaffe speciallæger til et speciale, der ikke fandtes? Jeg startede med det, jeg vidste mindst om – ledelse. Vi annoncerede efter læger, der havde lyst til at lære at lede. Der landede hurtigt efter hinanden fire kvindelige læger, der for alvor ville noget. De ved selv, hvem de er, men alle fire ville tæve mig, hvis jeg nævnte deres navne. De fik for alvor rekrutteringssnebolden til at rulle. Ikke mindst begyndte den at rulle stærkt en forårsdag i 2017, da den daværende sundhedsminister Ellen Thrane Nørby annoncerede at specialet akutmedicin var en realitet.

Det var vildt! Det var den næstfedeste dag i mit professionelle liv.

Den fedeste dag i mit professionelle liv var, da vi fik vores første introduktionslæge i akutmedicin. Og så den første HU læge.

Nu var vi nødt til at skabe plads til den næste generation i skadestuen, og til at lade dem palpere abdomen. Ellers kunne vi ikke følge målbeskrivelsen. Vores lægefaglige direktør, Jørgen Schøler, var helt på. Vi havde rygvind, opbyggede momentum og sendte 18 læger og sygeplejersker på DEMC, da det blev holdt i Århus.

Nu regner det, og der er en utæthed ved det ene vindue. Jeg er nødt til at flytte min sovepose, ellers bliver den rigtigt våd, som et ekstra krydderi til den fugtigt-kolde oplevelse, det plejer at være at krybe i den. Vinden har taget til, det hyler lidt i masten og båden hugger lidt i fortøjningen. Nu børster jeg tænder og kryber ned i køjen.

Jørgen blev lægefaglig direktør på det store universitetssygehus i Århus, og vi fik en ny direktør, min oversygeplejerske skiftede til børneafdelingen på samme hospital og fantastiske Mette Haahr erstattede hende. Så kom COVID19.

Helledusseda.

Normalt kan jeg lide at dyrke konsensus og rundkreds. COVID19 krævede, i hvert fald den første måneds tid, ret meget tydelighed i ledelse. Ny disciplin, men ikke uden sin charme. Meget sjovt at opleve at akutfolket gjorde, som de fik besked på, med meget få spørgsmål. Det varede dog ikke så længe – så fik de holdninger igen. Sådan, som jeg kan lide dem.

Det er måske noget af det, der gør det så fedt at lave akutmedicin. Lige siden starten har faget været præget af folk med holdninger og ideer, men også med en fælles passion og mission. De vil gerne skabe gode rammer for de akut syge, og har en faglig stolthed i selve modtagelsen. Det er også deres kryptonit. At være så engageret og investeret i en disciplin, der i generationer har været varetaget af yngste mand, og temmelig nedvurderet af alle grenspecialerne – det har måske gjort os lidt sensitive. Vi har et speciale, hvor vores patienter, dem, vi brænder for og vil passe på er det, der er tilbage, når alle de åbenlyse tilstande er pillet fra. Al respekt for kardiologerne og de ufattelige fremskridt, der er sket for, for eksempel STEMI patienterne – men jeg kan godt være misundelig på, at have noget, der er så oplagt og tydeligt som emne og forskningsfelt. Hvordan kan jeg blive lige så tydelig på vegne af min alkoholmisbrugende, diabetiske, kardiomyo- og nefropatiske søde og rare, men mislykkede familiefar? I hvilket tidskrift skal jeg publicere om ham? Og om hvad?

Henrik Ømark kom lige forbi og spurgte, om jeg ville drikke en øl sammen med ham nede på Kasket Karl, inden han skulle med toget tilbage til Odense, og jeg – igen – skulle ned på båden. Der sad vi så, i et tilrøget lokale, som sikkert også indeholdt et par af vores egne stamgæster, og klogede os på akutmedicin. Esbjerg by tidlig torsdag night.

Vi tror akutmedicin er uomgængeligt. Det danske sundhedsvæsen kommer antageligvis til at bevæge sig i en elektiv, forsikringsstyret privat retning, med en offentlig akutsektor. I det spektrum tror vi, at akutmedicinen vil være fundamentet for den "lille borger". Det bliver os, der er socialsygeplejerskernes makkere, os der kommer til at starte alle NAC drop på de paracetamolforgiftede, kommer til at køre hjemmebesøgene hos de ikke så velbeslåede døende. Det bliver os, der kommer til at stå der, hvor ambulancerne lander. Os, der møder de kritisk syge.

Er det en dystopi? Det er måske ikke det sundhedsvæsen, jeg drømmer om, men jeg tror det er det sundhedsvæsen, vi får. Jeg tror akutmedicin er specialet for nogle socialt bevidste, stærkt motiverede, voldsomt missionsdrevne tværfaglige holdspillere. Den lille del af sundhedsvæsenet er jeg meget, meget stolt af at være en del af. Jeg er stolt af, at have stået ved siden af dem, der skabte fundamentet, mens de støbte det.

Nu skal jeg ned på båden igen.

Akutmedicinens samfundsmediciner

Interview med Julie Mackenhauer, læge og Ph.d. i samfundsmedicin

J: Julie Mackenhauer
I: Interviewer Lars Oberländer

I: Prøv at fortælle mig om dig selv i lægelig henseende?

J. Jamen, jeg blev læge fra Aarhus Universitet i 2012 og havde der forinden været meget interesseret i akutmedicin og gennemført et forskningsår i Boston ved Boston Medical Center i 2009. Jeg kom hjem derfra, mens hele sundhedsvæsenet var oppe at køre over de nye anbefalinger fra 2007 og der skulle oprettes akutafdelinger og ingen vidste, hvordan man gjorde.

Mens jeg var i Boston sammen med Jesper Wiele havde vi haft besøg af rigtig mange, som senere skulle vise sig at være prominente personer. Formand Jens Winther fra Lægeforeningen og alverdens regionsdirektører og sygehusledelser, som skulle orientere sig om, hvad det her akut set up kan. Der var mange i Danmark, der havde travlt med at tage afstand fra USA, fordi det er meget forskelligt. Men jeg tror også, at det der med at have set det indefra og vide, jamen en gammel dame på 80 med lungebetændelse, ligner også en gammel dame på 80 med lungebetændelse i Danmark. Det er i virkeligheden alle de barriere uden for hospitalet, der adskiller os med forsikringsstatus og sådan noget. Sepsis er sepsis. Så det var rigtig sjovt at have været der og se det her set up fungere. Så da vi kom hjem, var vi pludselig en efterspurgt vare.

Vi var tilknyttet Århus på det tidspunkt og blev inviteret med til bords for at være med til at beslutte dele af det nye hospitalsbyggeri og hvad ved jeg? Hvad kunne vi se? Jeg synes, at det var meget fremsynet at invitere sådan to 9. semester medicinstuderende. Så vi bliver inviteret med til ret meget spændende arbejde allerede der i 2009 og 2010. Jeg var helt sikker på, at jeg skulle være akutlæge. Der var ikke nogen speciallægeuddannelse. Og da jeg gerne ville være med i Dansk Selskab for Akutmedicin fik jeg at vide, at det kunne jeg ikke, fordi jeg endnu ikke var læge. Og jeg fik også at vide, at i det øjeblik, jeg blev læge, så skulle jeg være med og de også gerne ville have mig med i bestyrelsen. Så det var jeg fra 2013, altså året efter, at jeg blev læge.

Så bliver jeg ansat under afdelingsledelsen i akutafdelingen i Aarhus og frikøbt af RKKP, fordi vi skulle lave de kliniske kvalitetsdatabaser. Vi etablerer akut databasen, som i dag hedder databasen for akutte hospitalskontakter. Og så var jeg faktisk ansat som dokumentarist i fire måneder, men det er også sin sag at blive ansat som yngre læge i en tidsbegrænset stilling og meget ulovligt. Det må man ikke, men det var bare vildt spændende og jeg ville gerne. Så bliver jeg ansat på akutafdelingen ved Kings College og fik igen prøvet kræfter med akutafdelinger og det, de gør der. Det fungerer rigtig godt i et set up, der minder endnu mere om det danske end det amerikanske. Og så kom jeg hjem og tog min intro i geriatri, og så begynder det hele at tage form i 2015 og 2016.

I: Og er det så samtidig med det, at du bliver næstformand i selskabet?

J: Ja, selskabet var under oprettelse og der var en hulens masse benarbejde. Christian Skjærbæk er formand. Og der blev jeg næstformand og så tror jeg, at der skete noget med mig på det tidspunkt, fordi jeg havde en kæmpestor klinisk interesse for det, der skulle ske. Jeg udvidede hele tiden min horisont, for vi var til møde på Christiansborg og vi var til møde i Sundhedsstyrelsen. Og jeg blev sat til at holde oplæg alle mulige steder. Og folk sagde til os, at der er 37 specialer eller hvor mange, der nu er, og vi skal ikke have det 38. Men der kunne jeg pludselig bare se, at med det benarbejde, vi laver, og den interesse, der var især fra politisk side for at få de nye akutafdelinger til at blive en succes. Så kunne vi bare se, at det her, det kommer jo til at ske. Den kæmpe mølle, der bare kørte. Der begyndte jeg at interessere mig for samfundsmedicin og det er så faktisk endt med, at nu bliver jeg speciallæge i samfundsmedicin i år.

Og gennem tiden har jeg også været meget inspireret af Dan Brun Petersen, som jo har været min ven hele vejen igennem. Så, når jeg har tænkt, hvad fanden laver jeg nu, så ringer jeg til ham. Det gik op for mig, at uanset hvor søg en læge, jeg er i akutmedicin eller uanset, om jeg blive en dedikeret læge i en akutafdeling, så er der bare nogle centrale beslutninger, som er elendige og der er ikke nogen, der lytter. Så det var det, der fik mig til at gå videre med samfundsmedicin.

For akutspecialet skete ændringen helt klart med den rapport, vi fik lavet med Trygfonden. Det ser jeg som et springende punkt i det her. Fordi, vi blev spurgt om det samme og det samme og det samme. Det var de samme spørgsmål, vi skulle stå og redegøre for, især vores formand. Det var så mig, der blev sat til at skrive det sammen med Dan og Jacob (Juul Jensen, red.), i den rapport, som kom til at hedde Det faglige grundlag for et lægeligt speciale i akutmedicin i Danmark. Og så også med Jes Søgaard, som bliver vores trumf i ærmet. Det blev lidt et vendepunkt, at få samlet den rapport.

Overordnet set starter det selvfølgelig med den nationale rapport i 2005, som så bliver mere konkret i 2007 omkring akutmodtagelserne. Samlet set handler det om, at der er nogen, der skal tage ansvar. Vi laver en stor, måske nok den største organisatorisk omvæltning i sundhedsvæsenet i rigtig mange år. Men uden at fortælle præcist, hvem der skal tage opgaverne og hvordan de mere konkret skal håndteres. Det føler jeg ikke, at der er nogen, der tager noget ansvar for, hvem der skal bære det ansvar. Der burde have været nogen, som kunne tage ansvaret for, at det skal ske. Der tænker jeg meget, at der er nogen, som udstikker nogle rammer uden at tage et ansvar. Det synes jeg ikke er tydeligt, og det også er derfor, at det har været så svært at etableret det her, fordi man har ikke sat sig ned sammen med driftsherrerne i regionerne. Det samme med hospitalsledelserne. De har sagt okay. Vi har et fagligt problem. Så har de udstukket nogle retningslinjer, men det bliver ikke fulgt til dørs. Sådan har det i hvert fald været på denne klinge, og så stod man med den.

Der står så de mennesker i akutmodtagelserne. Jeg tager bare hatten af for dem i akutmodtagelserne. De får så mange tæsk. Altså, de har skullet høre på, at det var deres skyld og at den patient ikke kan blive indlagt eller bliver indlagt igen. De får skyld for alt muligt. Og det er jo ikke dem, der har bestemt, hvordan rammerne for det her skal være. De har sagt, at: "vi vil gerne tage et fagligt ansvar. Det er mit". Men der er bare blevet taget nogle dårlige centrale beslutninger, fordi der mangler en forståelse for den kliniske hverdag. Den ældre medicinske patient med mange problemer. Der er nogle ekstremt sårbare mennesker, som er afhængige af, at der er et enormt tæt samarbejde mellem kommunen og hjemmeplejen og hospitalet og alt sådan. Så kan jeg stå og være en sindssyg god læge og være omsorgsfuld og fagligt kompetent og snakke med de pårørende for at klarlagt behandlingsniveauet. Jeg kan sende madpakke med hjem, måske endda en terapeut til at komme i hjemmet. Og du ved, vi sørger for alt medicin. Og så er der alligevel et eller andet. Om det er apoteket eller transporten eller noget andet. Noget, som ikke kommer eller først kommer næste fredag eller hvor noget går tabt. Hvor det, uanset, hvor god jeg har været og hvor meget arbejde jeg har leveret fredag aften, så går det galt. Og det går galt med en simpel gennemgang, som jeg ikke har indflydelse på. Det gik galt, selvom jeg prøvede at gøre mit bedste.

I: Hvordan tænker du så, at man som akutmediciner kan ændre det?

J: Min teori. Det er meget naivt, men sådan den indignation over det, gør, at jeg har en tro på, at det godt kan lade sig gøre at ændre noget på den lange bane. Jeg har jo forsvaret min Ph.d. Den er i hus og nu bliver jeg så speciallæge i samfundsmedicin. Jeg vil gerne arbejde videre inden for det akutte område. Jeg ser et stort potentiale for sociallæger i akutafdelingen, ligesom socialsygeplejerskerne jo virkelig har vist deres værd de sidste år. Så den faglighed kunne vi være et rigtig godt supplement til. Det kunne jeg godt se mig selv gøre. Jeg synes, at der er nogle borgere i vores samfund, som har det utroligt svært. Nogen med misbrug eller psykisk sygdom eller, som er socialt udsatte af andre grunde. De har et rigtigt kummerligt liv i sundhedsvæsenet. Det er enormt svært, fordi man måske skal prøve at få dem til deres egen læge. Det gør de måske ikke og så er akutafdelingen deres kilde til sundhed. Det er der ikke nogen, der tager sig af.

I: Så der finder din niche mellem akutmedicin og samfundsmedicinen?

J: Ja, det tror jeg, det er. Jeg var rigtig glad for at være i voksenpsykiatrien og især alt det om differentialdiagnostik. Hvornår er det en akut forgiftning? Og hvornår er det psykose? Og hvorfor ender de altid i psykiatrien? Den patientgruppe er enormt underbehandlet og underdiagnosticeret. Det er enormt svært og vi har en eller anden berøringsangst. Det er umuligt, at få det til at gå hurtigt. Det kan altid løses, vil jeg sige, men det tager altid et døgn eller mere. De har virkelig min interesse, fordi det ikke passer ind i det set up, vi har.

I: Når man ikke passer, er det så akutmedicinen, der skal ændre sig eller er det systemet?

J: Jeg tror, at alle elementer i sundhedsvæsenet skal forstå, at der er nogle mennesker, der skal have en positiv særbehandling. Og det bliver vi alle nødt til at indstille os på, hvis vi skal gøre noget. Vi skal gøre noget for at skabe lighed. Det er ikke kun akutmedicinens ansvar. Det er sundhedsvæsenets ansvar.

I: Kan vi prøve at gå tilbage til der, hvor du går ind i bestyrelsen og prøve at dvæle lidt ved det arbejde, du laver der, fordi jeg har hørt om dig, at du var en frontkæmper og en af dem, som lavede et kanonstort stykke arbejde?

J: Ja, men altså, jeg kommer ind i sådan en bestyrelse, som i forvejen var meget driftig. De mennesker var jo ekstremt arbejdsomme. Man kunne bare gå i gang med det, der skulle laves. Videre med at arbejde politisk. Vi vil også gerne tilbyde efteruddannelse til vores læger. Vi lavede nogle sindssygt fede gå-hjem fyraftensmøder, altså arbejde på de interne linjer. Og vi lavede nogle gode årsmøder, og vigtige, der ligesom groede større og større. Der skulle mere struktur omkring det, og så prøvede vi også hele tiden at arbejde på den politiske dagsorden. Det var jo også, at være tilstede i de kliniske kvalitetsdatabaser og have en stemme i noget nationalt arbejde på det tidspunkt. Så vi kunne bruge alle de timer, der var. Når jeg så ser tilbage, så vi prøvede jo bare at holde mange bolde i luften. Vi lavede også nogle strategiseminarer. Det var måske i virkeligheden for meget.

Vi skulle også lave en uddannelsestradition og meget mere, så vi gik på med krum hals med alle tingene. Jeg tror, at jeg har prøvet at lave alle ting i selskabet, altså forskellige. Og så tror jeg, at det blev tydeligt for os - det har været i 2015 eller sådan noget – at vi hele tiden bliver spurgt om det samme og det samme og det samme og det samme, og diskussionerne løber i ring. Så er det her, ja, vi havde også prøvet at lave en video og prøver at formidle akutmedicin på alle mulige måder, men folk bliver bare sure. Så det går op for os, at vi bliver nødt til at se samlet op på det faglige grundlag for akutmedicinen og laver rapporten, som kommer i 2016.

I: Hvorfor gik Trygfonden ind og sponsorerede den, ligesom i øvrigt tidsskriftet og professorer. Hvorfor ville de sponsorere netop jer?

J: Jeg ved det ikke. Altså du må spørge, hvad hedder han? Anders Hede fra Trygfonden. Har er nok den eneste person i verden, som ved det. Jeg tror, at der var ret mange eller nogen, der hæftede sig ved, at alle var fagligt enige om, at der var noget med kvaliteten på akutområdet, som man ikke syntes var god nok. Det fremhæver rapporterne fra 2005 og 2007.

Så tror jeg, at de var helt vildt interesserede i det akutte område, og det er de jo stadigvæk. Men vi troede på en forandring. Det er et mega godt spørgsmål. Jeg tror heller aldrig, at jeg har forstået, hvorfor Tryg gik ind i det her. Måske troede de på, at hvis man skød penge i det her og miljøet, så ville der komme noget godt ud af det. Det samlede jo også akutmedicinen og gjorde det lidt nemmere. I deres optik var det jo nok ikke mange penge, men det var det jo for os. Vi kunne gå i gang med at lave noget arbejde og lave det lange seje træk. De fik jo også noget for pengene.

Der kom der så et bud på, hvordan det skulle løses i 2007. Den bragte alles sind i kog. Jeg tror, at man først har siddet og sagt, at vi har et problem. Så man bliver enige om, at man har et stort problem og vil bruge akutmodtagelser til at løse det. Så siger politikerne til vælgerne, at det bliver så godt og alt muligt. Ja, vi er faktisk enige om, at vi har et kæmpe stort problem. Og så ville man ligesom ikke helt kendes ved det. Og så blev der trukket i land, da mikrofonen blev holdt op foran munden, så var der ligesom pludselig ikke nogen, der skulle nyde af den sang, når man så også fik øje på, hvor stor en opgave det var og hvad den ville kræve at løse.

I: Lad os hoppe frem i tiden igen. Hvis vi skal se fremad, hvad synes du så det næste skridt skal være for akutmedicinen set fra en samfundsmediciner?

J: Jeg synes jo, at de gør mange af de rigtige ting. Men de skal være bedre til at vise verden, at de kan løfte opgaven i samarbejdet med kommunerne. Jeg synes også, som det lige har været i medierne, at akutafdelingerne får skylden for noget, som de ikke kan gøre noget ved.

Tag sådan noget, som at forebygge tvang. Det skal selvfølgelig være den allersidste mulighed at anvende tvang over for en patient. Vi skal gøre alt i vores magt for at tale i øjenhøjde, motivere og samarbejde, men situationen er opstået uden for akutafdelingen. Den er opstået ude i familien eller på deres bosted eller i et psykiatrisk forløb, der kører af sporet af alle mulige andre grunde. Hvordan kan det så være en akutlæges ansvar at forebygge tvang? Når vi taler med patienterne, så siger de jo, at når de først er blevet indlagt, er de nødt til at have en tydelig retning. Der kan vi ikke have nogen, der står bag ved og tænker, nå, nu bliver vores tvangstal også dårlige eller sådan noget. Der skal vi beslutte, især når det er tidskritiske sygdomme. Der bliver vi nødt til at tage ansvaret, også for ting, der er opstået uden for vores magtområde, uden at gabe over for meget. Der tror jeg, at de skal blive enormt tydelige på, hvad er det, akutmedicin er gode til og hvad de ikke kan gøre noget ved. Det er jo problemer, der er opstået i samfundet med de mange gamle med mange sygedomme, stofmisbrugere og hjemløse. De passer måske ikke, eller de passer nok ikke i akutmodtagelserne på de nye supersygehuse.

Der tænker jeg, at vi skal gå sammen med primærsektoren og sige, hvor står vi med de her problemer. Med tal og data skal vi blive ved med at fortælle den her historie. Hvad er det for nogle patienter, vi ser? Hvorfor er det et problem? Og så også argumentere imod den tidsramme i akutmodtagelserne, fordi det er klart, hvis vi bare lynhurtigt skal udrede alle stofmisbrugerne og de hjemløse og så sende dem ud, fordi de ikke har en akut problematik, så har vi heller ikke løst vores opgave. Hvis vi bare skal se på senge og have dem ud, fordi det skal bare gå så hurtigt, så tror jeg i stedet vi skal prøve at sige om den her patientgruppe. De er faktisk vores ansvar den her patientgruppe, som vi sammen skal hjælpe. Det kommer selvfølgelig til at tage noget tid og kræve nogle ressourcer i en eller anden periode. Men vi må sætte os sammen med vores samarbejdspartnere i primær sektor eller på bostederne eller hvor det nu er. Men, det er en svær nød at knække, fordi der er taget nogle ret dårlige centrale beslutninger om for få sengepladser. Man troede, at man på 10 år siden, da man begyndte at bygge supersygehus, at man kunne lave det hele ambulant. Det når man ikke. Det er så bare sygehusenes problemer og kommunernes problemer. I virkeligheden er det en dårlig central prognose, der ikke holdt, og nu står vi bare med lorten.

I: Tænker du også akutmedicin skal rykkes frem, så de fx kører ud på plejehjem og sådan noget?

J: Jeg synes, at der er jo begrænsede ressourcer alle steder. Derfor tror jeg, at det allerbedste ville være, hvis det er de praktiserende læger, som man udvider plejehjemslægeordningen og med en bostedslægeordning. Så er der selvfølgelig det med vagttid og weekend. Det tænker jeg, at man skal finde en løsning på. Jeg tror ikke altid, at det er en fordel, at der kommer en lægebil. De er mega dygtige og kan rigtig mange ting, men den helt brede differentialdiagnostik, den oplever jeg altså er skarpest hos akutmedicinerne. Så, hvis vi havde akutlæger nok, så kunne det være helt vildt godt. Og måske kan det også godt løse vores samfundsproblem med, at der kommer for mange patienter ind. Så jeg tror, at vi i hvert fald på samfundsniveau skal finde ud af, hvem det er, der skal forebygge de hændelser, og jeg tror bestemt, at akutmedicinen kan bidrage.

I: Sådan i mit baghoved, der tænker jeg hvad overskriften på det her interview kunne være. Den frafaldne akutmediciner eller hvad tænker du?

J. Nej, jeg er mere så en slags ikke frafalden, men samfundsmedicin med interesse for det akutte. Nu har jeg jo med min Ph.d. arbejdet med fagligheden om netop det emne. Men altså, jeg kan også godt se mig blive kliniker. Jeg tror måske, at jeg tænker de kompetencer jeg har, de kan også godt være værdifulde for akutmedicinen. De står jo stadigvæk til rådighed, men på samme tid ser jeg mig inden for samfundsmedicin. Jeg tror faktisk, at jeg har opnået noget ved at blive samfundsmediciner, for der har manglet lidt interesse for, hvordan politiske system er skruet sammen. Det skal nok komme hos mine kollegaer også, for det er mega dumt, at de sidder og brokker sig i kantinen, men ikke ved, hvor det går galt. Det er mega dumt, at de der kardiologer og kirurger ikke interesserer sig for organisationen, fordi på den måde forbliver organisatorerne og klimaet det samme. Det kan de ikke se.

I: Så, hvor skal du hen i professionel sammenhæng?

J: Jamen, lige nu er det at arbejde videre med sårbarhed i det akutte område. Vi arbejder på et nationalt set up, hvor vi har alle led i den kæde, hvor det går det galt for de mennesker, som er psykisk syge eller socialt udsatte på eller anden måde. Jeg er slet ikke til at lave deskriptive ting, fordi man kan ikke hjælpe med at skrive om problemerne. Det hjælper noget at gøre noget. Vi prøver at kombinere alt fra klinikken med alt det her. Og så for at sige, okay. Hvordan kan man for eksempel tilbyde positiv særbehandling. Det er jo noget med samskabelse, specielt med patienterne og personalet. For at lave noget, som holder, og som også er bæredygtigt uden en eller anden fancy processing. Det bliver nationalt og rigtig godt. Og så skal jeg være lidt i klinikken og lave klinisk kvalitetsudvikling sammen med forskningen. Men mest med at skabe rammerne og organiseringen i det lange seje træk. Det tror jeg – det ved jeg – at jeg er god til. Jeg kunne sikkert også være blevet en udmærket akutmediciner, men det er som projektleder, at jeg er bedre og har besluttet, at det er det, som jeg vil.

I: Lige inden vi slutter. Har du tænkt noget mere, som kunne være spændende at få frem i dette interview?

J: Nej, altså. Det, som jeg selv har tænkt meget på, op til det her interview. Det er, at jeg faktisk aldrig har forstået, hvorfor vores kollegaer i de andre specialer var så vrede. Altså, hver gang, vi offentliggjorde en liste over procedurer som akutmedicinere laver i andre lande. Så var de bare så vrede. Vi blev bare skudt enormt i skoene, om at vi var meget taktiske eller strategiske og blev altid spurgt om det samme, som vi så forsøgte at svare på. Men det blev det tillagt en anden værdi, som et angreb på nogen, om at de ikke gjorde det godt nok eller at vi gerne ville gøre det. Det er faktisk ikke det, vi gjorde. Vi var faktisk i gang med at prøve at løse en opgave, som alle var enige om var et problem i 2005. Det havde de bare glemt. Vi har bare skrevet så meget om det. Vi kom bare til at stå – og der tror jeg, at vi stadigvæk står både på det politiske niveau og på det helt konkret patient niveau - hvor vi ser en dårlig patient, som simpelthen er blevet forladt. Det er sådan, at jeg tror det er.

Jeg elsker arbejdet i akutmodtagelsen

Interview med Laura Berg, hoveduddannelseslæge i akutmedicin, Akutafdelingen, Regionshospitalet Randers

L: Laura Berg
I: Interviewer Lars Oberländer

I: Lad os bare lige starte. Prøv at fortælle om dig selv, sådan lægefagligt. Hvem er du, hvor er du henne? Hvad skal du til?

L: Jamen, jeg er uddannet læge fra SDU i 2020. Og så havde jeg min KBU i Fælles Akutmodtagelsen i Odense. Den anden halvdel havde jeg i psykiatrien i Odense. Jeg var så glad for mit forløb i FAM Odense, at jeg gik direkte i intro bagefter. Da jeg var færdig med den, så havde jeg en pause i et halvt år, og nu starter jeg min hoveduddannelse i akutmedicin på Randers regionshospital med start juni 2023.

I: Derudover ved jeg jo, at du har været aktiv i selskabet for yngre læger i akutmedicin. Hvorfor kom du ind i det?

L: Det var egentligt lidt tilfældigt. Jeg tror, at da jeg startede i min KBU, der havde jeg stadig andre specialer med i overvejelsen. Men, så følte jeg mig bare så godt tilpas i den akutte setting. Så jeg vidste, at det skulle i hvert fald være det speciale. Så tænkte jeg, at det var en god måde at prøve at være en del af det organisatoriske arbejde. Min gode kollega Katrine Baldus fik mig med i YDAM (Yngre Danske AkutMedicineres interesse.

organisation, red.) og fik mig også til at stille op til deres bestyrelse. Det gjorde, at jeg blev valgt ind som suppleant. Det var altså super fedt og mega sjovt, at få lov til at være med til at lave alle mulige ting uden om afdelingernes kliniske arbejde. Det er sådan noget, der er med til at manifestere ens tilhørsforhold til specialet som ung læge. Det var nogle virkelig fede mennesker og jeg tænkte, at sådan nogle kollegaer ville jeg gerne have.

Da vi så holdt generalforsamling et år senere, så trådte vores formand i YDAM tilbage. Så stillede jeg op og blev valgt. Så bliver man jo nødt til at lave et eller andet, når man har fået formandsposten. Vi fik så stablet et arbejdsmiljøsymposium på benene i efteråret 2022. Der var vi ret stolte af det resultat. Vi fik lavet en helt vildt god seance, som kom ud til alle landets akutmodtagelser om udbrændthed og om, hvordan folk opfatter arbejdsmiljøet i akutmodtagelserne. Vi havde inviteret formanden for Yngre Læger Helga Schulz og formanden for deres overenskomstudvalg og for deres arbejdsmiljøudvalg. På trods af, at det jo er et meget lille speciale, så var vi over 40, der deltog på dagen og var super aktive. Det gav bare en rigtig god debat og rigtig mange konkrete ting, som man kunne arbejde videre med bagefter. Det var bare en virkelig fed følelse at stå med, at vi havde skabt den her dag.

Da vi så havde den næste generalforsamling her i 2023, så besluttede jeg mig alligevel for ikke at genopstille som formand, fordi jeg godt kunne tænke mig at have en bestyrelsesplads i Dansk Selskab for Akutmedicin. Her kunne jeg godt tænke mig at være med til nogle af de lidt mere principielle diskussioner omkring, hvad specialer skal være og hvor vi skal hen. Det bliver jo vigtigt at finde ud af, hvordan vi kan gøre specialet bæredygtigt. Det er jo ikke kun, at vi skal have de uddannelsessøgende, men vi skal også fastholde folk i specialet bagefter.

I: Laura, hvis jeg lige regner på det. Du bliver færdig i 2020 som læge. Så trækker vi et halvt år fra, da du lige har været ude at rejse. Så du har faktisk kun været læge i 2 år. I al respekt og med et smil på læben, er du altid så hurtig?

L: Ja, jeg har altid haft meget fart på. Det er jo fedt, at man som ung læge får prøvet noget, som alle yngre læger måske ikke får mulighed for at prøve i de mere veletablerede specialer. Vi lægger skinnerne, mens toget kører, fordi vi skal finde ud af præcis, hvordan det her skal fungere.

I: Det kan jeg godt sætte mig ind i, men er der også noget på den negative side. Prøv at fortælle om, hvad du ser og hvordan får man som ung læge en karriere med akutmedicin?

L: Forhåbentlig, så får jeg en. Det er spændende. Lidt hektisk og en meget alsidig karriere tror jeg. Der er rigtig mange muligheder. Klassikeren er jo, at arbejdspladsen er i akutmodtagelserne. Jeg kan godt lide at se de akutte patienter. Jeg har altid vidst, at jeg skulle have et speciale, som var meget patienttungt. Men jeg tror også, at man får en karriere med rig mulighed for udvikling, hvis man gerne vil det. Jeg tror, at der kommer til at være gode muligheder for at tage til udlandet og lære af Canada og England og Sverige og Australien. Hvordan de laver akutmedicin der? Jeg tror, at der bliver gode muligheder, hvis man måske på et tidspunkt gerne vil det. Altså ud at arbejde andre steder i verden. Jeg tror de kompetencer, man får igennem uddannelsen, også er ret attraktive andre steder i verden end kun lige i Danmark.

I: Det er sådan den brede tilgang, men du nævner også noget med udbrændthed og arbejdsmiljø, ligesom det er kendt som et vagttungt speciale, som du har sagt ja til…?

L: Det er det. Der har vi problemer med for eksempel overenskomsten. Den er lidt gammeldags og lavet til en anden tid. Sundhedsvæsenet er jo på en anden måde nu med patienten, der skal ind og ud hurtigt. Og patienterne var ikke så syge dengang, som de er nu, og med multimorbiditet. Så jeg tror, at hvis man skal gøre specialet bæredygtigt. Og det gælder i øvrigt ikke kun vores speciale. Det gælder alle specialer, der er vagttunge, så skal man se på nogle kortere nattevagter. De her 17-18 timers nattevagter, hvor man ikke får hvilet overhovedet. Det kan for det første ikke være godt for patienterne, men det er altså heller ikke sundt. Det øger risikoen for demens og brystkræft og depression. Og ja, alle mulige grimme ting. Jeg ved ikke, hvad videnskaben siger, men man kan ikke træffe gode beslutninger, når man har været vågen i 17 timer midt om natten. Sådan er det bare. Så jeg tror for alles skyld, både for læger og patienter, så skal man se ind i nogle kortere nattevagter. Og skal man nok ikke have 100% vagttid. Der skal også være noget ikke-klinik tid.

I: Hvad er dine tanker om det?

L: Jamen, nu er jeg jo - jeg skulle lige til at sige opfostret - på en afdeling, hvor jeg har haft både min KBU og min intro. Der var det jo normen. Jeg tror alle overlægerne, og mange af afdelingslægerne, er involveret i andre opgaver. Så man ikke var 100% i klinikken. Jeg tror, at alle overlægerne i hvert fald, har sådan en 30/70 radio, hvor de har 30 procents administrationstid. Jeg tror, at det er det, som man sigter efter. Det er jo alt muligt, altså både udvikling, forskning og uddannelse. Der er jo alle mulige ting, man kan lave ved siden af. Og der er jo forskning, der understøtter, at det hjælper på udbrændthed, hvis man får lov til at dykke ned i noget andet end klinikken en gang imellem. Hvor man kan få sin egen lille niche.

Jeg ved godt, at vi mangler arbejdskraft og så videre og så videre. Jeg ved ikke, hvor nemt det er at indføre, men jeg tror på det nødvendigt på den lange bane for at beskytte lægerne. Jeg har selv haft to administrationsdage fast om måneden, da jeg var i intro, fordi jeg var uddannelseskoordinerende yngre læge. Det var altså også noget af det, der gjorde, at jeg følte mig meget forankret i afdelingen, fordi jeg var med på det lidt mere organisatoriske plan, så jeg fik lov til at se afdelingen fra en anden side. Det blev mere end patienter, der kommer ind og går ud igen.

I: Du talte om tidligere, at ligegyldigt hvad, så skulle det være i en akutmodtagelse. Der er jo også en drøftelse af, om I skal frem i patientforløbene. Om, at I skal ud og se patienter på plejehjem og andre steder, og få sorteret i dem, der skal ind og dem, der skal behandles ude. Hvilke tanker har du om det som ung læge?

L: Jeg synes, at det lyder super fedt. Jeg har været med ude at køre i Odense. Det giver bare rigtig god mening. Jeg synes, at giver rigtig stor værdi for både patienterne og hele sundhedsvæsenet. Det er de rigtige patienter, som kommer ind og får en sengeplads i akutmodtagelserne. Som ung læge kan jeg godt tænke lige nu, fordi jeg har jo ikke været med så længe, men det er en specialistopgave. Altså, der skal man være særligt uddannet speciallæge i akutmedicin, for at kunne træffe de beslutninger, det kræver derude. Det ville jeg ikke kunne på nuværende tidspunkt. Og der går lang tid, før jeg kan, fordi det skal bare være i orden og der er ikke nogen, du kan spørge om hjælp. Men idémæssigt, sådan som koncept, der giver det virkelig god mening. Der er jo også lavet en løsning med en fremskudt visitation, hvor paramedicinerne kan vurdere, om vi tror, at den her patient kan afsluttes. Og så kan de konferere med en speciallæge i akutmedicin, som kan hjælpe dem med at lægge en plan for patienten, hvad enten det så er, at patienten skal ind eller de skal til egen læge dagen efter eller noget helt tredje. Det synes jeg også giver helt vildt god mening. Det synes jeg også er en rolle, som er vigtig, og akutmedicin som speciale godt kan hjælpe med at varetage.

Men, som det er lige nu, så mangler akutmedicin noget volumen i forhold til antallet af læger. Og så længe det halter, så tror jeg også, at vi skal være en lille smule påpasselige med ikke at påtage os for mange områder og for mange opgaver. Det er altså akutmodtagelserne, der er vores kerneopgave, og det skal spille. Derefter kan vi alt muligt andet.

I: Det passer fint, da det kan lede mig hen til mit næste spørgsmål. Det er virkelig et ungt speciale. Og det er et lille speciale, sådan som det er lige nu. Hvad er dit take på, at du vælger at være en pioner, der ligger din lægekurv i akutmedicin?

L: Jeg synes, at det er det sjoveste speciale overhovedet. Og i øvrigt er det med til at løse en meget vigtig opgave sundhedsmæssigt og samfundsmæssigt overhovedet. Tidligere stod man der med en masse dårlige patienter. Og, hvis du var i en kirurgisk modtagelse, så fik du en af dem med ondt i maven. Så viste det sig, at patienten havde et infarkt. Og så er det bare ærgerligt. Jeg synes, at det giver rigtig god mening at få patienterne igennem samme dør. Så har man nogen, der er specialiseret i at modtage og stabilisere patienten, som får lavet den initielle diagnostik og så få dem placeret i de rigtige specialer.

I: Det er så den faglige del. Hvad med Laura-delen?

L: Jeg tror, at det er fordi, at jeg kan godt lide det hele. Altså, jeg kan ikke beslutte mig for, hvilket speciale, der er det mest spændende. Så jeg vil gerne kunne det meste, altså lidt af det hele. Jeg vil både gerne sætte en skulder på plads, så vil jeg gerne stå med sådan nogle multimorbide diabetiske patienter. som er demente og forvirrede og måske slet ikke skulle være inde på akutmodtagelsen. Det gør dem bare mere syge. Og så vil jeg også gerne stå nede på traumestuerne og modtage rigtig dårlige patienter. Det er også et speciale, som er enormt teambaseret og det trives jeg bare virkelig godt med. Det er også en væsentlig grund til, at jeg valgte det, fordi man har så tæt et samarbejde både med andre læger, men især med sygeplejersker og bioanalytikere og radiologer og andre specialer. De er alle med til at få det hele til at spille.

I: Så er det ligegyldigt med speciale i virkeligheden. Det er patientgruppen, du gerne vil have?

L: Ja. Jeg er klar over, at akutmedicin er et speciale, som også har modstand ude i det lægefaglige landskab. Men selv, hvis de på et tidspunkt siger, at vi har måske ikke brug for akutmedicin alligevel. De kompetencer, jeg får, dem er der jo stadig brug for. Så specialet har en eksistensberettigelse. Men, der kan jo så være noget politisk, der gør, at de på et tidspunkt siger, at det skal vi ikke alligevel. Men, jeg er ikke bange for, at jeg på et tidspunkt står med en speciallægeanerkendelse, som er ubrugelig. Det er en patientgruppe, som altid vil være der. Der bliver ved med at være akutte patienter, selv om der på et eller andet tidspunkt sker noget i sundhedsvæsenet, fordi det er evigt forandreligt. Det er jeg ikke bange for. Jeg tænker, at der skal nok være en plads. Lige meget, hvad vi kalder det, så er kerneopgaverne der jo. Det her med at vælge speciale og tænke over det. Det er jo for rigtig lang tid, man vælger. Det er jo egentlig meget sådan en mavefornemmelse og intuition. Hvor er det sjovt, når man så skal reflektere lidt over det, at du beder mig sætte ord på det.

I: Du skal jo mindst være læge i 40 år. Det er ret lang tid.

L: Jeg synes, at det er det bedste job i hele verden, så ja.

I: Du er så også medlem af bestyrelsen og vil gerne være med i det organisatoriske. Dermed skal du jo også være med til at skabe jeres profil inden for specialet. Hvad er dine mærkesager?

L: Det er et godt spørgsmål. Jeg tror... altså akutmedicin lige nu, er jo sådan et mismatch af læger, som kommer fra alle mulige andre specialer. Jeg synes, at det er vigtigt, at vi kan det basale til UG. Vi skal være de dygtigste til at kunne tolke akutte blodprøver og a-gasser. Vi skal jo være mega skarpe på anamnese og de ting, som bare lyder så banale, fordi det lærer man som medicinstuderende. Men det er jo meget mere komplekst, når man står i det. Og så ved jeg godt, at der er en snak om alle mulige andre ting, vi skal kunne. Jeg synes, at det vigtigste er, at vi er de bedste til de her brede basale kompetencer. Det er jo det, som der er brug for 99,9% af alle gange i en akutmodtagelse. Det andet kan man som regel få noget hjælp til af vores kollegaer.

Det bliver vigtigt, at vi får en mere velstruktureret uddannelse. Lige nu er den jo forskellig fra region til region. Jeg troede først, at jeg skulle søge i Region Syd. Så læste jeg beskrivelsen, der kom fra Region Midt. Og der fungerer den på en anden måde med forskellige ophold på andre afdelinger. Kompetencerne er jo de samme, men der modtager man for eksempel også kirurgiske patienter i deres akutmodtagelse. Det gør man jo ikke i Region Syd. Så er det jo oplagt, at det bliver forskelligt, hvordan man får sine kompetencer. Jeg ved godt, at det bliver en svær kamp, fordi alle akutmodtagelser er opbygget forskelligt. Men jeg tror, at det skal strømlines i forhold til at kunne garantere, hvad det er for nogle kompetencer folk kommer ud med som akutmedicinsk speciallæge.

I: Så der skal skabes et nationalt fundament for akutmedicin på de basale kompetencer i højere grad end det, der er i dag. Er det en af de ting, som du ser i pipelinen?

J: Ja. Der skal vi have en diskussion. Jeg behøver ikke at intubere. Der er mange andre måder, at vi kan sikre en midlertidig luftvej på, og så kommer anæstesien jo som regel ret hurtigt. Der er mange andre ting, som jeg hellere ville have kompetencerne til. Noget med forgiftninger for eksempel. Det har vi oftere brug for end at kunne lægge en tube. Det var jo noget, der tit blev hevet frem, da specialet blev grundlagt, som et af de store diskussionspunkter med anæstesiologerne. Det er nok derfor, at der er modstand nogle gange mod akutmedicin. Altså, det kommer nok helt tilbage fra den diskussion. Jeg synes, at de er rigtig dygtige til det, og jeg tror aldrig nogensinde, at vi nede i akutmodtagelserne, vil få volumen til at kunne lære at intubere, fordi de fleste patienter, som har brug for en tube, de har den allerede fået den præhospitalt, når de kommer ind. Det er ikke det, som vi skal bruge vores kræfter på. Der er andre ting, som vi skal være dygtige til. Ting, som der er brug for nede i en akutmodtagelse. Det basale og så enormt meget teamledelse og flowstyring, fordi hvis man har en akutmodtagelse, hvor det vælter ind med patienter, så skal der være en lægefaglig leder, som er rigtig, rigtig skarp til at prioritere.

I: Hvor ser du de næste udfordringer for akutmedicin?

J: Nu kommer hele den her speciallægereform. Jeg tror egentlig, at det bliver en god mulighed for specialet. Man kan sige, at når Sundhedsstyrelsen har kunnet se værdien i det, så ligger der nogle muligheder for specialet. Men der er jo mange aktører, som skal finde sammen, for at kunne definere, hvilke patientgrupper, vi skal tage os af. Og der er andre specialer, som så måske ikke får lov til at have dem fremadrettet. Så jeg tænker, at der kommer nogle kampe om, hvem der skal have hvilke patienter.

Jeg tror, at vi i akutmedicin skal være ret skarpe på, at vi for eksempel ikke skal ende som sådan nogle hospitalsgeneralister. Jeg skal ikke gå stuegang på intern medicinske afdelinger, for jeg er ikke intern mediciner. Så jeg tror, at det skal nok blive spændende med den her specialereform. Jeg tror, at der kommer mange gode ting med den.

Jeg forudser også, at der kommer noget mere fleksibilitet i forhold til at skifte speciale med noget merituddannelse. Det tror jeg kunne være godt i forhold til de yngre læger, så de måske tør godt ind i specialer, som er mere vagttunge, fordi de så ved, at hvis de på et tidspunkt vil noget andet, så er der mulighed for at skifte.

Det vigtigste for akutmedicin tror jeg i virkeligheden er, at det med arbejdsmiljøet kommer på plads. Når man som yngre læge i KBU kommer ned i en akutmodtagelse, så kan man hurtigt blive skræmt væk, fordi presset er højt. Intensiteten er stor. Lange nattevagter og måske nogle gange nedprioritering af uddannelse frem for produktionen. Det kan man ikke lige se sig selv i resten af sin karriere, så jeg tror, at der er nogle ting, der skal være styr på, så specialet bliver mere attraktivt.

I: Hvad med antal?

J: Antal? Du tænker på, om jeg gerne vil have nogle flere kollegaer? Det vil jeg rigtig gerne. Vi skal være mange flere akutmedicinere, hvis vi skal kunne håndtere den opgave, der er i akutmodtagelserne. Lige nu bliver det jo dækket fra alle mulige andre specialer, for at kunne levere en bæredygtig akutmodtagelse. Jeg tror, at det er de færreste, der uddanner sig til at blive kardiologer, som har lyst til at sidde nede i en akutmodtagelse. De tænker, at det skal man væk fra.

Men det er jo noget, der går hånd i hånd med det at få skabt en stærk uddannelse og et godt arbejdsmiljø, fordi folk søger jo ikke specialet, hvis de ikke synes, der er rart at være. Så jeg tænker, at det skal løses ved at forbedre uddannelse og arbejdsmiljøet. Det skal forbedres og så skal det andet nok komme. Men akutmedicin er jo bare rigtig udfordret ved, at det er en meget bred intro, man får.

Der er mange, der søger introduktion for at stille sig bedre til for eksempel anæstesi eller andre specialer, fordi man bare får nogle virkelig fede kompetencer med uanset, hvilket speciale man skal være i. Så forhåbentligt får vi nogle flere introlægepladser, så sandsynligheden for, at der er nogen flere, der går videre i en akutmedicinsk hoveduddannelse, bliver større. Det er bare vigtigt, at man tager sig godt af de introlæger og viser dem, hvad specialet kan. At det er noget, man godt kan holde til resten af sit lægeliv. Og det handler virkelig meget om strukturen på afdelingen og muligheden for at have noget ikke-klinisk tid.

Jeg tror, at der skal måske også skal være en højere grad af individualiseret arbejdstilrettelæggelse. Hvordan det lige skal strikkes sammen, det ved jeg ikke helt.

I: Har du også fået administrativ tid i dit hoveduddannelsesforløb?

J: Ikke til at starte med. Og det hedder ikke administrativ tid. Det hedder ikke-klinisk tid, fordi det kan også være alt muligt andet. Det kunne jo for eksempel også være, hvis man nu var mega ultralyds entusiast, så skal man have mulighed for at blive rigtig god til det. Det er jo ikke kun administrative ting. Forskning er en anden ting, som jo heller ikke er administrativ. Det er jo forskningstid og det samme med uddannelsesopgaver. Jeg synes bare, at det er nødvendigt at lave noget andet end at være i klinikken og det er ikke fordi, at jeg ikke kan lide klinisk tid. Det er bare nødvendigt med plads til, at folk kan fordybe sig i forskellige nicher inden for akutmedicin. Også fordi, at det er så vagttungt og man er på hele tiden.

I: Tak for den præcisering. Vi nærmer os slutningen. Er der noget, som du havde tænkt dig at sige, som vi ikke er kommet igennem? Noget, som du synes skal med?

J: Jeg ved det faktisk ikke lige nu. Jo, jeg havde faktisk forventet, at du ville spørge om - nu er jeg 28 år og har levet sammen med min kæreste i 8 år. Så noget med, hvordan med familieliv og det her speciale. Hvordan skal det foregå? Det har du ikke spurgt om?

I: Nej, det er nok, fordi jeg mener, at det skal der være plads til.

J: Jeg ser det altså heller ikke som en hæmsko, selv om det er et vagttungt speciale. Man skal selvfølgelig kunne stifte familie, uanset afdeling og speciale. Jeg synes heldigvis de allerfleste af de chefer jeg kender, er virkelig nogle søde og ordentlige mennesker. Så er jeg også ret sikker på, at den fleksibilitet, der skal til fra ens kollegaer og chef, den er der, når man gerne vil stifte familie. Så på den måde, så tror jeg ikke det er noget problem at kombinere familieliv med akutmedicin.

Epilog v. antropolog og IHI Fellow Lars Oberländer

Da jeg i 2005 første gang kom til OUH som kvalitetschef, insisterede jeg til stor forbløffelse for den daværende direktion allerede under ansættelsessamtalen på, at ville bruge tid på at forstå klinikken. Jeg fik trods udmeldingen alligevel jobbet og befandt mig en lørdag aften i selskab med en meget ung læge i skadestuen. Lægen var alene og måtte til sidst smide håndklædet i ringen og ringe til en medicinsk bagvagt.

Det fik den unge læge ikke ros for. Derimod fik han besked på at sende patienten op på medicinsk modtage afsnit. Så kunne patienten blive set mandag morgen. Den unge læge rystede på hovedet, da han lagde røret og sagde til mig, at det var typisk. Nu kom patienten så op i det, der på gangene blev kaldt "rodekassen".

Jeg forstod ingenting. Heldigvis delte jeg denne brist med en del andre mennesker og snart efter blev de fælles akutmodtagelser en realitet. Med deres opståen kom den nye stamme til Danmark kaldet akutmedicinerne.

Akutmedicinernes identitet og position knytter sig snævert til etableringen af de fælles akutmodtagelser, hvor de, ind i mellem under tænderskærende kampe, til stadighed søger at finde deres rolle. Jeg har med fascination og interesse samarbejdet med og i fælles akutmodtagelser omkring tyve år siden hin aftensvagt.

Min motivation for at bruge fritid på at samle og redigere denne bog, hænger sammen med min antropologiske interesse for at forstå. Sygehusvæsenet er som antropologisk genstandsfelt en eksotisk og super kompleks organisation med egne strukturer, dynamikker og normer i et spil om status, penge og magt. Jeg startede mit antropologiske virke med et flerårigt ophold i Tanzania. Der var færre stammer og høvdinge end på et mellemstort sygehus i Danmark.

Processen med at lave denne bog har været lærerig. Det har været berigende for min forståelse at tale med så mange fascinerende og spændende menneseker i og uden for akutmedicin, som hver dag arbejder dedikeret på at gøre en forskel for mennesker, der har brug for dem.

Akutmedicinen står for mig at se ved en skillevej. Den kliniske faglighed kan jeg som antropolog ikke vurdere. Som speciale skal de atter til at genforhandle grænsefladerne til de andre lægelige specialer. Skal de gå efter at blive bredere, dybere eller er der en helt tredje vej? De kommer til at vælge og ellers vil andre gøre det for dem. Uanset valget skal de i alle fald være flere end de nuværende 146 speciallæger i akutmedicin, så modtagelsen af akutte, tidskritiske patienter ikke risikerer at rulle tilbage, og vi igen får en rodekasse.